AF336726

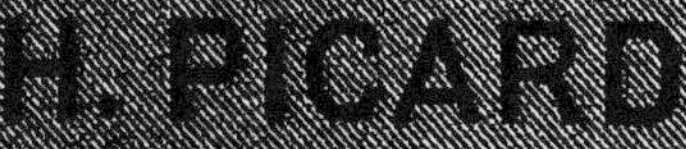

H. PICARD

TRAITÉ DES MALADIES

DES VOIES URINAIRES

J.-B. BAILLIÈRE et FILS

PHYSIQUE ET CHIMIE MÉDICALES, HISTOIRE NATURELLE MÉDICALE

BLANCHARD (R.). **Zoologie médicale.** 2 vol. in-8. 20 fr.
BOUANT (E.). **Dictionnaire de chimie.** 1 vol. g. in-8. 25 fr.
BUIGNET. **Manipulations de physique.** 1 vol. in-8
Cart.. 16 fr.
CAUVET (D.). **Matière médicale.** 2 vol. in-18 jésus. 15 fr.
— **Histoire naturelle médicale.** 2 vol. in-18 12 fr.
— **Botanique.** 1 vol. in-18 jésus, cartonné......... 10 fr.
DENIKER. **Atlas manuel de botanique.** 1 vol. in-4,
avec 200 planches, cartonné....................... 30 fr.
DUCHARTRE. **Botanique,** 1 vol. in-8, cartonné.... 20 fr.
DUCLAUX. **Le lait.** 1 vol. in-16................... 3 fr. 50
ENGEL. **Chimie médicale et chimie biologique**
1 vol. in-8.................................... 9 fr.
GIROD. **Manipulations de zoologie.** 2 vol. gr. in-8,
cartonné... 20 fr.
GUIBOURT et PLANCHON. **Drogues simples.** 4 volumes
in-8.. 36 fr.
HÉRAIL. **Manipulations de botanique médicale**
et pharmaceutique. 1 vol. gr. in-8, cartonné. 20 fr.
HÉRAUD. **Plantes médicinales.** 1 vol. in-18, cart. 6 fr.
IMBERT. **Anomalies de la vision.** 1 vol. in-16. 3 fr. 50
JUNGFLEISCH. **Manipulations de chimie.** 1 vol. in-8
cartonné .... 25 fr.
LEFÈVRE. **Dictionnaire d'électricité et de magné-**
tisme. 1 vol. grand in-8...................... 25 fr.
MACÉ (E). **Bactériologie.** 1 vol. in-8........... 10 fr.
MONIEZ. **Les parasites de l'homme.** 1 vol. in-16 3 fr. 50
RÉCLU. **Manuel de l'herboriste** 1 vol. in-16.... 2 fr.
ROUX. **Analyse microbiologique des eaux.** 1 vol.
in-18 jésus, cartonné,........................... 5 fr.
SICARD (H.). **Zoologie.** 1 vol. in-8, cart......... 20 fr.
WUNDT, MONOYER et IMBERT. **Physique médicale.**
1 vol. in-8.................................... 12 fr.

ANATOMIE, HISTOLOGIE ET PHYSIOLOGIE

ANGER. **Anatomie chirurgicale.** 1 vol. in-8 et atlas
in-4 de 12 planches coloriées..................... 40 fr.
BALFOUR (F.). **Embryologie.** 2 vol. in-8......... 30 fr.
BEAUNIS. **Physiologie humaine.** 2 vol. in-8, cart. 25 fr.
BEAUNIS et BOUCHARD (A.). **Anatomie descriptive et**
embryologie. 1 vol. gr. in-8, fig. col., cart.... 20 fr.
— **Anatomie et dissection** 1 vol. in-18.... 4 fr. 50
COUVREUR. **Le microscope.** 1 vol. in-16....... 3 fr. 50
— **Les merveilles du corps humain.** 1 v. in-16 3 fr. 50
CUYER et KUHFF. **Le corps humain.** 1 vol. in-8, avec
27 planches col., découpées et superposées. Cartonné. 75 fr.
DUVAL (Mathias). **Cours de physiologie.** 1 vol. in-18,
cart.. 8 fr.

ENVOI FRANCO CONTRE UN MANDAT SUR LA POSTE

DUVAL (Mathias). **La technique microscopique et histologique**. 1 vol. in-18 jésus .... 3 fr. 50
DUVAL (Mathias) et CONSTANTIN. **Anatomie et physiologie animales**. 1 vol. in-8 .... 6 fr.
FAU ET CUYER. **Anatomie artistique**. 1 vol. in-8 avec 17 planches, fig. noires .... 6 fr.
— *Le même*, figures coloriées .... 12 fr.
FREDERICQ. **Manipulations de physiologie**. 1 vol. in-8, cart .... 10 fr.
LABOULBÈNE. **Anatomie pathologique**. 1 vol. in-8, cartonné .... 20 fr.
LIVON (Ch.). **Manuel de vivisections**. 1 vol. in-8,   7 fr.
MOREL (Ch.). **Histologie humaine**. 1 vol. in-8, avec atlas de 56 planches .... 16 fr.
RINDFLEISCH. **Histologie pathologique**. 1 v. in-8. 15 fr.
ROBIN (Ch.). **Microscope**. 1 vol. in-8, ... 20 fr.
— **Programme d'histologie**. 1 vol. in-8 .... 6 fr.

PATHOLOGIE ET CLINIQUE MÉDICALES, PATHOLOGIE GÉNÉRALE, HISTOIRE DE LA MÉDECINE

BOUCHARD (Ch.). . **Les microbes pathogènes**. 1 vol. in-16 .... 3 fr. 50
BOUCHUT. **Pathologie générale**. 1 vol. gr. in-8. 16 fr.
— **Diagnostic et séméiologie**. 1 vol. gr. in-8. 12 fr.
BOUVERET. **La Neurasthénie**. 1 vol. in-8 .... 6 fr.
BROWNE (Lennox). **Maladies du larynx**. 1 vol. in-8 12 fr.
COIFFIER. **Auscultation** 1 vol. in-18 jésus, cart.... 4 fr.
CORLIEU. **Aide-mémoire de médecine**, de chirurgie et d'accouchements, 4° *édition*. 1 vol. in-18 jésus, cartonné. 1 fr.
CULLLERE. **Maladies mentales**. 1 vol. in-18 jésus. 6 fr.
CYR (J.) **Maladies du foie**. 1 vol. in-8 .... 12 fr.
DAREMBERG. **Histoire des sciences médicales**. 2 vol. in-8 .... 20 fr.
FRERICHS. **Maladies du foie**. 1 vol. in-8 .... 12 fr.
— **Diabète**. 1 vol. gr. in-8, avec pl. chromolith ..... 12 fr.
GALLARD. **Clinique médicale de la Pitié**. 1 v. in-8. 10 fr.
GAUTRELET. **Urines, dépôts, sédiments, calculs**. 1 vol. in-18 jésus .... 6 fr.
GRIESINGER et VALLIN. **Maladies infectieuses**. 1 vol. in-8 .... 10 fr.
HALLOPEAU. **Pathologie générale**. 1 vol. in-8. 12 fr.
HAMMOND. **Maladies du système nerveux**. 1 vol. gr. in-8 .... 20 fr.
HARDY (A.). **Maladies de la peau**. 1 vol. in-8.. 18 fr.
KELSCH et KIENER. **Maladies des pays chauds**. 1 vol. gr. in-8, avec 6 pl .... 24 fr.
LAVERAN et TEISSIER. **Pathologie médicale**. 2 vol. in-8 .... 20 fr.
LEYDEN (E.). **Maladies de la moelle épinière**. 1 vol. gr. in-8 .... 14 fr.

TRAITÉ DES MALADIES

DES VOIES URINAIRES

ANGERS, IMP. BURDIN ET Cⁱᵉ, 4, RUE GARNIER.

TRAITÉ DES MALADIES

DES VOIES URINAIRES

DE L'HOMME ET DE LA FEMME

HYGIÈNE ET TRAITEMENT PRATIQUE

des Maladies de l'urèthre, de la vessie, des reins, Calculs
Spermatorrhée, Diabète

PAR LE DOCTEUR

HENRI PICARD

Avec figures intercalées dans le texte

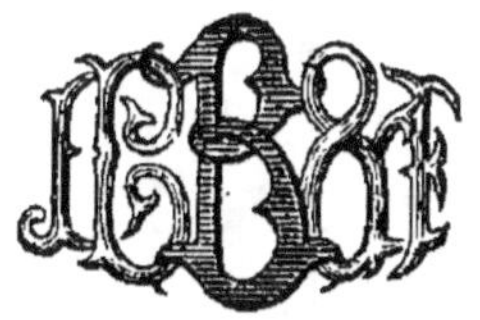

PARIS

LIBRAIRIE J.-B. BAILLIÈRE ET FILS

RUE HAUTEFEUILLE, 19, PRÈS DU BOULEVARD SAINT-GERMAIN

1892

PRÉFACE

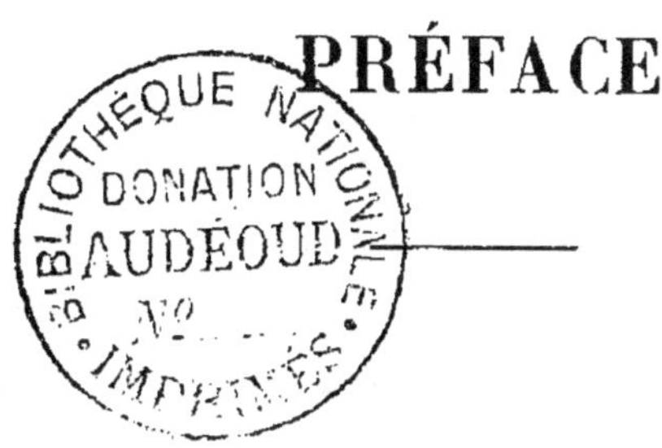

Adonné, depuis de nombreuses années déjà, à la pratique des maladies des voies urinaires, j'ai pensé faire œuvre utile en présentant, sous une forme élémentaire et simple, des notions que tout le monde est intéressé à connaître sur le traitement de ces importantes affections.

Altérant des organes dont les uns sont indispensables à la vie et dont les autres communiquent directement avec ceux de la génération, les maladies des voies urinaires exercent souvent sur le moral une action aussi funeste que sur le physique, ce qui suffit à démontrer l'importance de leur traitement.

C'est le cas de la plus commune, la blennorrhagie, qui, ordinairement passagère, aboutit trop souvent à la goutte militaire, mère de l'hypocondrie, ou aux rétrécissements avec leurs conséquences sur la vessie, le rein, et, par suite, l'économie tout entière.

Quant aux calculs, on sait quelle terreur ils inspirent, à ce point que, par peur de l'opération, beaucoup leur laissent prendre un volume qui les rend plus dangereux. Il est donc de la plus haute importance de connaître le traitement capable de les prévenir, et, dans tous les cas, leurs premiers symptômes, la gravité des opérations qu'ils exigent augmentant avec leur diamètre.

J'en dirai autant des néphrites et de l'hypertrophie prostatique, qui, soignées à temps et avec compétence, guérissent ou permettent de vivre longtemps et sans souffrance.

Heureusement, d'ailleurs, dans ces dernières années, l'étude des maladies des voies urinaires a été l'objet d'utiles et fructueux travaux, dont leur thérapeutique a largement profité. Et, si leur nombre n'a pas diminué, on peut affirmer qu'elles sont devenues moins graves, parce qu'on sait mieux les reconnaître, les soigner, et qu'un grand nombre, autrefois incurables, sont aujourd'hui parfaitement guérissables.

Après avoir décrit rapidement l'anatomie de l'appareil urinaire, chez l'homme et chez la femme, après un exposé succinct des caractères de l'urine normale et pathologique, j'aborderai la thérapeutique des maladies des voies urinaires. Toutefois, pour quelques-unes d'entre elles, le traitement sera précédé d'une description succincte de leurs causes, de leurs lésions et de leurs symptômes.

Ces maladies diffèrent par leur nature.

Les unes, la blennorrhagie, d'origine évidem-

ment microbienne, est éminemment contagieuse et
ne se propage que par le contact, presque toujours
vénérien. Déposé sur l'urèthre, l'agent infectieux
engendre une inflammation passagère ou trop souvent durable et compliquée, entraînant à sa suite
une foule d'affections à échéances immédiates ou
éloignées.

Les premières, chez *l'homme*, sont les *abcès
blennorrhagiques*, la *cowpérite*, la *prostatite*, la
cystite ; les secondes, les *rétrécissements*. Mais
ceux-ci, à leur tour, engendrent : les *abcès urineux*, l'*infiltration d'urine*, la *rétention d'urine* et
quelquefois l'*incontinence*.

Chez *la femme*, la blennorrhagie produit : la
vaginite, l'*uréthrite*, la *cystite*, la *vulvite* la *folliculite*, les *abcès* de la *glande vulvo-vaginale*, plus
tard la *métrite*, la *salpingite*, la *pelvi-péritonite*.

Chacune des affections précédentes exige une
médication spéciale.

Il en est pas de même de la *tuberculose*. D'origine microbienne, comme la blennorrhagie, et
souvent localisée aux organes urinaires, elle les
envahit par une marche le plus souvent inconnue,
s'implante sur le col et le corps de la vessie, la
prostate, les vésicules séminales, les testicules,
les reins, sans exiger pour chacune de ces locali-
sations un traitement spécial, celui-ci étant identique pour toutes.

Les progrès de l'âge se manifestent sur les voies
urinaires par une transformation spéciale : l'*hyper*

trophie prostatique et la *sclérose urinaire*. Celles-ci, encore plus souvent que les rétrécissements, produisent la *rétention d'urine incomplète* ou *complète*, l'*incontinence* et, consécutivement à un cathétérisme septique, la *cystite chronique*, le *catarrhe*.

Les vices de nutrition ou une inflammation locale d'origine parasitaire engendrent une autre sorte de maladie des voies urinaires : l'*affection calculeuse*. Dans le premier cas, celle-ci se manifeste dans les reins ou la vessie par la gravelle *urique* ou *oxalique*, rarement *phosphatique* ; dans le second, par des dépôts de phosphates de *chaux* et *ammoniaco-magnésiens*.

Dans d'autres cas, le *corps étranger* introduit accidentellement ou volontairement vient du dehors.

Les organes urinaires, comme tous les autres, peuvent être lésés par un *traumatisme*, résultat d'une chute, d'un coup, d'une blessure par instrument piquant, tranchant, contondant.

Ces mêmes organes ne sont pas non plus à l'abri des *néoplasmes*, et les tumeurs vésicales constituent une classe d'affections importante à connaître.

Toutes les affections précédentes peuvent remonter vers les reins et donner lieu à la *pyélite* et à la *pyélonéphrite*, quelques-unes à l'*hydronéphrose*. En dehors de cette propagation par contiguïté, les reins peuvent être atteints directement de *néphrite interstitielle, parenchymateuse, infectieuse*.

D'autre part, beaucoup de maladies des voies urinaires sont cause d'*hématurie*.

Enfin, il est une affection fréquente, qui, tout en ne rentrant pas dans le cadre précédent, mérite une mention spéciale : c'est l'*incontinence nocturne d'urine*, dite *essentielle*.

D'autre part, il est des maladies qui, bien que n'appartenant pas aux voies urinaires, ont avec elles des rapports tellement intimes qu'elles n'en doivent pas être séparées. Ce sont : l'*orchite*, les *tumeurs hypertrophiques (végétations)* des organes génitaux de l'homme et de la femme ; l'inflammation du prépuce et du gland ou *balano-posthite*, le *phimosis*, le *paraphimosis*, l'*hydrocèle*, le *varicocèle*, le *phlegmon prévésical*, le *phlegmon périnéphrétique*.

On ne peut pas non plus écrire un livre sur les maladies des voies urinaires sans parler de la *spermatorrhée* et de l'*impuissance*.

Enfin, les *sondes* et les *bougies*, dont on se sert à chaque instant pour traiter les voies urinaires, devront être décrites, ainsi que la manière de s'en servir, c'est-à-dire le *cathétérisme*.

La disposition anatomique des organes constituant l'appareil urinaire : urèthre, prostate, vessie, rein, me dicte l'ordre suivant lequel je dois décrire les maladies dont je viens de montrer l'enchaînement pathologique.

Celles de l'*urèthre*, de la *prostate*, de la *vessie*, des *reins* formeront autant de chapitres.

Un cinquième chapitre sera consacré au traitement de l'*affection calculeuse ;* le sixième, à la description des symptômes communs à beaucoup d'affections des voies urinaires : *tuberculose, hématurie, rétention d'urine complète et incomplète, herpès génital, incontinence d'urine symptomatique, fièvre urineuse.*

Dans le septième, j'exposerai le traitement de l'*incontinence nocturne d'urine,* dite *essentielle.*

Le huitième contiendra la description de la *spermatorrhée* et de l'*impuissance.*

Dans le neuvième, je passerai en revue les maladies engendrées par les affections des voies urinaires et intimement liées avec elles : les *tumeurs hypertrophiques des organes génitaux de l'homme et de la femme,* la *balano-posthite,* le *phimosis, dilatation et circoncision,* l'*oblitération du prépuce,* le *paraphimosis,* l'*orchite,* l'*hydrocèle,* le *varicocèle,* le *vaginisme.*

Le dixième chapitre contiendra le traitement du diabète, maladie qui occasionne de la polyurie et des envies fréquentes d'uriner.

Henri PICARD

Juin 1892.

TRAITÉ

DES MALADIES DES VOIES URINAIRES

DE L'HOMME ET DE LA FEMME

INTRODUCTION

I. — Anatomie et physiologie de l'appareil urinaire

ANATOMIE. — L'appareil urinaire préposé à la sécrétion et à l'excrétion de l'urine se compose : 1° du rein, organe sécréteur ; 2° de l'*urétère*, conduit vecteur ; 3° de la *vessie*, réservoir ; 4° de l'*urèthre*, canal excréteur de l'urine.

La figure 1 représente une coupe des organes génito-urinaires de l'homme et indique parfaitement leur disposition.

Les reins normaux, dont la longueur varie de 11 centimètres et demi à 12 centimètres, sont situés de chaque côté, à 8 centimètres et demi de la colonne vertébrale. Ils s'étendent de la onzième vertèbre dorsale aux deux premières lombaires.

Inscrits dans l'angle formé par l'articulation de la colonne vertébrale avec les onzième et douzième côtes, ils seront d'autant plus abordables que cette dernière sera plus courte.

D'autre part, ils sont si bien recouverts par les

muscles sacro-lombaires et les ligaments aponévro-
tiques, qu'il est impossible de les sentir ou de les
palper en arrière quand ils sont normaux.

En avant, les reins sont en rapport à droite avec le

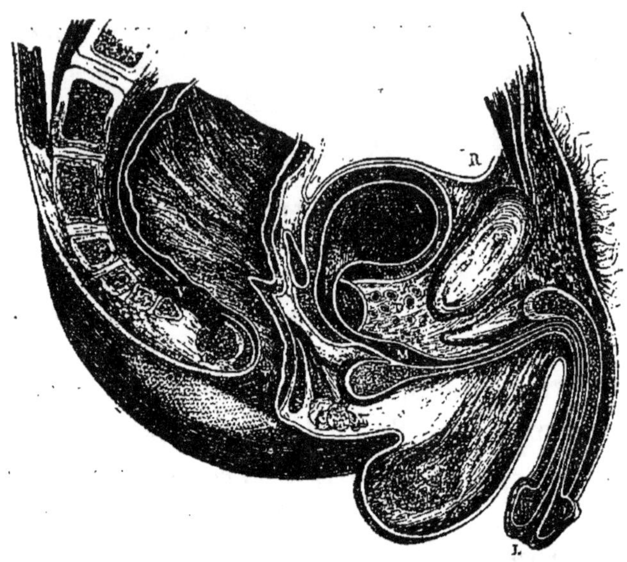

Fig. 1. — Coupe antéro-postérieure et médiane du bassin chez l'homme.

A, Vessie; B, Rectum; C, Simphyse du pubis; D, Anus; E, Corps
caverneux; F, Bulbe de l'urèthre; G, Gland; H, Prostate; I,
Vésicule séminale; K, Testicule; L, Méat urinaire; M. Cul-de-
sac du bulbe; O, Coccyx; R, Péritoine; S, Pyramidal; T, Grand
droit antérieur de l'abdomen; U, Plexus de Santorini; V, Releveur de l'anus; X, Sphincter interne; Y, Sphincter externe;
Z, Col de la vessie. — *a*, Transverse superficielle au périnée;
b, Transverse profonde; *d*, Orbiculaire de l'urèthre; *e*, Bulbe
caverneux; *g*, Tunique musculeuse de la vessie; *p*, Cul-de-
sac recto-vésical. D'après E. Q. Legendre.)

colon ascendant, à gauche avec le colon descendant
et le péritoine qui les recouvre.

La figure 2 montre la forme des reins, des calices,
des bassinets, les urétères et leur abouchement dans
la vessie.

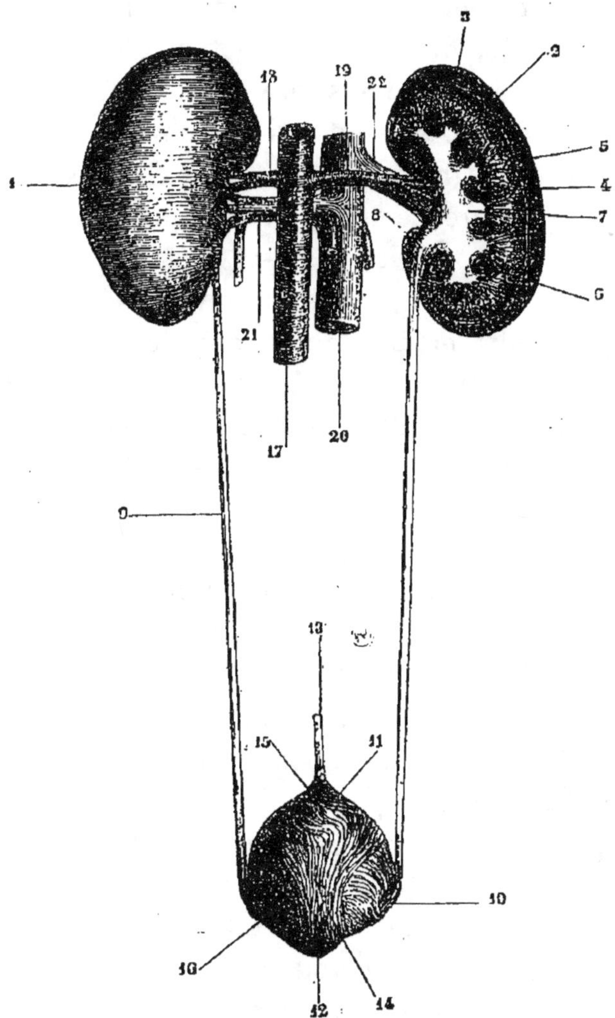

Fig. 2. — Appareil urinaire. Vue postérieure.

1, Rein gauche; 2, Coupe du rein droit; 3, Substance corticale; 4, Colonnes de Bertin; 5, Pyramides de Malpighi; 6, Vaisseaux; 7, Calices distendus par l'urine; 8, Bassinet; 9, Urétère; 10, Pénétration de l'urétère dans les parois de la vessie; 11, Sommet de la vessie; 12, Bas-fond de la vessie; 13, Ouraque; 14, 15, Fibres longitudinales de la vessie: 16, Fibres transversales; 17, Aorte; 18, Artère rénale gauche; 19, Artère rénale droite; 20, Veine cave inférieure; 21, Veine rénale gauche; 22, Veine rénale droite.

Les reins ont, le plus souvent, la forme d'un haricot dont le hile, divisé en papilles et d'où sort la veine rénale en même temps qu'y entre l'artère, regarde la ligne médiane. Ils sont abondamment enveloppés de tissu cellulo-graisseux qui sert à les fixer, et d'une enveloppe fibreuse qui se continue en se dilatant pour constituer le *bassinet*. Celui-ci est formé de la manière suivante. Chaque papille est enveloppé par un calice petit cylindre membraneux long de 1 centimètre. Ces calices, au nombre de huit à neuf comme les papilles, se réunissent en deux ou trois grands calices qui se confondent pour former le bassinet. De l'extrémité inférieure effilée de celui-ci part l'*urétère*, qui descend jusqu'à l'excavation pelvienne, dans laquelle il se recourbe après un parcours oblique de 25 à 30 centimètres avant d'entrer dans la vessie.

Dans ce trajet, l'urétère est en rapport avec les vaisseaux spermatiques, les vésicules séminales, les vaisseaux hypogastriques chez l'homme. Chez la femme, il est logé dans l'épaisseur des ligaments larges, et s'applique sur les parties latérales du col de l'utérus.

La *vessie* est située dans le petit bassin, derrière la symphyse pubienne, en avant du rectum chez l'homme, de l'utérus chez la femme.

Pleine, elle s'élève plus ou moins haut dans l'abdomen dont elle soulève proportionnellement la paroi abdominale en relevant le cul-de-sac antérieur du péritoine, ce qui permet d'atteindre sa paroi antérieure sans toucher ce dernier; vide elle est complètement cachée derrière la symphyse pubienne.

Sa paroi inférieure est percée de trois ouvertures : celle de l'urèthre en avant et au milieu; celles des

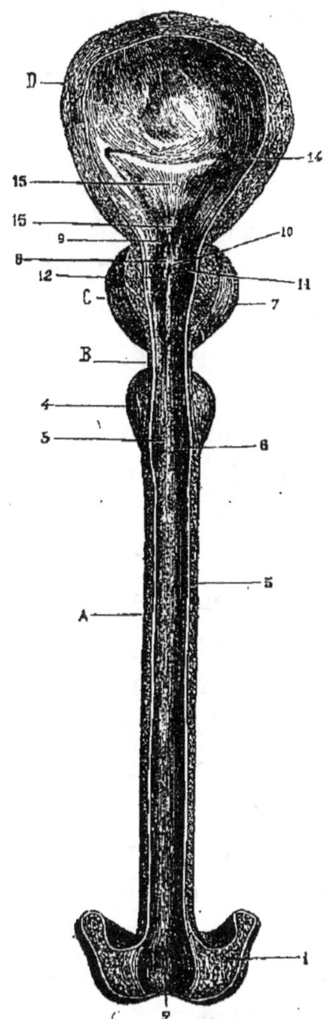

Fig. 3. — Urèthre ouvert par sa paroi supérieure.

A, Partie spongieuse; B, Partie membraneuse; C, Partie prostatique; D, Vessie. — 1, Gland; 2, Fosse naviculaire; 3, Corps
spongieux proprement dit; 4, Bulbe; 5, Cul-de-sac du bulbe;
6, Orifices des glandes de Cowper; 7, Prostate; 8, Verumon-
tanum; 9, Freins du vérumontanum; 10, Utricule prostatique;
11, Orifices des conduits éjaculateurs; 12, Orifice des glandes
prostatiques; 13, Luette vésicale; 14, Orifice de l'urèthre;
15, Trigone vésicale.

urétères en arrière, de chaque côté, les trois orifices limitant un triangle équilatéral appelé *trigone*.

Reposant sur le périnée, elle peut être atteinte par la taille périnéale. D'autre part, sa contiguïté du rectum permet de toucher son bas-fond avec le doigt et explique les fistules vésico-rectales. De même, sa contiguïté du col utérin donne raison des fistules vésico-utérines, comme la connexité de leur système vasculaire de la propagation des maladies utérines à la vessie.

La figure 3 montre l'intérieur de la vessie avec son trigone, l'urèthre et le vérumontanum, le gland, le bulbe, le corps spongieux, la prostate.

L'*urèthre*, qui sert de conduit non seulement à l'urine mais au sperme, s'étend de la vessie, dans laquelle il s'ouvre, au méat. L'urèthre concourt, avec les corps caverneux à constituer la verge. Situé partie dans le périnée, partie dans la verge, il décrit deux courbes dont la dernière, en avant du pubis, disparaît quand le pénis entre en érection.

On divise l'urèthre en trois portions : la portion prostatique qui a 2 centimètres et demi; la portion membraneuse, 1 centimètre et demi; la portion spongieuse, variable avec la longueur de la verge, a, en général, 12 centimètres.

Le fond de l'urèthre est entouré par la prostate.

L'urèthre, très extensible, peut être dilaté jusqu'à 1 centimètre de diamètre; sa partie la plus rétrécie est le *méat*. Celui-ci est suivi d'une dilatation nommée *fosse naviculaire*, dans laquelle la blennorrhagie se cantonne souvent en vieillissant. La portion spongieuse, ainsi appelée à cause du tissu érectile qui l'entoure, est renflée en avant par le gland, en arrière par le bulbe; légèrement rétrécie, elle s'élargit au niveau de ce dernier en formant une dépression et, parfois même, un cul-de-sac dans lequel s'engage souvent le bec des sondes et se réfugient les anciennes inflammations de l'urèthre. Derrière le bulbe, l'urèthre se rétrécit pour former le collet du bulbe, qui donne entrée dans la région membraneuse à laquelle fait suite une partie plus large, la région prostatique.

Sur la paroi inférieure de la région prostatique s'élève une saillie de 1 à 2 millimètres, longue de 13 millimètres, désignée sous le nom de *vérumontanum*, de chaque côté de laquelle s'ouvrent les orifices des canaux éjaculateurs et ceux des glandules prostatiques. Le vérumontanum se perd sur la muqueuse par des plis nommés *freins* du vérumontanum.

Ces orifices et ces plis font comprendre pourquoi il est si difficile de guérir une blennorrhagie prostatique et comment elle se propage aux testicules par les conduits éjaculateurs en produisant l'orchite.

La *prostate* est une glande qui enveloppe l'urèthre à sa sortie de la vessie. Du volume d'une châtaigne, elle a la forme d'un cœur de carte à jouer, se compose de deux lobes latéraux entre la base desquels quelques lobules donnent, en s'hypertrophiant, naissance à un troisième, dit lobe de Home.

La prostate étant située pour les deux tiers de son épaisseur en arrière de l'urèthre et en avant du rectum, auquel elle est accolée, on l'explore avec le doigt introduit dans ce conduit.

Physiologie. — Le rein a pour fonction de sécréter

l'urine qu'il sépare du sang sans la former, ni élaborer les matériaux qu'elle contient. Cette fonction n'est donc pas comparable à la production de la salive par les glandes salivaires ou à celle de la pepsine par les glandes stomachales ; l'urée, son principal élément, y arrivant tout formé.

Le rein est constitué par l'agglomération d'une grande quantité de tubes microscopiques. Tous ces tubes ont une partie droite et une partie contournée réunies par une troisième ayant la forme d'une anse. Les parties droites sont agglomérées en plusieurs faisceaux appelés *papilles* s'abouchant chacune dans un *calice*. La partie contournée se termine vers le bord externe par un glomérule. C'est un peloton sanguin microscopique formé par une agglomération de capillaires artériels qui en sortent sous forme de veines.

La filtration de l'urine résulte de la pression très considérable subie par le sang dans le glomérule.

Pour les uns, le résultat de cette filtration ne serait que de l'eau ; pour les autres, le sérum complet du sang.

D'après la première théorie, l'urine se compléterait par la sécrétion dans les tubes contournés et en anse des matériaux nécessaires à sa constitution parfaite. Dans la seconde, l'albumine du sérum serait résorbée dans sa marche ultérieure par les épithéliums des tubes urinifères. Et, en effet, le sérum ne diffère de l'urine que par l'albumine qu'il contient en plus.

La pression qui fait filtrer l'urine au travers du glomérule la pousse jusqu'au sommet des papilles et dans l'urétère, par lequel elle arrive goutte à goutte et même par petits jets, s'il y a rétention d'urine, dans la vessie.

Celle-ci est un réservoir, grâce auquel l'homme ne laisse point échapper l'urine au fur à mesure de son arrivée par les urétères. Sa couche musculaire est très dilatable et se contracte lentement. A l'état normal, elle peut conserver l'urine pendant longtemps, l'épithélium dont elle est tapissée s'opposant à sa résorption. D'autre part, celle-ci ne peut refluer en arrière grâce à la manière dont les urétères s'abouchent dans la vessie, les orifices en étant d'autant mieux fermés que celle-ci est plus pleine. En avant, le col ne laisse échapper l'urine que si la vessie est pleine et que la volonté ne s'y oppose pas. En effet, cet orifice est constitué de telle sorte que son sphincter le tient naturellement fermé, comme tous les anneaux musculaires semblables qui oblitèrent à l'état de repos et en vertu de leur propre élasticité. Cette élasticité cède à la pression de l'urine quand la vessie est pleine; aussi, chez la femme, dont c'est le seul moyen d'occlusion suffit-il d'un effort ou d'un éclat de rire pour faire suinter involontairement quelques gouttes d'urine. Chez l'homme, cet inconvénient n'existe pas, parce que la prostate, le coude formé par l'urèthre sous la symphyse et l'aplatissement de ses parois viennent renforcer le sphincter.

Le besoin d'uriner se fait sentir quand la vessie est pleine. A ce moment, probablement sous l'influence de la distension de ses parois, une sensation spéciale et connue de tous pousse à la vider. On a prétendu que cette sensation provenait de la pénétration, sous l'influence de la contraction de la vessie, d'une goutte d'urine dans la portion prostatique de l'urèthre. Pour réfuter cette opinion, il suffit de se rappeler que la dite sensation doit être la même chez la femme, qui n'a pas de prostate.

Pour accomplir la miction, l'homme commence par écarter les membres inférieurs et se pencher en avant. A ce moment, il relâche les muscles du périnée et fait un effort qui comprime l'intestin sur la vessie. Cet effort est nécessaire pour commencer l'expulsion de l'urine, la vessie isolée étant impuissante à forcer le sphincter. C'est après ce premier temps seulement qu'elle se met en action pour continuer ce que l'effort a commencé. En terminant, l'homme donne le coup de piston, contraction des muscles du périnée ayant pour but d'expulser les dernières gouttes d'urine.

Chez la femme, à part que le coup de piston ne se produit pas, le mécanisme de la miction est identique, tout en exigeant moins d'efforts.

II. — Anatomie et physiologie des organes génitaux

ANATOMIE. — Ces organes sont, chez l'homme : les testicules ; l'épididyme et le canal déférent ; les vésicules séminales ; le conduit éjaculateur ; l'urèthre et la verge.

Les testicules sont contenus dans les bourses. Ils y sont suspendus par le *cordon spermatique*, au-dessous de la verge, en avant du périnée ; le gauche un peu plus bas que le droit.

Au nombre de deux, les testicules peuvent être arrêtés dans le canal inguinal ou la fosse iliaque. Il y a *monorchidie* ou *cryptorchidie* suivant qu'un seul ou les deux sont retenus. Chaque testicule pèse 20 grammes environ ; sa longueur est de 4,2 centimètres ; sa largeur de 2,5 centimètres ; son épaisseur de 3 centimètres.

Sa consistance est celle du globe de l'œil ; sa forme celle d'un haricot.

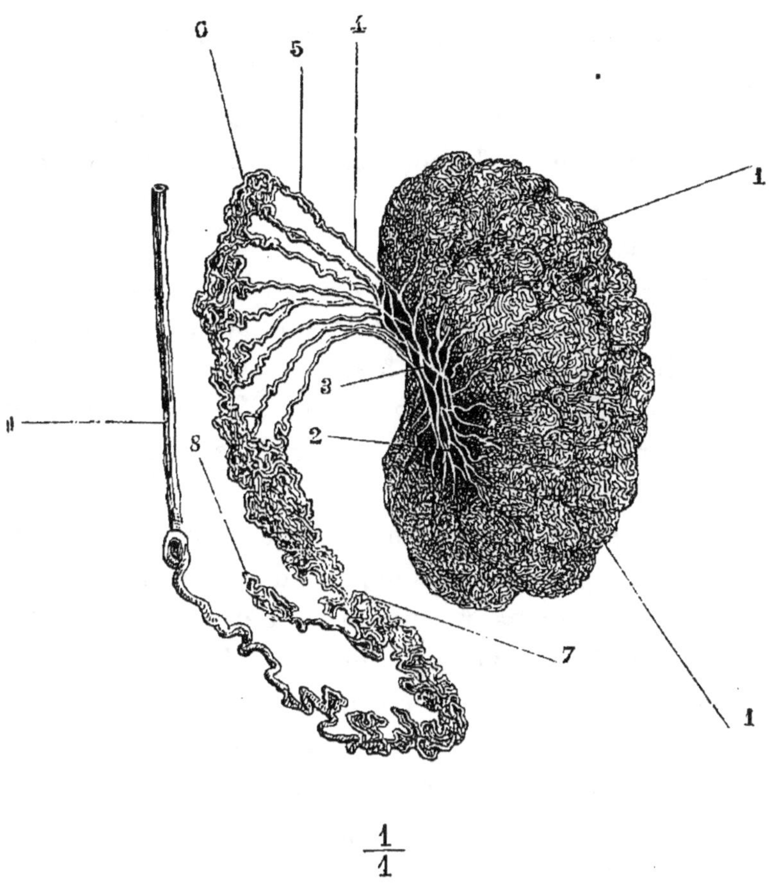

$$\frac{1}{1}$$

Fig. 4. — Testicule, épididyme et origine du canal déférent.

1, Lobules testiculaires ; 2, Canalicules droits ; 3, Réseau de Haller ; 4, Partie rectiligne des canaux déférents ; 5, Partie contournée des mêmes canaux et cônes vasculaires de Haller ; 6, Tête de l'épididyme ; 7, Canal de l'épididyme enroulé ; 8, Vaisseau aberrant ; 9, Canal déférent. (D'après Ecker.)

ll est enveloppé d'une membrane fibreuse épaisse

de 1 millimètre qui envoie dans son intérieur des travées qui divisent sa pulpe en lobules.

La figure 4 montre la pulpe testiculaire divisée en lobules d'où part l'épididyme qui se termine par le canal déférent:

La pulpe du testicule est constituée par une agglomération de tubes. Chacun de ces tubes, qui forme un lobule, a une longueur de 75 à 80 centimètres et s'abouche dans l'*épididyme.*

Celui-ci est un corps allongé situé sur le bord supérieur du testicule, dont il a la longueur, et formé par un tube replié sur lui-même.

Il se continue avec le *canal déférent*, conduit vecteur du sperme long de 40 à 45 centimètres, qui se termine aux vésicules séminales.

Dans son trajet, le canal déférent remonte le long de l'épididyme pour se mêler au *cordon spermatique*, entrer dans le canal inguinal et pénétrer dans le bassin en suivant les parties latérales et inférieures de la vessie où il atteint les *vésicules.*

Celles-ci sont deux poches diverticulées constituant les réservoirs du sperme. Placées entre le rectum et la vessie, en arrière de la prostate, elles sont accessibles au doigt introduit dans l'ampoule rectale.

Les *canaux éjaculateurs*, longs de 2 à 3 centimètres, partent de l'extrémité antérieure des vésicules séminales pour déboucher au centre de la prostate de chaque côté de l'utricule prostatique.

Les *bourses* sont formées par la superposition de diverses couches très minces de tissus vasculaires unis par un tissu cellulaire très lâche.

Le *cordon spermatique* est l'ensemble des organes qui

s'étendent du testicule au canal inguinal : canal dé-
fèrent, artères spermatiques et déférentielles, veines
spermatiques, lymphatiques du testicule, nerfs.

La *verge*, organe de la copulation chez l'homme,
flasque à l'état de repos, rigide en activité, est formée
d'une partie centrale, l'urèthre, et, sur les côtés, de deux
corps caverneux. Ces corps peuvent être comparés à
deux canons de fusils admettant inférieurement l'urèthre dont le gland vient coiffer leur extrémité antérieure, et dans leur sillon supérieur les vaissaux. La
verge est soutenue et maintenue au pubis par le *ligament suspenseur* formé de tissu fibreux très résistant.

Elle est enveloppée d'une peau remarquable par sa
finesse, sa souplesse, son élasticité, et soutenue par un
tissu cellulaire lâche, rendant les glissements faciles,
en même temps que les corps caverneux et le tissu
spongieux de l'urèthre sont entourés d'un tissu fibreux
très solide leur donnaut une très grande résistance.

L'appareil génital de la femme se compose des organes suivants : l'*ovaire*, organe sécréteur ; la *trompe*,
conduit vecteur ; l'*utérus*, réservoir ; le *vagin*, canal
excréteur ; la *vulve*.

La vulve (fig. 5), représentée avec la membrane
hymen, est l'ensemble des organes génitaux externes :
pénil ou *mont de Vénus, clitoris, vestibule, méat urinaire, orifice du vagin, membrane hymen, fosse naviculaire.* Deux replis, les *petites lèvres*, cachent en partie
ces organes et sont elles-mêmes recouvertes par deux
autres replis plus larges, les *grandes lèvres.*

Le *pénil* ou *mont de Vénus* est la saillie arrondie
couverte de poils qui surmonte les grandes lèvres.

Le *clitoris*, situé à l'angle supérieur des petites lèvres

qui lui forment un capuchon, est un organe érectile, de 3 à 4 millimètres au repos, de 8 à 10 en érection, formé par deux corps caverneux accolés.

Au-dessous du clitoris, est le *vestibule*, surface triangulaire, limitée en bas par le méat urinaire et de chaque côté par les petites lèvres.

Le *méat* occupe la partie inférieure du vestibule, au-dessus d'un tubercule muqueux vasculaire appelé *bulbe* du vagin.

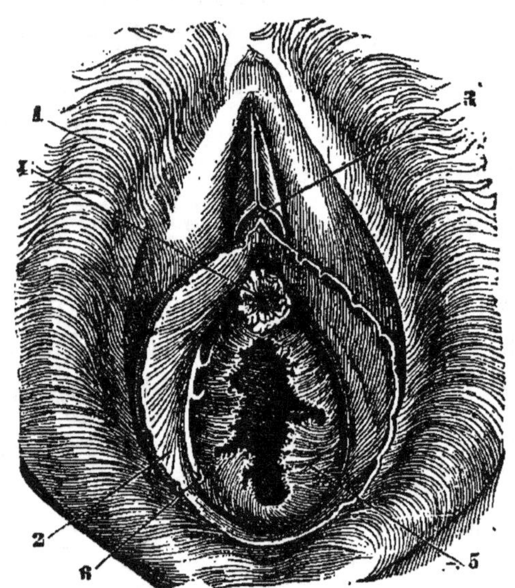

Fig. 5. — Hymen frangé.

1, Grandes lèvres; 2, Petites lèvres ; 3, Clitoris ; 4, Orifice de l'urèthre entouré de franges analogues à celle de l'hymen; 5, Hymen; 6, Lacunes. (D'après Luschka.)

La *fosse naviculaire*, située à l'angle inférieur de la vulve, est la partie comprise entre la fourchette et l'origine du vagin.

Les *petites lèvres* sont deux replis muqueux situés de chaque côté de la vulve sur laquelle ils se perdent

en bas, tandis qu'en haut ils se réunissent pour former
le capuchon du clitoris.

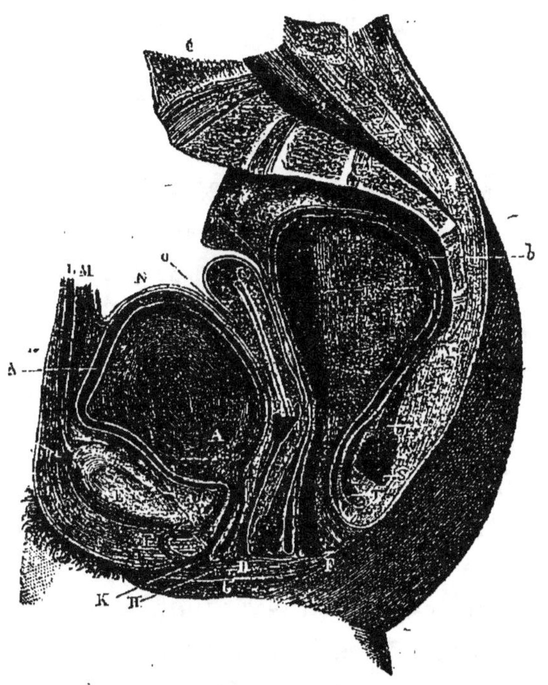

Fig. 6. — Coupe du bassin de la femme.

A, Vessie ; B, Rectum distendu par des matières fécales ; C, Corps
de l'utérus; D, Ouverture du vagin ; E, Symphyse du pubis ;
F, Anus ; G. Sacrcm ; H, Petites lèvres ; I, Clitoris, racine du
corps caverneux coupée ; J, Grande lèvre droite ; K, Méat de
l'urèthre ; L, Muscle pyramidal ; M, Grand droit de l'abdomen ;
N, Péritoine ; O, Cul-de-sac utéro-vésical ; P, Cul-de-sac recto-
utérin ; R, Releveur de l'anus ; S, Sphincter externe de l'anus ;
T, Sphincter interne de l'anus ; U, Lèvre antérieure du col de
l'utérus ; V, Lèvre postérieure ; X, Coccyx ; Y, Plexus veineux
de Santorini ; Z, Plexus veineux du vagin. — *a*, Tunique musculeuse de l'urèthre ; *b*, Tunique musculeuse du rectum ; *c*,
Cinquième vertèbre lombaire ; *h*, Canal rachidien. (D'après Legendre.)

Les *grandes lèvres* sont deux replis à la fois muqueux
et cutanés, étendus du pénil, où ils se perdent sur les

côtés du clitoris, à l'extrémité inférieure de la vulve dont leur réunion forme la fourchette.

Le *vagin* (fig. 6) est un conduit dirigé de haut en bas, d'arrière en avant à courbure antérieure. Il est long de 10 à 12 centimètres, très élastique et sillonné, surtout inférieurement, de plis transversaux se réunissant sur la partie médiane.

L'extrémité inférieure du vagin, plus étroite, est fermée par l'*hymen*, sorte de repli muqueux de forme variée, donné comme signe de la virginité, mais n'ayant pas un caractère d'absolue certitude.

L'extrémité supérieure du vagin entoure le col de l'utérus auquel elle adhère très solidement en formant un cul-de-sac circulaire plus profond en arrière.

Le vagin adhère intimement en avant à l'urèthre et surtout à la vessie. En arrière, il est en rapport avec le péritoine qui recouvre son extrémité supérieure formant le cul-de-sac recto-vaginal. Les rapports précédents expliquent les fistules recto et vésico-vaginales, et pourquoi les instruments sont exposés à pénétrer dans ce cul-de-sac.

L'*urèthre* de la femme a 9 centimètres de long, 7 millimètres de large. Il est en rapport inférieurement avec la paroi vaginale.

L'*utérus* (fig. 7) est l'organe destiné à recevoir et à expulser le produit de la conception ainsi que le sang menstruel qui exsude de sa muqueuse.

Il est situé dans le petit bassin, entre le rectum et la vessie, au-dessus du vagin, au-dessous de l'intestin.

La vessie vide, son corps se porte en avant, le col en arrière ; pleine, elle repousse le corps en arrière.

L'utérus, très mobile, est maintenu par les ligaments

larges, les ligaments utéro-sacrés, les ligaments ronds, la vessie, le vagin.

L'utérus pèse 32 grammes. Il est long de 6 centimètres, large de 4, épais de 2 et demi. Il a la forme d'une poire un peu aplatie d'avant en arrière. On le divise en deux parties, le *col* en bas, le *corps* en haut. Le col est pointu et son orifice arrondi chez les vierges.

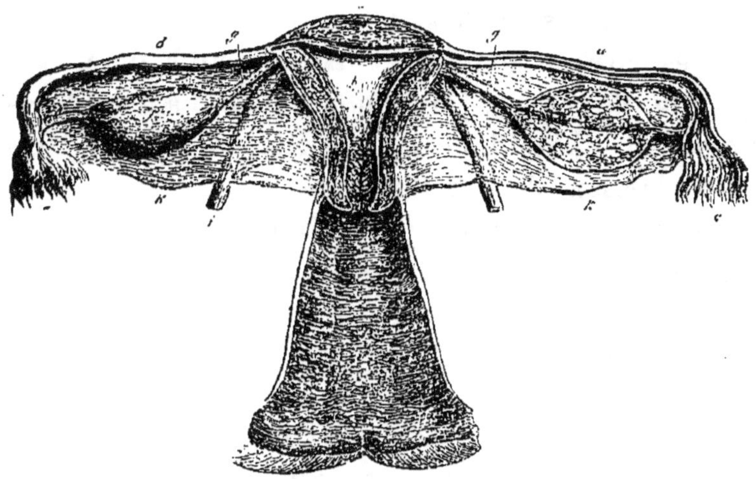

Fig. 7. — Organes génitaux internes de la femme.

1, L'utérus et le vagin sont ouverts ; l'ovaire est fendu d'un côté, ainsi que la trompe. — *a*, Fond de l'utérus ; *b*, Cavité de l'utérus ; *c*, Cavité du col ; *d*, Trompe utérine ; *e*, Pavillon de la trompe ; *ff'*, Ovaires ; *g*, Ligament de l'ovaire ; *h*, Ligament de la trompe ; *i*, Ligament rond ; *k*, Ligaments larges ; *l*, Vagin.

Chez la femme ayant eu des enfants, cet orifice est transversal, et le col aplati finit par disparaître quand les accouchements ont été multipliés. La cavité du corps triangulaire est séparée de celle du col qui est fusiforme par un orifice rétréci.

De chaque côté de son extrémité supérieure, l'utérus est percé d'un orifice, embouchure des *trompes* dans sa cavité. Celles-ci sont deux conduits de 12 centimètres, s'étendant de l'utérus à l'ovaire. Larges de 4 millimètres et rectilignes près de l'utérus, ils deviennent sinueux en se rapprochant de l'ovaire où ils atteignent une largeur de 7 millimètres. L'extrémité ovarienne des trompes se termine par le *pavillon*, partie élargie et découpée en forme de pétales dont l'une adhère à l'ovaire.

Les *ovaires* sont deux organes en forme d'amandes dirigés horizontalement et faisant saillie du côté du rectum. Ils pèsent 6 à 8 grammes; leur diamètre transversal est de 38 millimètres, le vertical de 8 millimètres, leur épaisseur de 15 millimètres.

Les trompes et les ovaires sont contenus dans les ligaments larges.

PHYSIOLOGIE DE L'APPAREIL GÉNITAL DE L'HOMME. — L'appareil génital de l'homme a pour fonction la formation et l'éjaculation du sperme.

L'élément essentiel de ce dernier est le spermatozoaire (fig. 8), qui se forme dans les canaux séminifères dont le nombre s'élève à 1.000 ou 1.200 pour chaque testicule.

Les spermatozoaires apparaissent à la puberté pour disparaître dans la vieillesse.

Réunis en faisceaux dans le testicule, ils pénètrent dans l'épididyme, où ils deviennent libres et commencent à se mouvoir. Mais c'est dans le sperme éjaculé que leurs mouvements acquièrent toute leur énergie; ils y nagent comme des anguilles dans l'eau. Les spermatozoaires parcourent 5 millimètres par minute et repoussent des corps dix fois plus gros qu'eux. Ils continuent à vivre après la mort du sujet et jusqu'à six jours chez le taureau. Les sécrétions alcalines des organes génitaux de la femme et le sang des règles activent leurs vitalités; une température inférieure à 30° les immobilise, tandis qu'à 40° leurs mouvements deviennent plus actifs. Au-dessus, ils sont tués. Les acides agissent de même. Cependant, s'ils ne sont pas trop concentrés, les alcalis peuvent ranimer les spermatozoaires.

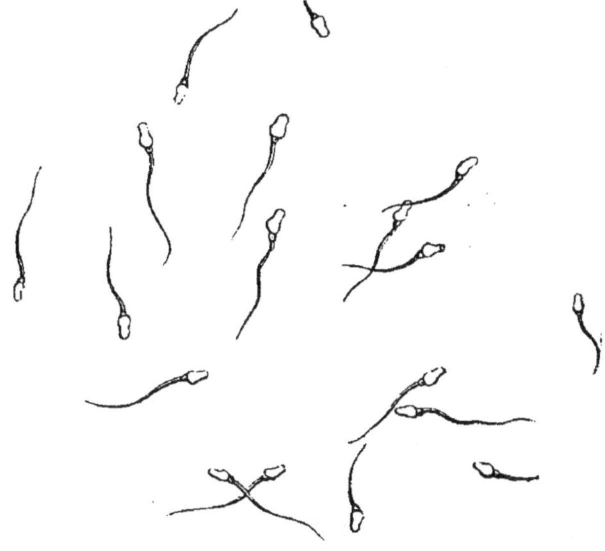

Fig. 8. — Zoospermes.

La vis à tergo fait cheminer les spermatozoaires de l'épididyme dans le canal déférent, d'où ils refluent dans les vésicules séminales. Ils s'y mélangent avec le liquide sécrété par ces dernières qui, chez les vieillards et les continents, renferme des globules de sang. Une éjaculation sanglante chez ces sujets n'a donc rien d'alarmant.

Le sperme contenu dans les vésicules n'en sort que

2.

par l'éjaculation, précédée elle-même, si ce n'est tout
à fait exceptionnellement, par l'érection.

Érection. — L'appareil érecteur de l'homme se compose : 1° des deux corps caverneux de la verge qui
prennent naissance, en arrière, sur les branches ascendantes de l'ischion, auxquelles ils sont adhérents,
pour venir se perdre en s'accolant l'un à l'autre; en
avant, dans le gland; 2° du corps spongieux de l'urèthre terminé par le bulbe en arrière, le gland en avant.

Dans l'érection, ces trois corps se gonflent et deviennent rigides en soulevant la verge et distendant
l'urèthre.

Ce phénomène est la conséquence d'une action re-
flexe ayant son point de départ dans le cerveau (imagination) et dans les organes des sens et les surfaces
sensibles, celle du gland surtout, dont la muqueuse
est garnie de papilles d'une sensibilité spéciale. Le
nerf dorsal de la verge est le conducteur de cette sensation sous l'influence de laquelle il y a, en même
temps, sécrétion abondante, excrétion et, consécutivement, éjaculation de sperme.

Intrinsèquement, l'érection est la conséquence de
l'afflux plus abondant du sang dans le tissu spongieux
des corps caverneux et de l'urèthre. L'érection des
corps caverneux peut être isolée et produite par la réplétion de la vessie comprimant le plexus de Santorini.

Dans la vraie érection, il y a contraction des veines
et des muscles à fibres lisses qu'elles traversent pour
entrer dans le bassin. Il en résulte que le sang y est
retenu proportionnellement à la quantité qui y afflue.
Or, celle-ci est considérable, car les artères dilatés l'y

laissent arriver en abondance. Cette dilatation s'opère sous l'influence des rameaux nerveux fournis aux corps caverneux de la verge et au tissu spongieux de l'urèthre par le grand sympathique. Il suffit, pour cela, que leurs ganglions soient excités. Sous l'influence de cette excitation, les tuniques des artères sont paralysées. D'autre part, par cette même excitation, les nerfs sans ganglions qui se rendent aux muscles des trabécules les font contracter. De leur côté, et encore par suite du même excitant, les nerfs qui se rendent directement aux muscles ischio caverneux, bulbo-caverneux, transverse profond, déterminent leur contraction qui comprime et chasse le sang de la racine de la verge à son extrémité.

Éjaculation. — Dans l'éjaculation, le sperme sécrété par le testicule et poussé par les contractions des vésicules séminales et des canaux déférents arrive d'une façon continue dans la région prostatique. Là, il est arrêté en avant par la contraction du muscle de Wilson, qui lui ferme la région membraneuse; en arrière, par le gonflement du vérumontanum qui s'oppose à son reflux dans la vessie. La tension du sperme dans cette sorte de loge, augmentée proportionnellement à son accumulation incessante, arrive à être considérable. Or, si le gonflement du vérumontanum persiste par suite même de sa structure, le muscle de Wilson se relâche, et le sperme en tension est dardé au travers de l'urèthre spongieux, dont l'érection maintient les parois écartées. Mais, sous l'influence de l'orgasme vénérien, le muscle de Wilson se contracte de nouveau, une nouvelle quantité de sperme est comprimée derrière lui et le même phénomène se reproduit jusqu'à décharge complète du sperme sécrété et accumulé.

PHYSIOLOGIE DE L'APPAREIL GÉNITAL DE LA FEMME. — Dans les ovaires sont contenus des petites poches appelées ovisacs ou vésicules de Graaf dont la face interne est tapissée d'une couche épaisse de petits globules plus nombreux en un point nommé *disque proligère*. L'un des globules de ce disque se développe plus complètement que les autres pour constituer l'ovule.

L'ovule est l'élément essentiel des organes génitaux de la femme. Il complète le spermatozoaire, puisque, de leur rencontre, résulte le produit de la fécondation.

Comme les spermatozoaires, les ovules n'apparaissent qu'à la puberté, les ovaires n'atteignant leur développement complet qu'à cette époque.

L'ovule apparait tous les vingt-huit jours à chaque époque menstruelle et sort de l'ovaire à la suite de la rupture de l'ovisac. Expulsé de l'ovaire, il peut tomber dans le péritoine et s'y fondre ou y être fécondé. Dans ce dernier cas, il donne lieu à une grossesse extra-utérine. Heureusement à de très rares exceptions près, il tombe dans la trompe ou oviducte qu'il parcourt pour parvenir jusqu'à l'utérus. C'est dans ce trajet qu'il est fécondé par pénétration du spermatozoaire. L'œuf fécondé arrive dans l'utérus et s'y développe.

Les phénomènes que nous venons de décrire se manifestent par de la congestion provoquant des douleurs lombaires et abdominales. Ils influent, d'ailleurs, sur le moral de la femme qui devient plus irritable et plus susceptible à chaque *menstruation*.

Celle-ci est la conséquence de la chute de l'épithélium utérin qui laisse les vaisseaux et les tissus érectiles à découvert. Ceux-ci, tout turgescents, se dégorgent laissant écouler leur trop plein.

La chute de l'épithélium n'est pas limitée à l'utérus mais s'étend aussi au vagin et au col utérin. Il en résulte qu'à chaque époque menstruelle il apparaît des fleurs blanches, alors même qu'il n'en existe pas en dehors d'elles.

La congestion s'étend, d'ailleurs, jusqu'aux organes génitaux externes qui se gonflent et dont les sécrétions sont plus actives.

Les organes génitaux externes qui sont pourvus d'organes érectiles : bulbe du vagin et corps caverneux du clitoris; le vagin avec ses rides transversales et ses glandes de Bartholin qui sécrétent un liquide lubréfiant sont disposés pour la copulation et les sensations voluptueuses qui ne sont, d'ailleurs pas nécessaires, au moins chez la femme, à la fécondation.

URINE. — *Généralités*. L'urine est un liquide que le rein sépare du sang dont il contient les éléments. Ceux-ci proviennent de la désassimilation de nos tissus et sont d'origine minérale ou organique.

La sécrétion de l'urine est incontestablement la plus importante. Son irrégularité, son altération rendent malade l'économie tout entière et sa suppression un peu prolongée cause infailliblement la mort.

A l'état normal, l'urine est un liquide de couleur ambrée, clair, transparent, de la consistance de l'eau qui forme la plus grande partie de sa masse et tient en dissolution les substances suivantes :

Matières minérales 16 gr. par litre		Matières organiques 27 gr. 18	
dont les quantités suivantes sont rendues en 24 heures.			
Chlorures de sodium . . .	10 gr. 23	Urée..	24 gr. 27
Sulfates alcalins de so-		Acide urique..	0 gr. 40
dium	3 gr. 1	Créatine	1 gr.
Phosphates alcalins. . . .	1 gr.	Créatinine. . . .	0 gr. 004
Phosphates de chaux.'. .	0 gr. 31	Matières colo-	
— de magnésie.	0 gr. 45	rantes	5 gr. 44

On y trouve, en outre, mais en moindre quantité, des acides hippurique, oxalique, oxalurique, sulfocyanique, succinique, azotique, combinés à des sels ammoniacaux ; des traces de fer, de silice, d'allantoïne, des cellules épithéliales de la vessie, des uretères, du rein, enfin des gaz acide carbonique, azote, oygène (1).

Les éléments anormaux les plus importants de l'urine sont le pus, le sang, l'albumine, la glycose, la bile.

L'*odeur* de l'urine impossible à définir n'est pas toujours la même et dépend des matières ingérées. On connaît, par exemple, l'odeur de violette que lui communique l'absorption par les voies digestives ou respiratoires l'essence de térébenthine ou infecte qu'elle acquiert quand on a mangé des asperges.

La *densité* de l'urine normale oscille entre 0,014 et 0,028. Dans l'été, quand la sueur a été abondante, elle peut s'élever à 1,035. Chez le polyurique, elle descend jusqu'à 1,001 ; chez le diabétique, au contraire, elle monte quelquefois à 1,050.

(1) Voy. G. Mercier, *Guide pratique pour l'analyse des urines*, 1892.

Cette densité se mesure au moyen d'une sorte de petit aréomètre, nommé *uromètre*, assez fragile, mais dont l'usage est à la portée de tous. Tous les cinq degrés y sont marqués par des chiffres faciles à lire.

La *quantité* d'urine rendue en vingt-quatre heures par un homme en bonne santé est de 800 à 1.500 grammes. Les mictions doivent se faire dans le jour toutes les quatre heures environ et être nulles la nuit. Avec les progrès de l'âge, la quantité d'urine augmente souvent surtout la nuit, en sorte que le vieillard est obligé de se lever plus ou moins souvent pour la rendre. Quant aux polyuriques et aux diabétiques, ils pissent des quantités d'urine qu'on a vu s'élever à 10, 15, 20 litres et plus par vingt-quatre heures.

A l'état normal, l'urine est plus abondante après le repas et c'est la nuit qu'il s'en forme le moins. Du reste, la quantité rendue est en proportion directe de celle des boissons absorbées : plus un individu boit, plus il pisse, l'urine étant le grand régulateur de la masse liquide en circulation dans nos tissus qui maintient l'équilibre dans nos humeurs. Aussi, plus la peau fonctionne assidûment, moins l'urine est abondante. D'autre part, l'influence du système nerveux sur la quantité d'urine sécrétée est incontestable; aussi les émotions morales font-elles beaucoup pisser.

L'urine normale contient 16 grammes de sels minéraux par kilogramme; mais le volume d'eau formant sa masse est en raison inverse de cette quantité, c'est-à-dire que plus cette dernière est petite, plus l'urine est aqueuse.

Dans l'état normal, l'urine renferme 40 à 65 grammes de résidu sec par kilogramme; mais, dans la polyurie, cette quantité diminue dans des proportions considérables, tandis qu'elle monte jusqu'à 125 grammes dans le diabète.

L'urine de l'homme est acide quoique le sérum du sang dont elle provient soit alcalin. On attribue cette acidité au phosphate acide de soude et aux autres acides qu'elle contient.

Conservée dans un lieu frais, l'urine garde longtemps cette acidité qui augmente même pendant quelques jours et diminue ensuite peu à peu, en sorte qu'elle devient neutre, puis alcaline et enfin ammoniacale, transformation produite par les micro-organisme et le *micrococcus ureæ*, en particulier. Mais l'urine acide, bouillie et conservée dans un flacon stérilisé se conserve indéfiniment inaltérée, même quand la température s'élève.

Dans des organes urinaires sains, l'urine normale ne s'altère pas plus que dans le ballon stérilisé et si, une rétention survenant, ces organes conservent leur intégrité, on constatera une distension de la vessie et des urétères, une compression suivie d'atrophie des reins, mais pas de suppuration. Malheureusement, ces organes n'ayant pas l'inertie du verre, s'altèrent presque infailliblement sous l'influence de la rétention et subissent dès lors l'invasion des microbes amenés par le sang ou plus souvent par la sonde qui porte avec elle la suppuration des tissus et la décomposition de l'urine en les ensemençant avec le *bacterium pyogenis* et le *micrococcus ureæ* et une multitude d'autres infiniment petits. Pour éviter ces funestes conséquences, il faut agir vite et proprement, vider la vessie le plus tôt possible avec une sonde parfaitement aseptique.

Énéorème. — Dans toute urine normale reposée et refroidie depuis un certain temps, s'amasse un peu au-dessous de sa surface un nuage léger, floconneux et transparent formé de mucus. Ce mucus provient du prépuce du vagin et tient en suspension quelques cellules épithétiales et purulentes, des cristaux d'oxalate de chaux et d'urates, quelquefois des spermatozoaires.

L'urine de certaines personnes abandonne au fur à mesure de son refroidissement un dépôt boueux plus ou moins épais et abondant de couleur grise, rosée ou

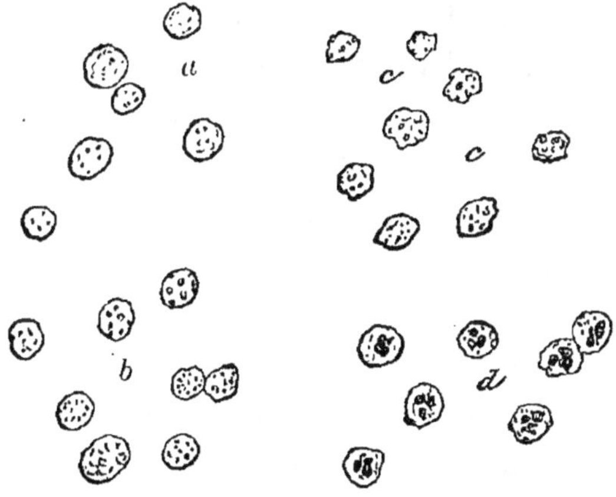

Fig. 9. — Mucus et pus.

cc, Globules purulents ; *bd*, les mêmes, traités par l'acide acétique.

rouge, qu'on pourrait prendre pour du pus, mais qui est formé d'urates disparaissant quand on chauffe l'urine à 40 ou 50°.

Pus. — Le pus (fig. 9) est abondant ou en petite quantité. Dans le premier cas, il forme un dépôt grisâtre dont le microscope permet de reconnaître la composition en montrant qu'il est constitué par les globules caractéristiques. Pour rendre leurs noyaux plus distincts, on additionne l'urine de quelques gouttes d'acide acétique et on agite. Cette addition est d'autant plus nécessaire que le pus est moins abondant. Dans ce dernier cas, il faut, après avoir acidulé l'urine par l'acide acétique, la laisser reposer d'autant plus longtemps dans un verre à expérience qu'elle contient moins de pus. Il suffit, le temps nécessaire écoulé, d'examiner au microscope une goutte du dépôt retirée avec une pipette.

Dans les urines alcalines et surtout ammoniacales, le pus se prend en une masse glaireuse, constituée par les globules de pus dissous et devenus graisseux. Examinée au microscope, cette masse ne présente plus que quelques globules de pus à contour irrégulier, des cellules décomposées, mélangées à une substance amorphe finement granuleuse.

Le pus abondant ou décomposé indique une suppuration grave et étendue.

Une urine abondante pâle et nébuleuse, neutre ou alcaline, qu'un repos prolongé n'éclaircit pas, indique encore une affection généralisée à tout l'arbre urinaire. Ce trouble est constitué par du pus, des micro-organismes, des phosphates de chaux et ammoniaco-magnésien.

Les urines purulentes contenant du sérum et celui-ci de l'albumine, l'urine purulente même filtrée est coagulée par la chaleur.

Épithélium. — L'urine tient en suspension, surtout quand elle est purulente, des épithéliums provenant des tubes urinifères, des calices, des bassinets, des urétères, de la vessie, du prépuce et du vagin.

Les cellules épithéliales du rein petites, polyédriques, quelquefois sphériques, munies d'un gros noyau, adhèrent presque toujours à des cylindres provenant des tubes urinifères.

Les cellules épithéliales des bassinets, arrondies à une extrémité, coniques à l'autre ou quelquefois complètement fusiformes irrégulières, sont deux fois plus longues que larges.

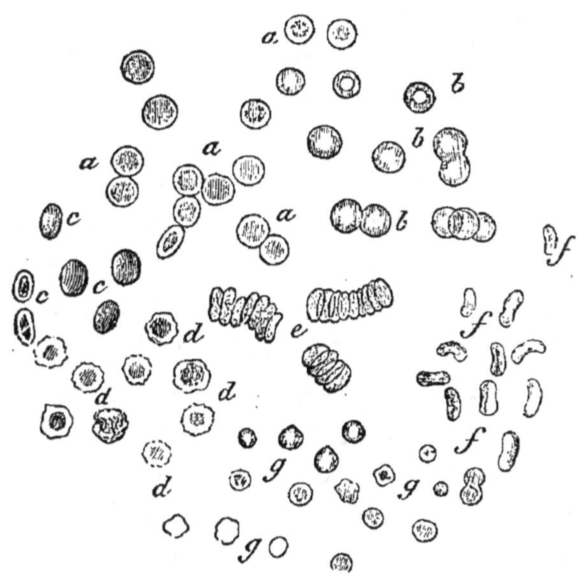

Fig. 10. — Sang dans les urines.

a, Corpuscules sanguins à centre obscur; cet effet s'observe en éloignant l'objectif du porte-objet; *b*, Corpuscules à centre clair; *c*, Corpuscules vus de trois quarts; *d*, Corpuscules plus ou moins frangés; *e*, Corpuscules empilés; *f*, Corpuscules vus de profil; *g*, Corpuscules dans l'urine, ils sont plus ou moins sphériques et crénelés.

Les cellules urétérales ne s'en différencient que parce qu'elles sont imbriquées les unes sur les autres.

Les épithéliums du méat urinaire, du prépuce et

du vagin sont formés de grandes cellules minces, polygonales, pourvues d'un petit noyau.

Celles de la vessie n'en diffèrent que par leurs moindres dimensions et leur noyau plus volumineux. Quelques-unes sont elliptiques et ovalaires.

Les *urines sanglantes* sont la plupart du temps faciles à reconnaître. Toutefois, la coloration rouge de l'urine n'indiquant pas, d'une manière certaine et absolue, la présence du sang dans l'urine, et d'autre part, ce liquide pouvant en renfermer sans que sa teinte le révèle, il faut le laisser reposer dans un verre à expérience pour chercher et reconnaître les globules dans le dépôt.

Ceux-ci (fig. 10) se conservent bien tout en se gonflant un peu dans une urine acide. On les y reconnaît alors au bout de plusieurs jours à leur forme discoïde concave, à leur centre plus foncé, à leur coloration jaunâtre.

Quand l'urine alcaline a détruit les globules, on parvient cependant presque toujours à en retrouver intacts quelques-uns. Quand, par hasard, les globules sanguins ne sont plus constatables au microscope, l'urine peut être colorée en rouge par l'hémoglobine. S'il en est ainsi, cette urine, mélangée à du sous-acétate de plomb (extrait de Saturne) et filtrée, conserve sa coloration. De plus, elle précipite en rouge, quand on la fait bouillir avec de la lessive de soude.

Quand on recherche la présence du sucre dans l'urine, on doit commencer par la filtrer, car il est de toute nécessité qu'elle soit bien limpide. On verse alors, dans un tube à expérience, 5 à 6 grammes de liqueur de Fehling qu'on fait bouillir, et on laisse couler le long de ses parois inclinées deux ou trois gouttes de l'urine à essayer. Immédiatement, si elle contient du sucre, il se forme à la surface du liquide un anneau vert qui passe au jaune, puis au rouge, le reste de la liqueur restant bleu.

Si l'urine renferme très peu de sucre il faut en porter la quantité au dixième de la liqueur de Fehling et maintenir l'ébullition pendant deux minutes environ.

L'*albumine* contenue dans l'urine est décelée par deux procédés : la *chaleur* et l'*acide azotique*.

Dans le procédé par la chaleur, il faut d'abord acidifier l'urine par l'acide acétique et la saturer ensuite par le sulfate de soude pur et cristallisé. Si cette urine filtrée et chauffée dans un tube à essai se trouble, c'est qu'elle renferme de l'albumine.

Pour déceler la présence de l'albumine par l'acide azotique, il faut verser celui-ci goutte à goutte dans l'urine jusqu'à concurrence du dixième du volume de cette dernière.

Pour la recherche des *peptones*, on emploie le réactif de Tanret :

```
Iodure de potassium pur . . . . . . . . . .   3 gr. 32
Bichlorure de mercure. . . . . . . . . . . .   1 gr. 26
Acide acétique. . . . . . . . . . . . . . . .  20 c. c.
Eau distillée, Q. S. pour parfaire. . . . .   60 c. c.
```

L'urine étant versée dans un verre à expérience, après filtration, on y laisse tomber un nombre de gouttes proportionné à sa quantité.

Un précipité s'étant formé, on chauffe l'urine qu'on jette bouillante sur un filtre. L'ébullition coagule l'albumine qui reste sur le filtre et dissout les peptones et les alcaloïdes, s'il y en a, et qui passent, par conséquent, au travers du filtre, mais pour se déposer de nouveau par refroidissement du liquide. Pour distinguer les peptones des alcaloïdes, il suffit de traiter le liquide par l'éther qui dissout les seconds et non les premiers.

Comme les urines purulentes, les urines sanglantes se coagulent par la chaleur. De plus, il faut savoir qu'une urine paraissant normale à l'œil nu et ne contenant que quelques globules de sang peut renfermer assez d'albumine pour se coaguler par la chaleur et faire croire à une albuminerie.

On reconnaît une *urine bilieuse* de la manière suivante.

Dans un verre ou un tube à expérience, on verse de l'acide azotique contenant des vapeurs nitreuses et on fait glisser doucement le long de leurs parois l'urine à essayer jusqu'à la surface de l'acide. Au bout de quelques secondes, on observe au contact des deux liquides une série de couches colorées de haut en bas en *vert, bleu, violet, jaune*. La certitude n'existe que si on constate le *vert* et le *violet*.

Médicaments éliminés par l'urine. — L'urine contenant de l'*acide phénique* précipite en violet quand on l'additionne de quelques gouttes de perchlorure de fer.

Pour déceler la présence de l'*iode* et des *iodures* dans l'urine, on en verse une petite quantité dans un tube à expérience et on l'additionne de 2 grammes de chloroforme auquel on ajoute quelques gouttes d'acide nitrique nitreux. On agite fortement et on laisse reposer. Le chloroforme prend une magnifique coloration violette, si l'urine renferme de l'iode ou des iodures.

Pour déceler la présence du *bromure de potassium,* on acidule franchement l'urine avec de l'acide chlorhydrique et on y ajoute quelques grains d'amidon; puis, goutte à goutte, de la liqueur de Labarraque. Le brome, mis en liberté, colore l'amidon en jaune. Malheureusement cette coloration ne se distingue nettement de celle de l'urine que quand le brome est en grande quantité.

Pour démontrer la présence du *chlorate de potasse* dans l'urine, on la colore par du sulfate d'indigo additionné d'acide sulfurique. On y laisse alors tomber goutte à goutte une solution d'acide sulfureux qui décolore instantanément l'indigo quand elle renferme du chlorate.

La rhubarbe et le séné faisant passer de l'*acide chrysophanique* dans l'urine leur communique une coloration jaune semblable à celle des urines ictériques. dont on la distingue facilement en y versant un alcali caustique, potasse, soude, ammoniaque, qui donne une coloration rouge plus ou moins intense devenant plus nette après filtration.

L'absorption de la *santonine* et du *semen contra* donne à l'urine la faculté de rougir par l'addition de la potasse caustique. Cette coloration disparaît quand on y ajoute un acide et reparaît quand on rend de nouveau l'urine alcaline en saturant cet acide.

On découvre le *tannin* contenu dans l'urine en y versant quelques gouttes de perchlorure de fer qui produisent une coloration bleu noirâtre. Cette même urine se colore en brun, puis en noir, lorsqu'on y verse un alcali caustique, potasse, soude, ammoniaque.

Quand l'urine renferme un alcaloïde, il suffit, pour

en déceler la présence, d'y verser une petite quantité de la solution suivante :

    Iode . . . .   10 gr.
    Iodure de potassium . . . .   20 gr.
    Eau distillée . . . .   500 gr.

qui donne un précipité brun kermès ou marron.

Quand on verse de l'acide chlorhydrique dans une urine contenant des *substances résineuses* après l'absorption du copahu, par exemple, il se forme un précipité d'aspect tout à fait semblable à celui formé par l'albumine, mais qui s'en distingue parce qu'il est soluble dans l'alcool.

L'urine contenant de l'*antipyrine* donne, par l'addition de perchlorure de fer, une coloration rouge foncée qui passe au jaune quand on y ajoute quelques gouttes d'acide sulfurique.

III. — Bougies et Sondes

Les BOUGIES sont des instruments ayant la forme de tiges droites ou courbes, cylindriques, coniques ou renflées à leur extrémité vésicale (fig. 11 à 14). Les unes sont en métal, par conséquent *rigides;* les autres en gomme élastique, c'est-à-dire *flexibles.*

Elles sont destinées au traitement des maladies de l'urèthre : les unes servant à les reconnaître, les autres à les guérir.

Les bougies servant à les reconnaître sont dites *exploratrices.* Ce sont les bougies à boules, dont la plus petite répond à 1/3 de millimètre, la plus grande à

1 centimètre de diamètre, chaque bougie différant de
1/3 de millimètre de celle qui la précède ou la suit.

Les bougies *curatrices* sont coniques olivaires, c'est-

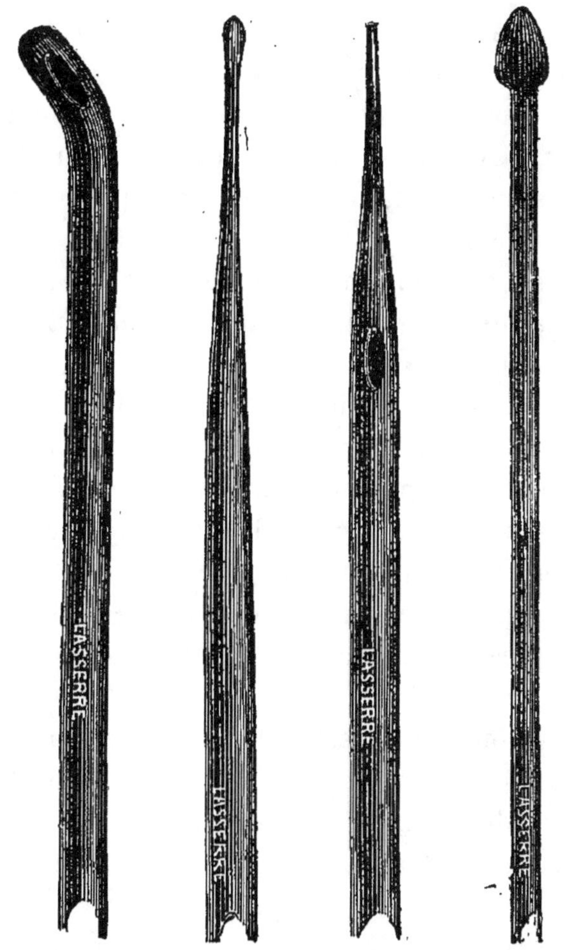

Fig. 11 à 14. — Bougies conique, olivaire, à boule exploratrice (modèle
Laserre).

à-dire terminées en cônes finissant par un léger renflement. Elles sont graduées comme les précédentes.

On fabrique des bougies de cette sorte en baleine.

3.

Elles ont l'avantage d'être très fines et en même temps assez résistantes.

Les bougies Béniqué sont en étain. Leur bec cylindrique à grande courbure répond à 1/3 du cercle de 10 centimètres de diamètre. Elles diffèrent l'une de l'autre par 1/6 de millimètre.

Les SONDES sont des instruments ayant la forme de tiges cylindriques, droites, courbes, coudées ou bicoudées en métal, en gomme élastique ou en caoutchouc vulcanisé.

Les sondes servent à reconnaître ou à traiter les maladies de la vessie et sont *exploratrices* ou *évacuatrices*.

La sonde exploratrice est en métal; sa poignée est renflée pour être tenue facilement et munie d'un robinet pour laisser passer l'urine et les injections. Le bec varie de 2 à 4 centimètres de longueur et appartient à une courbure assez courte.

Les sondes évacuatrices doivent être flexibles et leurs formes variables suivant les urèthres dans lesquels on veut les introduire.

La plus inoffensive est celle en caoutchouc vulcanisé. On la choisit d'un diamètre approprié et on la pousse par saccade ou en la tournant sur son axe par un mouvement de vrille, après l'avoir trempée dans la vaseline liquide.

La sonde de Pezzer, aussi en caoutchouc vulcanisé, à son pavillon disposé de telle sorte que, parvenue dans la vessie, elle s'y maintient sans avoir besoin d'être attachée.

Celle de Malécot offre le même avantage, et est, en outre, plus commode à introduire.

Une autre sonde très employée est la conique olivaire en gomme élastique. D'un diamètre correspondant à l'urèthre dans laquelle on veut l'introduire, il
n'y a qu'à l'y pousser avec douceur pour la faire parvenir dans la vessie.

Les sondes à béquilles ou bi-coudées conviennent
dans le cas de grosse prostate ; par conséquent chez
les vieillards.

Il peut être utile de se servir de sondes à grande
courbure dont le bec répond à un quart de cercle
de 10 centimètres de diamètre.

Un mandrin auquel on donne la forme voulue et
introduit dans une sonde béquille donne à volonté
une sonde bi-coudée ou à grande courbure.

Il existe des sondes percées par les deux bouts, ce
qui permet de les pousser jusqu'à la vessie sur une
sonde plus mince qui leur sert de *conducteur*.

Une bougie filiforme étant introduite dans l'urèthre,
on peut visser dessus, si elle est munie d'un pas de vis,
une sonde conique qu'on pousse *à sa suite* jusqu'à la
vessie.

Enfin, il existe des sondes bougies. Ce sont des bougies à boule dont le sommet de la boule est percé.
Elles servent à pratiquer les instillations.

Toutes les sondes molles sont, comme les bougies,
graduées sur la filière Charrière ; c'est-à-dire que chacune diffère de celle qui la précède ou la suit de 1/3
de millimètre.

CHAPITRE PREMIER

MALADIES DE L'URÈTHRE

Ce chapitre comprend l'étude des affections suivantes :

1° *Vices de conformation ;* 2° *B'ennorrhagie chez l'homme ;* 3° *Abcès blennorrhagiques ;* 4°. *Cowpérite ;* 5° *Blennorrhagie chez la femme* et des organes composant ses appareils génitaux et urinaires : *Uréthrite, Vulvite, Folliculite, Vaginite, Métrite, Abcès de la glande vulvo-vaginale ;* 6° *Traumatisme de l'urèthre; Blessures et Ruptures, Fractures de la verge ;* 7° *Rétrécissements ;* 8° *Abcès urineux ;* 9° *Infiltration d'urine ;* 10° *Fistules urinaires ;* 11° *Corps étrangers.*

I. — Vices de conformation

Ils résultent d'un arrêt de développement des parties de l'embryon destinées à former les organes génitaux externes de l'adulte.

Les vices de conformation sont les suivants :

1° *Absence de l'urèthre ;* 2° *Duplicité ;* 3° *Oblitération du méat complète ou incomplète ;* 4° *Rétrécissements congénitaux ;* 5° *Dilatations congénitales ;* 6° *Hipospadias, Épispadias.*

L'absence de l'urèthre est très rare. Elle est totale ou partielle. On cite le cas d'un homme mort à dix-sept ans qui n'urina jamais que par l'anus, dans lequel les urétères s'ouvraient directement, la vessie manquant comme l'urèthre.

Quand l'absence de l'urèthre est partielle, la verge manque et le canal s'ouvre ordinairement au périnée.

Contre ces vices de conformation, il n'y a rien à faire.

La *duplicité* de l'urèthre coïncide avec une verge double. Ces deux organes sont alors superposés ou accolés horizontalement. On ampute l'une, si possible.

Les *oblitérations* du méat sont complètes ou incomplètes. Les premières donnent lieu à une rétention d'urine complète, les secondes à des mictions plus ou moins pénibles.

Quand l'oblitération est complète, il faut, si la membrane oblitérante est mince, l'inciser; si elle est épaisse, se servir du bistouri ou du trocart pour la traverser.

Quand l'obstacle siège plus profondément, on le transperce par le cathétérisme forcé avec une sonde conique de volume approprié.

S'il s'agit d'une simple atrésie, on élargit le méat en incisant sa commissure inférieure d'un coup de ciseau.

Les *rétrécissements congénitaux* devront être élargis par l'uréthrotomie interne.

Les *dilatations de l'urèthre* sont très rares et se présentent sous forme de poches plus ou moins volumineuses. Pour les faire disparaître, il faut en réséquer un lambeau proportionné à leur volume et en réunir les lèvres par des sutures.

L'*hypospadias* consiste dans la division ou l'absence de la paroi inférieure de l'urèthre, de sorte que le canal s'ouvre au-dessous du pénis, à une distance variable de l'extrémité du gland. Il y a trois sortes d'hypospadias : *balanique, pénien, scrotal.*

Dans le balanique, de beaucoup le plus fréquent, l'ouverture anormale existe à la base du gland et le frein manque.

L'hypospadias pénien s'ouvre plus en arrière, la paroi inférieure de l'urèthre manquant en avant de lui. Quelquefois, il se réduit à une simple fistule congénitale.

L'hypospadias scrotal est situé sous le pubis, en arrière des bourses, qui sont elles-mêmes séparées de manière à figurer des grandes lèvres, dont la réunion offre l'aspect d'une vulve, disposition qui a fait croire à l'existence de véritables hermaphrodites. Mais, si ceux-ci n'existent pas, la difficulté de reconnaître le sexe des individus dont nous parlons est telle qu'on les a quelquefois faussement inscrits comme femmes sur les registres de l'état civil.

L'*épispadias*, vice de conformation dans lequel l'urèthre s'ouvre sur la paroi supérieure, est beaucoup plus grave que le précédent. Il exige des opérations encore plus compliquées qu'on trouvera exposées dans mon *Traité des maladies de l'urèthre.*

II. — Blennorrhagie

B̲lennorrhagie chez l'homme. — *Prophylaxie.* — Celui qui s'expose à la blennorrhagie n'a pour préservatif certain qu'un *condom* solide. Faute de ce vêtement salutaire, il urinera aussitôt que possible après le coït et se lavera doucement le gland et le méat avec de l'eau additionnée, par verre, d'une cuillerée à bouche d'alcool, de vinaigre aromatique ou de liqueur de Van Swieten. Surtout ni bains, ni injections ; toujours inutiles, les uns et les autres peuvent être nuisibles.

Traitement abortif. — En dépit des précautions précédentes, une blennorrhagie s'étant déclarée, est-il possible de la faire avorter? Oui, certainement, à condition d'agir dès le début, alors que l'écoulement, constitué seulement par une goutte hyaline, légèrement opaline, n'est pas complètement purulent.

Pour atteindre ce résultat, il faut injecter, méthodiquement, dans le canal, une solution de nitrate d'argent au 1/25.

Le malade ayant uriné, se tient debout ou couché, s'il est pusillanime, et on lui lave le gland avec de l'ouate imbibée de liqueur de Van Swieten additionnée de trois quarts d'eau. Une bonne seringue à injection ordinaire étant alors remplie de la solution argentique et tenue de la main droite, on en introduit la canule dans le canal jusqu'à ce que le corps de pompe vienne appuyer sur le méat. On comprime, d'autre part, l'urèthre entre le pouce et l'indicateur gauches au niveau de l'angle péno-scrotal et on pousse l'injection. Celle-ci, arrêtée par la compression de la verge ne peut s'avancer au delà des bourses ni ressortir par le méat sur lequel appuie le corps de pompe. Il en résulte que toute la partie malade du canal se trouve distendue et baignée par le liquide caustique qu'on y maintient 30 secondes. La douleur est ordinairement modérée pourvu que le malade urine longtemps après l'injection.

La première miction entraîne un bouchon purulente épais, jaunâtre, quelquefois sanguinolent, devenant de plus en plus liquide, blanchâtre aux mictions suivantes, puis séreux au bout de 24 heures, pour disparaître quelques jours après. Dans ce cas, le malade est guéri. Si, au bout de 24 à 36 heures, l'écoulement persiste, on est autorisé à renouveler l'injection ; mais, si cette seconde a échoué, il faut recourir au *traitement méthodique*.

Celui-ci varie avec les symptômes. Si la blennorrhagie est très aiguë, l'*eau froide* constitue un excellent traitement. Le malade enveloppe sa verge d'un linge trempé dans l'eau blanche et la relève vers le ventre sur laquelle il la maintient par le port d'un caleçon de bain. De temps à autre, il renouvelle l'eau blanche pour entretenir une humidité froide autour de l'organe. Ce traitement, qui calme les douleurs et tarit presque l'écoulement en quelques jours, est malheureusement d'une application difficile. Il ne dispense pas, d'ailleurs, de sécher le canal par les balsamiques. Aussi, dans la blennorrhagie intense, est-ce, selon moi, aux émollients qu'il faut d'abord recourir : tisane d'orge, de graine de lin faite à froid, eau sucrée avec du sirop d'orgeat, 3 à 4 verres par jour. Si le malade est arthritique ou goutteux, remplacer les tisanes précédentes par de l'eau sucrée additionnée de 4 à 5 grammes de bicarbonate de soude par litre. Si la température le permet et que la congestion l'indique, bains de trois quarts d'heure tous les jours ou tous les deux jours. Les symptômes inflammatoires apaisés, remplacer, pendant deux ou trois jours, les tisanes émollientes par de l'eau de goudron ou de l'infusion de bourgeons de sapin sucrée avec du sirop de térébenthine et de tolu.

L'état aigu apaisé, cesser les tisanes et les bains et prendre 3 fois par jour, à chacun des 3 repas, et, s'il est possible, au milieu, gros comme une muscade de l'opiat suivant :

Baume de copahu	30 à 40 gr.
Poudre de ratanhia.	10 à 15 gr.
Laudanum de Sydenham.	3 à 4 gr.
Essence de menthe.	5 à 6 gout.
Poivre cubèbe.	Q. S.

Cette sorte de confiture, d'une digestion quelquefois difficile, peut être remplacée par des capsules molles de copahu, 16 à 20 par jour, en 3 fois comme l'opiat. Pour éviter les coliques et la diarrhée, on avalera en même temps un des cachets suivants :

Poudre de ratanhia	15 à 20 centigr.
— d'opium brut	10 à 15 centigr.

pour un cachet.

Comme il est souvent avantageux d'administrer en même temps le cubèbe et le copahu, on peut donner simultanément, à chacun des 3 repas, 3 capsules de copahu et 4 de cubèbe.

Le cubèbe, si on l'administre seul ou qu'on l'alterne avec le copahu, un jour l'un, un jour l'autre, doit être prescrit à la dose de 15 à 20 grammes, en trois prises, dans du pain azyme aux repas. Comme il n'est pas sans provoquer de la diarrhée, on lui adjoindra, chaque fois, un des cachets à la ratanhia et à l'opium.

Le santal ne doit être prescrit qu'à la fin du traitement, quand la blennorrhagie est à son déclin, à la dose de 9 à 12 capsules en 3 fois.

J'en agis de même avec les injections, ne les prescrivant que pour sécher un écoulement trop lent à se tarir. Leur composition, des plus variées, en embarrasse le choix :

Sulfate de zinc........	1 gr.	Sulfate zinc....	ââ.
Eau distillée.........	250 gr.	Tannin	1 gr.
		Eau distillée...	250 gr.

Résorcine	3 gr.	Pyridine	0 gr. 50
Eau distillée.......	200 gr.	Eau distillée...	150 gr.

Bichlorure de mercure ..	0 gr. 02	Créoline.....	1 gr.
Eau distillée	200 gr.	Eau distillée ..	150 gr.

Salicylate d'hydrarg ..	0 gr. 05	Sulfate de zinc...	
Bicarbonate de soude.	1 gr.	— de cuivre.	ââ 0 gr. 50
Eau distillée.......	200 gr.	— de fer....	
		Mucilage de gomme.	30 gr.
		Eau distillée......	175 gr.

On pratique une injection après chaque miction. Pour cela, la seringue étant remplie, la verge relevée vers le ventre et la canule dans le méat, on pousse l'injection en deux fois par une pression modérée ; on laisse ressortir la première moitié qui lave le canal, et on maintient la seconde pendant 1 minute ou 2 en pinçant le méat ou mieux en le bouchant avec la pulpe du doigt.

Quand les précédentes n'ont pas réussi, on peut avoir recours aux injections pulvérulentes, en ayant soin toutefois de n'en faire que 2 ou 3 par jour :

Sous-nitrate de bismuth	10 gr.
Eau distillée....................	200 gr.

Salicylate de bismuth	5 à 10 gr.
Vaseline liquide	200 gr.

Sulfate de quinine. . . . .   1 gr.
Sous-nitrate de bismuth . . . .   5 gr.
Gomme pulvérisée. . . . .   10 gr.
Glycérine . . . .   30 gr.
Eau distillée . . . .   150 gr.

Salicylate de bismuth. . . . .   5 à   10 gr.
Résorcine. . . . .   3 gr.
Iodol. . . . .   1 gr.
Vaseline liquide . . . .   200 gr. (L. Jullien.)

Sulfate de zinc. . . . .   1 gr.
Soufre précipité et lavé. . . . .   1 gr.
Eau distillée. . . . .   200 gr. (Langlebert.)

Complications. — Contre la congestion considérable, on emploiera des sangsues, 8 à 10, selon la force du sujet, au périnée, jamais sur le scrotum ou la verge. Pour calmer l'insupportable cuisson de la miction, le malade urinera, la verge baignant dans un verre d'eau froide. Les érections seront combattues par l'opium en pilules ou en lavements. Les pilules à 1 centigramme d'extrait d'opium seront prises au nombre de 3 ou 4 pendant la nuit. Les lavements, d'une efficacité encore plus certaine, seront composés de 2 verres à vin de Bordeaux d'eau de guimauve additionnée de 10 à 15 gouttes de laudanum de Sydenham et pris le soir en se couchant. Aux pilules, on pourra ajouter 10 à 15 centigrammes de camphre et au lavement 60. Après l'opium vient la jusquiame pulvérisée, qu'on administre le soir, en cachets de 10 à 15 centigrammes. La teinture éthérée de digitale constitue aussi un bon sédatif à la dose de 2 à 6 grammes.

Tel est le traitement de la blennorrhagie aiguë inflammatoire à gonocoque, le plus ancien, mais le plus court, en dépit des apparences, parce qu'il est efficace.

mais il est évident qu'il n'est pas applicable à toutes les blennorrhagies indistinctement. Contre une blennorrhagie à symptômes modérés, à peine congestive ou douloureuse, les émollients sont inutiles. C'est aux balsamiques, prescrits comme nous l'avons dit, qu'il faut d'emblée recourir, les injections étant encore réservées pour la fin.

Toutefois, depuis l'apparition de la doctrine microbienne, on a essayé, et quelquefois avec succès, les injections antiseptiques. Liqueur de Van Swieten 10 grammes, eau distillée 200 grammes; iodoforme 10 grammes, huiles d'amandes douces 60 grammes (Thiery). Ces injections doivent être pratiquées trois ou quatre fois par jour et gardées de un quart d'heure à une demi-heure. Janet a obtenu de beaux succès par des lavages au permanganate de potasse au 1/1000 et au 1/4000 continués pendant quatre jours : trois le premier jours, deux les autres. Mais n'en exagérons pas l'efficacité, et surtout ne les employons que si les symptômes sont peu aigus ou déjà apaisés. Elles dispensent, d'ailleurs, et c'est un de leurs avantages, de l'administration des balsamiques.

Dans tous les cas, le traitement doit être continué plusieurs jours après disparition complète de tout écoulement, et pendant toute la durée de la maladie un régime sévère observé. Pas de café, thé, bière, liqueurs, vin pur ou blanc, eau minérale alcaline ; pas de mets épicés, ni de haut goût. Pas de fatigue, bals, soirées, fréquentation féminine ni lectures érotiques. S'abstenir du cheval, de la bicyclette et des longues marches. Porter un suspensoir.

En dépit de l'hygiène et des soins les mieux entendus, la maladie se prolongeant souvent pendant des mois sous forme de goutte plus ou moins jaune, volumineuse et fréquente, il n'y a d'abord qu'à cesser tout traitement, en continuant à suivre un régime sévère quoique substantiel. Après repos d'une quinzaine, si l'écoulement n'a pas cessé, on prescrit de nouveau, pendant quinze jours, quelques tisanes émollientes et des grands bains, au bout desquels on revient encore aux basalmiques et aux injections très peu concentrées. Celles au nitrate d'argent à petites doses : 0,05 centigrammes pour 200 sont alors souvent efficaces. En cas de nouvel échec, il reste à porter directement des topiques sur le point malade par les *instillations*, la *bobine* ou l'*endoscope*.

Pour pratiquer les *instillations* (Félix Guyon), trois choses sont nécessaires : une bougie à boule percée n° 16 à 20 ; une seringue de Pravaz d'une capacité de 4 grammes ; des solutions de nitrate d'argent au 1/50, 1/25, 1/10. La seringue étant remplie de liquide, on l'adapte au pavillon de la sonde par un ajutage. On pousse alors l'olive sur le point malade, le fond du bulbe ou la portion membrano-prostatique et on fait exécuter au piston autant de tours qu'on veut laisser tomber de gouttes. Il est évident que leur nombre, 2 à 5 dans le bulbe, 5 à 20 et plus dans la portion membrane prostatique et leur concentration sont en rapport avec la durée et la ténacité du mal. Dans tous les cas, il est bon de ne renouveler ces instillations que tous les deux jours et de les interrompre de temps à autre pour se rendre compte de leur effet.

La *bobine* de Langlebert se compose d'une sonde à

bout coupé n° 16, en gomme élastique, et d'un mandrin en baleine terminé par un embout qui ferme l'orifice vésical de la sonde et portant près de cet embout une sorte de bobine.

Le point malade étant reconnu par une bougie exploratrice, on enroule sur la bobine un petit bourdonnet d'ouate qu'on trempe dans la solution topique choisie et on introduit le mandrin dans la sonde à bout coupé. Celle-ci étant alors poussée dans le canal, l'extrémité sur le point malade, il suffit de découvrir la bobine en tirant la sonde pour le cautériser. On rentre alors le mandrin dans la sonde qu'on retire du canal.

Cet appareil offre l'avantage de ne cautériser que le point voulu sans laisser couler la solution sur les parties saines.

L'*endoscope* offre les mêmes avantages et permet, en outre, de voir les surfaces malades. Celui dont on se sert aujourd'hui se compose : 1° d'une série de tubes métalliques, sorte de spéculums uréthraux, à pavillon évasé, munis d'un embout et gradués sur la filière Charrière ; 2° d'un large réflecteur concave avec lampe électrique au foyer et cordon pour le fixer au front.

L'opérateur et le malade étant dans une chambre noire et un tube approprié introduit dans l'urèthre, un rayon lumineux lancé dans son intérieur parallèlement à sa longueur, permet, en promenant le tube dans le canal, de trouver le point malade et de le toucher avec une petite boulette de coton imbibée de topique et portée par une baleine.

Que le mal persiste, en dépit de tous les moyens sous forme de goutte matinale purulente, opaline ou hya-

line; sous celle de filament ou de fils, ne point s'achar-
ner contre lui. Le temps, la sobriété, de simples cataplasmes sur le périnée en cas d'éréthisme du canal et
un traitement général feront plus alors pour la guérison que les instillations multipliées et concentrées.

S'il s'agit d'un anémique, lymphatique ou fatigué,
on donnera du fer.

Tartrate ferrico-potassique ou citrate de fer . .   15 gr.
Eau distillée . . . .   30 gr.
Sirop d'écorce d'oranges amères. . . . .   300 gr.

Une cuillerée à bouche à chacun des deux principaux repas.

Les pilules étant d'un usage plus commode, on
peut prescrire :

Carbonate ou oxyde de fer . . . .   10 gr.
Extrait mou de quinquina . . . .   7 gr.
— 	rhubarbe. . . . . 3 gr.

en 100 pilules, 3 à 5 par jour aux repas.

Le malade est-il strumeux, on le soumettra en été
au traitement précédent, en hiver à l'huile de morue.

On s'abstiendra généralement d'iode sous quelque
forme que ce soit, car il n'est pas de médicament plus
capable de perpétuer un écoulement uréthral.

A tous ces malades, les bains de mer de 5 à 10 minutes en été, les bains sulfureux de 20 minutes en
hiver, seront d'une incontestable utilité.

Aux prédisposés à la tuberculose, on prescrira les
eaux chlorurées sodiques de Salies-de-Béarn. Les sulfurées sodiques ou arsénicales des Pyrénées, du Mont-
Dore ou de la Bourboule, Uriage, conviendront aux
herpétiques et aux eczémateux.

Un état constitutionnel dont il faut tenir grand compte dans le traitement de la blennorrhagie en général, c'est l'arthritisme. Peut-être l'acidité de l'urine est-elle la cause de la persistance de l'écoulement. Quoi qu'il en soit, le bicarbonate sodique est alors indiqué, de même que s'il existe simultanément une affection du foie. On l'administre de la manière suivante :

Bicarbonate de soude . . . . 15 à 30 gr.
Eau distillée . . . . 50 gr.
Sirop de saponaire. . . . . 300 gr.

qu'on conserve dans un lieu frais et dont on prend une cuillerée à bouche à chacun des deux principaux repas.

C'est dans ces cas où le vice rhumatismal et goutteux perpétue probablement la maladie qu'il faut administrer le salicylate de soude 2 à 3 cachets de 1 gramme par jour, aux repas, pendant 15 jours à 3 semaines, ou le colchique, sous forme de vin, un demi-verre à liqueur, pendant 6 à 8 jours, et penser aux eaux de Vittel, Contrexeville, Evian, Vichy, Pougues ou Bourbonne.

Existe-t-il des écoulements uréthraux non blennorrhagiques? Uréthrite goutteuse. — La réalité des écoulements uréthraux non blennorrhagiques n'est pas douteuse. En dehors de ceux provoqués par le cathétérisme répété, la sonde à demeure ou les ulcérations tuberculeuses, il est incontestable que la goutte peut donner lieu à une pyurie uréthrale ayant toutes les apparences de celle de la blennorrhagie aiguë. Cette pyurie consiste en un écoulement épais, verdâtre, qui tache et empèse le linge. Quelquefois accompagné de vives cuissons pendant la miction, cet écoulement est, dans d'autres cas, parfaitement indolent. Simultané à la douleur du gros orteil chez certains malades, il alterne avec elle chez d'autres. Cette manifestation uréthrale de la goutte, affirmée par les anciens médecins et plus récemment par Trousseau, a été niée dans ces derniers temps, mais à tort. Je connais, pour ma part, un savant médecin, goutteux héréditaire, qui, à deux reprises, pendant deux attaques différentes, a vu un écoulement purulent de l'urèthre des plus épais et très abondant apparaître et durer vingt jours. Or, ce médecin ne peut être soupçonné de la moindre affection vénérienne.

Le traitement de l'uréthrite goutteuse est nul, l'écoulement cessant subitement, comme il est apparu. Celui-ci, d'ailleurs, ne contre-indique nullement, au contraire, l'administration du colchique, du salycilate de soude ou du bicarbonate de soude.

III. — Abcès blennorrhagiques

Ils peuvent naître dans le tissu cellulaire périuréthral et sont alors ordinairement localisés à la fosse naviculaire ou au bulbe. Une seconde espèce a pour siège les vaisseaux lymphatiques dans lesquels ils forment des abcès circonscrits ou diffus et ganglionnaires quand le pus a gagné les ganglions. Enfin, dans une troisième espèce, ce sont les follicules de l'urèthre qui s'abcèdent et s'enkystent.

Les abcès du tissu cellulaire sont les plus fréquents et siègent surtout à la fosse naviculaire et au bulbe, parce que l'inflammation blennorrhagique y est plus vive et plus tenace. Leur développement est rapide et se manifeste par du gonflement, de la douleur, de la difficulté pour uriner. Ceux de la fosse naviculaire forment, de chaque côté du frein, une tumeur grosse comme une aveline. Ceux du bulbe, plus volumineux, sont situés sur la ligne médiane qu'ils soulèvent en une saillie plate ou arrondie.

Il faut inciser ces abcès de bonne heure, car leur suppuration est inévitable. On prévient ainsi leur ouverture dans l'urèthre qui peut avoir pour conséquence une infiltration urineuse. Aussi, quand cette ouverture a lieu, faut-il empêcher l'envahissement du tissu cellulaire par une contre-ouverture à la peau. La fistule qui en résulte est toujours moins grave que celle consécutive à l'infiltration.

L'inflammation des lymphatiques est surtout la conséquence de la balano-posthite. Limitée aux gros vaisseaux, elle forme, sur le dos de la verge, des nodosités qui prennent l'aspect phlegmoneux et deviennent l'origine de petits abcès circonscrits et multiples qu'on ouvrira quand la fluctuation y sera perçue.

Si, au lieu de se limiter aux gros vaisseaux, la phlegmasie envahit le réseau des lymphatiques capillaires, le limbe du prépuce et la peau adjacente de la verge s'œdématisent et donnent à l'organe l'aspect d'un battant de cloche. Cette affection, amenant souvent la gangrène du prépuce et, dans quelques rares circonstances, celle de la peau de la verge, demande à être combattue par des incisions précoces et multiples et même par le débridement du prépuce quand il est trop étroit.

Le ganglion blennorrhagique suppuré est excessivement rare, mais ne diffère pas, comme situation et comme traitement, de l'adénite simple suppurée : je n'ai donc rien à en dire.

En pénétrant dans les follicules de Morgagni et dans les glandes de l'urèthre, la blennorrhagie donne lieu à la blennorrhée glandulaire, dont la guérison est des plus difficile.

La persistance de l'inflammation a souvent pour conséquence l'hypertrophie de la muqueuse du canal excréteur de la glande, et, par suite, son oblitération. Mais la suppuration et la sécrétion glandulaire persistant, il en résulte une petite tumeur adhérente à l'urèthre, constituée par un véritable kyste, dur, pédiculé, mobile, pouvant atteindre le volume d'une noisette. Essentiellement chroniques, ces kystes ont une marche analogue à celle des loupes du cuir chevelu. Au bout d'un certain temps, ils deviennent douloureux, augmentent de volume, adhèrent à la peau et s'ouvrent spontanément en laissant une fistule si on n'a pas eu soin de les inciser et de les énucler entièrement auparavant.

Quant à la blennorrhée glandulaire, c'est aux topiques, nitrate d'argent au 1/25 et au 1/10, solution de bichlorure d'hydrargyre au 1/4000, solution de sulfate de cuivre au 1/100, appliqués avec l'endoscope, qu'il faut recourir pour la guérir.

IV. — Cowpérite

On désigne ainsi l'inflammation de deux glandes en grappe découvertes par Mery et auxquelles Cowper a donné son nom. Ces deux glandes, du volume d'un pois, sont situées de chaque côté du raphe périnéal au-dessous de la portion membraneuse de l'urèthre, en arrière du bulbe. Après un long trajet à travers ce dernier et sous la muqueuse uréthrale, leurs conduits excréteurs viennent s'ouvrir dans la région bulbeuse par deux orifices très étroits.

Normalement, elles secrètent un liquide hyalin apparaissant au méat, pendant les excitations génésiques, sous forme d'une goutte qui s'étire comme du verre filé.

La blennorrhagie, envahissant peu à peu la partie profonde du canal, gagne quelquefois les acinis de ces glandes en infectant leur épithélium qui se desquame. Le cathétérisme répété avec des sondes malpropres peut produire le même effet.

Dans quelques cas, l'inflammation envahit le stroma glandulaire, en donnant lieu à la *cowpérite phlegmoneuse*.

Enfin, si, ce qui est l'ordinaire, l'inflammation franchit les limites de la glande, il y a *péricowpérite*.

L'inflammation *épithéliale* se manifeste sous la forme d'une blennorrhée, caractérisée par une hypersécrétion du liquide filant, devenu opalin par son mélange avec l'épithélium et quelques globules de pus.

Dans la phlegmasie limitée à la *glande*, une tumeur du volume d'un haricot à petite extrémité antérieure apparaît, en arrière des bourses, en avant de l'anus, sur un des côtés du périnée.

Quand l'inflammation a envahi le tissu cellulaire circonvoisin, la *péricowpérite* se manifeste par l'augmentation de la tumeur qui s'étend au delà de la ligne périnéale médiane et sur les bourses.

La douleur est vive, la marche difficile, la miction pénible.

Le pus ayant grande tendance à s'étendre, surtout en avant, et à décoller les tissus, on doit lui donner issue le plus vite possible, le traitement antiphlogistique ne réussissant pas. Pour cela, il faut ouvrir largement la tumeur en son milieu et détruire les clapiers et fistules creusés par le pus.

Si, après l'incision, l'urine vient à couler par la plaie il ne faut pas y attacher d'importance, une fistule urinaire ne persistant jamais dans ces cas.

Quelquefois l'orifice uréthral du canal excréteur des glandes s'oblitère et le liquide qu'elles produisent s'échappe par la plaie, entretenant une fistule cowpérienne n'ayant aucune tendance à guérir. Cette fistule, qui se ferme de temps à autre pour se rouvrir après accumulation du liquide, est pourvue d'un orifice extérieur très étroit. Un stylet introduit dans la cavité accroche les cloisons séparant les acinis les uns des autres.

On reconnaît la nature de la fistule à celle du liquide qni en sort et dont la quantité augmente pendant les excitations génésiques et le coït.

Pour tarir l'écoulement, il faut débrider la fistule et détruire la glande par le grattage ou les caustiques.

V. — Blennorrhagie chez la femme

Elle peut occuper la vulve, les glandes vulvo-vaginales. le vagin, l'utérus, et, par les oviductes, gagner les trompes et le péritoine. En vieillissant, elle se cantonne en certains points de ces organes, où elle persiste

4.

quelquefois des années à l'insu des malades elles-mêmes, d'où ces contagions qui ont pu faire croire aux chaudepisses données par des femmes saines.

Une foule d'individus viennent, en effet, trouver le médecin, convaincus d'avoir gagné leur écoulement avec une femme *propre* : c'est le qualificatif qu'ils emploient.

L'histoire suivante montrera ce qu'il faut en penser, et comment les choses se passent dans beaucoup des cas dont nous parlons.

Une jeune femme, veuve depuis trois ans, s'abandonne, après bien des résistances, aux caresses d'un homme marié et lui donne une blennorrhagie. Or, le mari de cette dame lui avait autrefois communiqué un écoulement qui avait été assidument soigné, qu'elle croyait parfaitement guéri, auquel même elle ne pensait plus.

C'est d'abord dans l'urèthre et dans les follicules périuréthraux, dans ceux qui entourent la glande vulvo-vaginale et dans le conduit et le corps de cette dernière qu'il faut chercher les restes d'une blennorrhagie. Viennent ensuite les follicules de la fourchette.

An vagin, c'est dans le cul-de-sac postérieur qu'il faut saisir le pus avant que la femme ait fait sa toilette. Se méfier aussi des granulations vaginales, qui, excepté dans la grossesse, fournissent un pus très contagieux.

Dans l'utérus, c'est dans les follicules du pourtour du col. puis dans ceux de sa cavité et du corps que se trouve le pus.

Dans l'utérus, la blennorrhagie engendre l'endométrite, comme le prouvent les gonocoques trouvés dans sa cavité, alors même que l'urèthre, la vulve et le vagin peuvent être guéris depuis longtemps. Bien plus, on a vu ces mêmes gonococcus n'apparaître que sous l'influence de la congestion menstruelle, puerpérale ou copulatrice.

De l'utérus, en suivant les oviductes, la blennorrhagie gagne les trompes, donnant lieu à la tubo-ovarite, analogue à l'épidymo-orchite de l'homme et même, en se propageant au petit bassin, à la pelvi-péritonite.

Bien entendu, toutes ces affections s'accompagnent de troubles menstruels : dysménorrhée, aménorrhée, ménorrhagie, évacuation de pus.

On voit, d'après ce tableau, quelle serait l'importance de la *prophylaxie* de la blennorrhagie chez la femme. Malheureusement elle est assez pauvre, et, en dehors des injections chaudes et abondantes de sublimé au 1/4000, doucement lancées après le coït, il n'y a rien à faire.

URÉTHRITE. — Pour reconnaître une inflammation de l'urèthre, d'origine blennorrhagique, la malade n'ayant pas uriné depuis longtemps, l'index droit est introduit dans le vagin et comprime l'urèthre, du col au méat, à l'orifice duquel il fait sourdre la goutte révélatrice.

Contre cette uréthrite, rien ne vaut les injections au nitrate d'argent. Pour les faire, une bonne seringue à jet récurrent remplie d'une solution au 1/25 est poussée lentement dans l'urèthre, qu'on a au préalable lavé avec la même seringue chargée d'eau boriquée. On peut encore, la malade ayant uriné, pour balayer le canal, se servir de l'appareil à instillations. La bougie à boule (n° 16) de cet appareil étant poussée jusqu'au col, on la ramène doucement au méat, en même temps qu'on laisse tomber tout du long de son parcours des gouttes de la solution choisie.

Au bout de 4 ou 5 injections à un ou deux jours d'intervalle, la guérison est généralement obtenue.

On a conseillé de crayonner le canal avec un bâton de nitrate d'argent. Ce procédé, plus douloureux, n'est pas plus efficace que les injections qui pénètrent mieux dans les replis de la muqueuse.

Les solutions de résorcine à 3,5 et même 7 0/0 sont efficaces, mais leur effet est moins rapide que celle au nitrate d'argent, puisqu'elles ne guérissent pas en moins de vingt jours et qu'il faut en faire plusieurs dans la journée. Par contre, elles ne sont pas douloureuses.

Les injections au bi-chlorure de mercure qu'on pratique comme celles à la résorcine se font avec des solutions au 1/4000 ; mais ne sont pas plus efficaces.

VULVITE. — C'est encore le nitrate d'argent en solution concentrée qui guérira le plus sûrement cette affection. Après avoir nettoyé la vulve à l'eau boriquée, on en badigeonnera tous les replis avec une solution de nitrate au 1/10 qu'on neutralisera au bout de deux minutes avec de l'eau saturée de chlorure de sodium. Puis, la vulve, épongée et séchée avec de l'ouate hydrophile, sera saupoudrée de poudre de talc additionnée d'un tiers d'iodoforme mélangé de vaniline ou de coumarine qui annihilent son odeur. Le lendemain et pendant les quatre ou cinq jours suivants on répétera le même pansement, mais avec des solu-

tions moins concentrées, au 1/25 d'abord, puis au 1/50.
Autant que possible, la malade gardera le repos.

VAGINITE. — Contre la vaginite aiguë, le traitement
abortif n'est guère applicable, parce que la douleur
s'oppose à l'introduction du spéculum et, par suite, à
l'application du nitrate d'argent. On débutera donc
par les émollients : tisane de queues de cerises et
chiendent mélangée à celle de graine de lin faite à
froid, infusion de mauve, violette, quatre fleurs, décoction d'orge ; injections avec une décoction chaude de
racine de guimauve et de pavot la femme étant cou-
chée. Tous les jours, ou au moins tous les deux jours,
un grand bain sera pris pendant lequel un spéculum
grillagé sera, si c'est possible, introduit dans le vagin.
La période aiguë passée, on remplira chaque jour le
vagin avec un tampon imbibé du glycérolé suivant :

        Glycérine . . . . 100 gr.
        Tannin. . . . . 10 gr.

lavant, avant l'introduction et après l'extraction du
tampon, largement le vagin avec de l'eau boriquée
ou une solution de bichlorure au 1/4000. Plus tard,
si quelque point desquamé résiste au traitement, on
le touchera tous les deux ou trois jours avec une solution de nitrate d'argent au 1/25. Le glycérolé au
tannin peut être remplacé par la poudre de tan dont
on remplit les culs-de-sac et le fond du vagin et qu'on
maintient par un tampon d'ouate hydrophile. Contre
la mauvaise odeur, on emploie l'eau chlorée, la liqueur
de Labarraque 100 grammes par litre d'eau, le chloral 5 0/0.

MÉTRITE. — L'inflammation aiguë de la matrice peut porter isolément sur la membrane muqueuse qui tapisse la cavité interne ou sur le tissu musculaire qui constitue le corps de l'utérus. La contagion blennorrhagique est une des causes les plus fréquentes de la métrite. On combattra la blennorrhagie utérine par le repos, les opiacés, les émollients et les laxatifs. La femme gardera le lit qu'elle quittera seulement pour prendre un bain tous les jours ou tous les deux jours. On badigeonnera le ventre avec 30 ou 40 gouttes de laudanum qu'on recouvrira de larges cataplasmes chauds. Si la douleur est vive, on administrera l'opium à doses fractionnées, 1 centigramme d'extrait toutes les heures ou toutes les deux heures. Les garde-robes seront provoquées par des lavements au gros miel ou de mercuriale 20 à 30 grammes. Enfin, un récipient rempli d'eau boriquée à 40° suspendu à 50 centimètres de hauteur sera réuni par un tube de caoutchouc à une canule droite en verre introduite dans le vagin, et on y fera passer deux ou trois fois par jour 3 à 5 litres de liquide.

Plus tard. si le col est volumineux, rouge, érodé, on y pratiquera des scarifications qu'on fera suivre de l'application d'un tampon à la glycérine boriquée.

S'il y a endométrite, c'est la cavité utérine qu'il faut nettoyer. Pour cela, on y introduira une sonde à double courant par laquelle on fera passer très lentement 1 ou 2 litres chaque jour de solution au bichlorure à 1/4000. Si on veut cautériser la cavité utérine, on en dilatera d'abord le col avec un dilatateur ou quelques bougies d'Hégar, et on y introduira un pinceau d'ouate trempé dans une solution de nitrate d'argent à 1/5 ou dans l'acide azotique monohydraté. On pourra encore se servir de teinture d'iode, de perchlorure de fer, de glycérine créosotée. Au lieu d'un pinceau d'ouate, on peut utiliser avantageusement la seringue à jet récurrent en caoutchoux durci de Braun qui contient 3 grammes .

Si un curettage devient nécessaire, on endort la malade, et on procède à l'opération qui doit s'étendre à toute la muqueuse. Celui-ci terminé, on lave l'utérus, et on achève en plaçant à demeure, pendant trois jours, un tampon de gaze iodoformée.

Les ulcérations du col seront touchées tous les deux jours avec la teinture d'iode, l'acide nitrique, le chlorure de zinc au 1/10, avec l'acide acétique dont on baignera le col emboîté dans un spéculum de Fergusson.

S'il y a menace de *pelvi-péritonite*, c'est encore à l'opium, aux cataplasmes et aux lavements laxatifs qu'il faudra recourir, mais on ne reculera pas devant une application de sangsues suivie de celle d'un vésicatoire et de frictions avec l'onguent hydrargyrique.

FOLLICULITE. — La blennorrhagie se réfugie souvent, et pour longtemps, dans les follicules uréthraux et vulvaires qui peuvent atteindre une profondeur de 3 à 4 millimètres. Dans la grande majorité des cas, la folliculite est une lésion *essentiellement chronique*. La petite tumeur se développe sans douleur, sans rougeur de la peau, sans chaleur, sans aucun phénomène d'inflammation. Elle peut persister longtemps dans le tissu cellulaire, donnant à la pression la sensation d'une petite boule mobile. Mais, sous une influence minime, excitation, choc, et le plus communément sans cause connue, il n'est pas rare de la voir subitement s'inflammer, ulcérer la peau et rejeter son contenu par un orifice très étroit. Une fistule ano et recto-vulvaire est habituellement la conséquence de cette perforation spontanée.

Ces fistules sont difficiles à guérir. Pour les faire disparaître, on cautérise les dits follicules avec un crayon de nitrate d'argent taillé en pointe ou avec la teinture d'iode. Mais le meilleur moyen est encore de les détruire avec le galvano-cautère qu'on fait rougir après qu'il y a été introduit. On recommence cette cautérisation tous les huit jours jusqu'à ce qu'il n'en reste plus un.

VI. — Abcès et kystes de la glande vulvo-vaginale

Les abcès de cette glande sont la conséquence d'une vulvite propagée à son canal excréteur ou à son parenchyme. Ils se transforment en kystes quand le canal excréteur vient à s'oblitérer. Les uns et les autres ont, d'ailleurs, le même aspect : tumeur, grosse comme une noix ou un œuf, de la face interne et inférieure de la grande lèvre, compliquée d'œdème périphérique et d'écoulement de pus par le canal excréteur en cas d'abcès.

Quand la suppuration est limitée au canal excréteur, sa cautérisation avec le galvano-cautère, après expression du pus, suffit quelquefois. On peut encore le fendre et le cautériser au nitrate d'argent solide ou avec une solution de chlorure de zinc au 1/50.

Quand toute la glande est abcédée, il faut la fendre

du haut en bas à l'union de la muqueuse et de la peau et même gratter le fond de la poche.

Contre les kystes, on essayera une injection de 10 à 12 gouttes d'une solution de chlorure de zinc au 1/10 dans la poche ou le port, pendant quinze jours ou trois semaines, d'un petit drain qu'on maintiendra propre par des injections fréquentes de bi-chlorure au 1/4000. Si on voulait disséquer le kyste, il faudrait au préalable l'injecter avec du blanc de baleine.

VII. — Traumatisme de l'urèthre

Blessures. — Le traitement des blessures de l'urèthre diffère avec la portion de cet organe qui a été lésée et l'instrument qui les a faites.

Quand la blessure a été produite par un instrument piquant, l'hémorrhagie et l'ecchymose sont insignifiantes et un rétrécissement consécutif n'est pas à craindre. Aussi, quelques compresses trempées dans un liquide résolutif sont-elles suffisantes.

Si l'urèthre a été divisé par un instrument tranchant, le traitement diffère suivant que la section est longitudinale ou transversale et qu'elle occupe le périnée ou la portion pénienne.

Longitudinale et périnéale, la section de l'urèthre n'exige pas d'autre pansement que celui de la taille périnéale ou de l'uréthrotomie externe, c'est-à-dire que, l'hémorrhagie étant arrêtée par les moyens ordinaires, on applique sur la plaie un pansement antiseptique. Une sonde à demeure est le plus souvent inutile.

PICARD. — Voies urinaires.   5

Contre une section transversale, la sonde à demeure sera, au contraire, avantageuse, et, la plupart du temps, préférable à la suture à cause de sa difficulté d'exécution.

Quand l'urèthre est sectionné dans sa portion pénienne, les corps caverneux le sont plus ou moins en même temps. L'hémorrhagie dont la blessure se complique n'est pas grave et s'arrête spontanément ou avec quelques irrigations d'eau froide.

Si l'urèthre est incomplètement divisé, il faut le suturer au catgut et réunir la peau avec du crin de Florence. Si la suture d'emblée n'est pas possible, placer une sonde à demeure qu'on retire au bout de 48 heures après avoir suturé.

Quand l'urèthre est complètement divisé, placer une sonde à demeure et suturer. Si le cathétérisme ne réussit pas, surveiller les parties pour parer à l'infiltration d'urine. Si la section comprend une grande partie de la circonférence des corps caverneux, il faut, quand bien même une sonde à demeure n'aurait pu être introduite, suturer ces derniers, quitte à les désunir en cas d'infiltration.

Contusions, déchirures et ruptures de l'urèthre. — Les contusions de l'urèthre présentent des caractères différents dans la portion libre ou périnéale. *Dans la portion libre,* les corps caverneux sont toujours atteints en même temps que l'urèthre. Les contusions sont produites par un coup sur la verge en érection ; à l'état de repos, par son écrasement contre le pubis ou entre deux corps résistants. Il peut y avoir rupture de la verge par un faux mouvement pendant le coït ou déchirure de l'urèthre par rupture de la corde.

Au périnée, c'est par un coup, un choc, ou plus souvent, une chute à califourchon que l'urèthre est écrasé sur la face antérieure du pubis ou l'une des branches de l'ischion. Dans tous ces cas, c'est le bulbe qui est atteint.

La région membraneuse se rompt à la suite d'une chute, sur les pieds, d'un lieu élevé. Dans ce cas, la symphyse pubienne est dissociée et l'aponévrose moyenne qui lui adhère, déchirée. Mais cette aponévrose étant elle-même soudée à l'urèthre membraneux, sa déchirure entraine fatalement celle de ce dernier. Cette même région peut, d'ailleurs, être également rompue dans les grands traumatismes qui fracturent le bassin.

Les déchirures et ruptures de l'urèthre donnent lieu aux symptômes suivants : douleur, hématurie, troubles de la miction, gonflement.

La douleur est simultanée et consécutive à l'accident, généralement très forte, et réveillée par les mictions qui sont excessivement brûlantes.

L'hémorrhagie est ordinairement immédiate et plus ou moins abondante ; parfois intermittente, des caillots s'opposant à la sortie du sang. Celui-ci n'apparaît, dans certains cas, que plusieurs jours après l'accident, quand la muqueuse se rompt.

Les troubles de la miction consistent en de la dysurie, de la rétention complète ou incomplète d'urine. Cette rétention peut, comme l'hémorrhagie, être intermittente.

Quant au gonflement, il est limité à la région pénienne ou aux bourses, et il est alors diffus, accompagné d'une ecchymose. Au périnée, celle-ci peut seule exister ; mais, ordinairement, elle se complique d'une tumeur grosse comme un œuf, une tête de fœtus, produite par le sang et l'urine infiltrés.

Quand la région membraneuse a été rompue, le sang et l'urine fusent le long du rectum dans les fosses ischio-rectales ou du côté du bassin.

Le traitement varie avec la gravité des cas. Si le malade urine, il faut, en dépit de l'écoulement sanguin, s'abstenir du cathétérisme et se contenter de compresses résolutives sur le ventre et le périnée.

Si la miction est difficile et le gonflement peu considérable, on tente le cathétérisme avec une sonde en caoutchouc rouge ou conique olivaire en gomme élastique, et on le renouvelle aussi souvent qu'il est nécessaire quand il est facile ; sinon, on laisse une sonde à demeure.

S'il y a impossibilité de passer la sonde ou que les désordres soient considérables, il ne faut pas hésiter à fendre le périnée et à placer une sonde à demeure après avoir lié les artères et nettoyé la poche.

VIII. — Fractures de la verge

Les fractures de la verge ne se produisent que pendant l'érection et ordinairement durant le coït. Elles ont lieu surtout chez l'adulte, parce qu'il est dans l'âge des rapports sexuels les plus ardents et résultent d'un effort énergique et soutenu pour pénétrer dans le vagin, d'un choc violent du pénis sur les fesses de la femme ou un obstacle quelconque, quelquefois d'un faux mouvement, d'un abaissement qui plie la verge ou parfois d'une torsion. C'est à l'angle péno-scrotal qu'a lieu la fracture dans presque tous les cas.

La fracture de la verge est annoncée par la sensation et le bruit de quelque chose qui se rompt. La verge devient flasque; une douleur, d'intensité variable, s'irradiant quelquefois, se fait sentir, et une ecchymose qui l'envahit et acquiert souvent des proportions effrayantes s'étend aux bourses et au pubis. L'organe, augmenté considérablement de volume, tend à s'incliner du côté de la fracture.

Celle-ci aboutit, au bout de trois semaines à deux mois, à la formation d'une virole fibreuse. Mais, avant d'en arriver là, elle donne souvent lieu aux accidents les plus graves, surtout si l'urèthre est simultanément rompu.

Ordinairement, elle guérit quand elle est limitée aux corps caverneux, ne produisant qu'une induration et une déformation du pénis trop peu prononcée en général pour entraver, ni même gêner sérieusement le coït.

Dans les cas simples, le repos et les résolutifs froids : glace, eau blanche sur la verge relevée sur le ventre, sont suffisants. Quand l'épanchement sanguin est considérable, il faut l'évacuer sans hésiter s'il a la moindre tendance à s'échauffer. On agira de même contre l'infiltration urineuse et, au besoin, on placera une sonde à demeure.

En dehors des nodosités des corps caverneux produites par une fracture ou un traumatisme de la verge, il en existe d'autres qui se développent *spontanément*. Ces nodosités, limitées quelquefois à un seul corps caverneux, les envahissent dans d'autres cas tous les deux. Ils se présentent sous la forme de petites tumeurs grosses comme un pois, une aveline, plus ou moins dures, faciles à suivre et à délimiter et indolentes. Privilège ordinaire de la vieillesse, elles peuvent néanmoins se rencontrer sur des hommes jeunes. Leur présence a, pour eux, plus d'inconvénients que pour les premiers, car elles ont souvent pour résultat une courbure de la verge qui la plie du côté où la tumeur est le plus prononcé, au point d'entraver complètement le coït.

On ignore au juste leur origine intime. Cependant le diabète et l'arthritisme ne semblent pas étrangers à leur naissance.

Le traitement consiste à appliquer des révulsifs sur la verge. Très petits vésicatoires laissés deux heures et remplacés par un cataplasme chaud pendant une heure, puis pansés à la vaseline. Frictions mercurielles et iodurées, badigeonneage à la teinture d'iode. Iodure de potassium à l'intérieur.

Enfin les eaux de Barèges, prises sur place, devront être ordonnées à ceux qui en ont le moyen. Toutefois, il ne faudra pas trop promettre ; car, pour peu qu'elles aient duré surtout, ces nodosités sont très difficiles à guérir.

IX. — Rétrécissements de l'urèthre

On désigne ainsi une diminution permanente et progressive du calibre de l'urèthre produite par la formation, dans ses parois, d'un tissu fibreux indélébile, résultant d'une uréthrite ou d'un traumatisme (fig. 15). D'où, deux sortes de rétrécissements : *blennorrhagiques* ou *traumatiques*. Ces deux espèces de strictures sont les seules qui existent, et, en dépit de ce que peut penser ou dire un malade, si son canal est rétréci, c'est qu'il a contracté la chaudepisse ou subi un traumatisme.

La plupart des rétrécissements, qu'ils soient d'origine *traumatique* ou *blennorrhagique*, siègent au bulbe. Parmi les rétrécissements traumatiques, quelques-uns ont pour siège la région membraneuse. Ce sont ceux qui ont pour origine une fracture du bassin. Quant au rétrécissement bulbaire, suite d'une blennorrhagie, il coïncide le plus souvent avec des points rétrécis de la portion spongieuse, dont l'étroitesse augmente en se rapprochant du bulbe. Dans quelques cas, l'urèthre est uniformément rétréci du méat au bulbe. La région prostatique de l'urèthre n'est jamais atteinte de stricture.

En arrière d'un rétrécissement bulbaire, il existe ordinairement une dilatation de la paroi urèthrale inférieure formant parfois une véritable poche. A chaque miction, cette poche se remplit sans se vider immédiatement et laisse

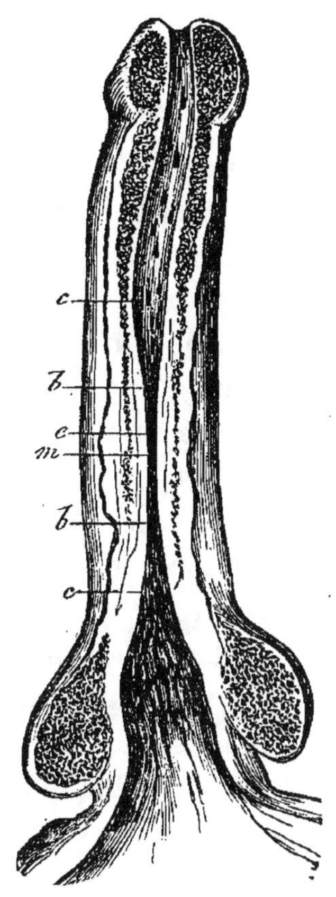

Fig. 15. — Rétrécissement étendu à la moitié postérieure de la région spongieuse.

bb, Limite du rétrécissement; *m*, Tissu fibreux qui forme la coarctation et s'étend au delà de l'angustie *c, c*; il est recouvert par la membrane muqueuse; *e*, Corps spongieux; *f*, Portion membraneuse notablement dilatée.

écouler l'urine petit à petit, en sorte que le malade en est mouillé après avoir remis sa verge dans son pantalon.

L'orifice antérieur d'un rétrécissement est ordinairement excentrique, plus ou moins froncé, irrégulier ou anfractueux.

Au bulbe, le point le plus étroit d'un rétrécissement ne mesure que quelques millimètres. Dans la région spongieuse, les rétrécissements affectent la forme de brides et de valvules multiples et plus ou moins rapprochées, qui laissent ordinairement une lumière suffisante à la sortie de l'urine.

Si étroit qu'il soit, un rétrécissement n'oblitère jamais l'urèthre, à moins qu'il ne soit compliqué d'une fistule située en arrière et laissant écouler complètement l'urine.

Un rétrécissement est d'autant plus étroit et dur qu'il est plus ancien. Il apparaît très vite, un mois quelquefois après l'accident, quand il est dû à un traumatisme. Blennorrhagique, il ne se montre pas avant cinq ou six ans.

Une fois constitué, un rétrécissement se complique non seulement de poches urineuses, mais trop souvent d'abcès urineux et d'infiltration urineuse qui ont pour conséquence les fistules urineuses. Enfin, en arrière des rétrécissements, il se forme quelquefois des calculs phosphatiques. Si la maladie vieillit sans qu'on y porte remède, la vessie s'enflamme, donnant lieu à la cystite avec urines alcalines ou ammoniacales, puis l'inflammation par les urétères gagne les bassinets, les calices et les reins eux-mêmes, constituant l'urétéro-pyélo-néphrite,

Les rétrécissements de l'urèthre qui ne peuvent être diagnostiqués physiquement et avec certitude qu'au moyen de la bougie à boule donnent cependant lieu à un ensemble de symptômes ne permettant guère l'illusion sur leur existence. Ces symptômes sont :

1° Le suintement uréthral; 2° Les changements dans le volume du jet d'urine ; 3° Les difficultés de la miction ; 4° La rétention d'urine ; 5° L'incontinence d'urine ; 6° Les troubles des fonctions génitales.

L'existence du suintement uréthral n'est pas absolue. Néanmoins, comme il coexiste assez souvent avec une stricture uréthrale, il faudra toujours, en présence d'une vieille goutte militaire, explorer attentivement le canal avec la bougie à boule.

Les changements de volume du jet d'urine ont bien plus d'importance. Celui-ci diminue, en effet, insensiblement et progressivement à ce point qu'il arrive à n'avoir plus que la grosseur d'un fil et même à ne sortir que goutte à goutte.

Il résulte de cette minceur du jet qu'il sort avec beaucoup plus de lenteur, et que l'urine, au lieu d'être projetée au loin, tombe, surtout à la fin, tout près du rétréci et jusque sur ses souliers. Toute l'urine n'est plus rejetée par les derniers coups de piston puisqu'il en reste dans la poche située en arrière du rétrécissement, en sorte que le malade se sent mouillé quelque temps après la miction.

Ce qui précède sur la projection du jet d'urine a bien plus d'importance que sa déformation. Une foule de causes, en effet, étrangères à l'étroitesse du canal, bifurquent le jet d'urine, le tortillent en vrille ou l'éparpillent en arrosoir.

La difficulté que le malade éprouve à satisfaire la miction se comprend après ce que nous venons de dire. En effet, plus le rétrécissement se resserre, plus la vessie est obligée de se contracter avec force et plus le malade doit l'aider par ses efforts. Il en résulte que, quand il est très étroit, les matières fécales sont expulsées en même temps que l'urine, et que, pour obvier à cet inconvénient, le malade s'accroupit pour la rendre.

La rétention d'urine complète est la conséquence plus ou moins éloignée, mais fréquente, d'un rétrécissement de l'urèthre nettement confirmé. Chose plus extraordinaire, cette rétention est assez souvent la première manifestation du rétrécissement. Celui-ci a été méconnu jusqu'à ce qu'à la suite d'un excès de régime, de coït, de fatigue, ou même d'un simple refroidissement, le malade soit pris subitement d'une impossibilité d'uriner.

L'incontinence d'urine est presque aussi souvent la conséquence d'un rétrécissement que la rétention. Elle est produite par la forçure du col, qui perd sa contractibilité, en sorte que c'est le rétrécissement qui sert d'écluse à l'urine, dont la sortie incessante est en raison directe de son diamètre : goutte à goutte, plus ou moins continue.

Quant au sperme, si le rétrécissement est étroit, il n'est plus éjaculé, mais s'arrête en arrière du rétrécissement, ou même est projeté dans la vessie, de telle sorte qu'il est rendu plus ou moins longtemps après le coït entraîné par l'urine. L'éjaculation, dans ces cas, est souvent douloureuse ; mais si le sperme est projeté, elle a pour résultat fréquent de dilater le rétrécissement, du moins momentanément, en sorte que, pendant un temps plus ou moins prolongé, la miction est facilitée.

On reconnaît le siège, l'étroitesse et la longueur des rétrécissements avec la bougie à boule. Il faut bien prendre garde de les confondre avec le spasme et la contracture produits particulièrement par la tuberculose.

Pour traiter les rétrécissements, les procédés sont nombreux, les uns agissant par la *douceur*, les autres par la *force*, les derniers en cautérisant le tissu morbide.

Les méthodes de douceur comprennent la *dilatation* divisée elle-même en *temporaire progressive, permanente, médiate, immédiate progressive*.

Dans les méthodes de force, tantôt on sectionne le rétrécissement ; c'est l'*uréthrotomie* qui se pratique de dedans en dehors : *uréthrotomie interne* ou de dehors en dedans : *uréthrotomie externe*. La première peut, d'ailleurs, se faire *d'avant en arrière* ou *d'arrière en avant ;* la seconde, *avec* ou *sans conducteur*. Tantôt on brise le noyau fibreux ; c'est la *divulsion* qu'on pratique *d'avant en arrière* ou *d'arrière en avant*. D'autres fois, on le déchire par le *cathétérisme forcé*. Enfin, on applique aux rétrécissements des modificateurs chimiques ou physiques ; c'est la *cautérisation* qui se pratique avec le nitrate d'argent, la potasse caustique, l'*électrolyse* ou *galvano-caustique chimique*.

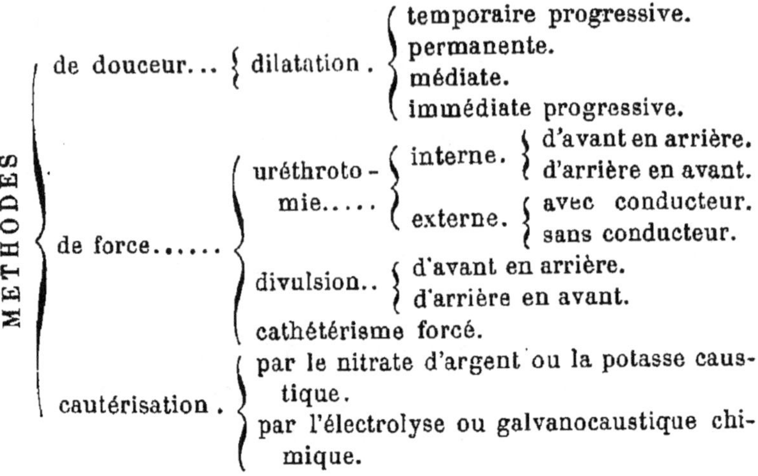

La *dilatation temporaire progressive* consiste à introduire dans le rétrécissement une série de bougies coniques olivaires ou Béniqué, dont le calibre augmente insensiblement et progressivement du début à la fin du traitement.

Le calibre de la stricture étant donné par la bougie exploratrice, on prend une bougie conique olivaire, du numéro correspondant, dont on tortille la pointe en baïonnette ou en tire-bouchon, de manière à en enfiler l'orifice le plus souvent excentrique, et on la trempe dans l'huile phéniquée au 1/20.

Le malade étant étendu, en résolution aussi complète que possible, la verge relevée avec la main gauche perpendiculairement au plan horizontal du corps, on pousse, avec la main droite, la bougie dans l'urèthre qu'on attire en même temps sur l'instrument.

Cette bougie, aussitôt retirée, est remplacée par une seconde d'un numéro immédiatement supérieur et celle-ci par une troisième.

A la séance suivante, qui a lieu quelques jours

après, on passe un même nombre de bougies, en commençant par celle introduite la dernière, à la séance précédente. On répète la même opération, jusqu'à ce qu'après un nombre de séances plus ou moins répété, on atteigne le n° 25 ou 26 de la filière Charrière.

Il est évident que le nombre des séances nécessaires à la cure variera avec la facilité de la dilatation ; car, si la plupart du temps on peut introduire trois bougies par séance, il est des sujets dont l'urèthre n'en supporte que deux. De même, pour l'intervalle entre chaque séance. Ordinairement de quarante-huit heures, il doit être, chez certains malades susceptibles, de trois à quatre jours.

Dans la plupart des cas, quand on aura atteint le n° 15 ou 16 de la filière Charrière, on pourra remplacer avec avantage les bougies en gomme par les Béniqués en étain dont la graduation est bien moins sensible : 1/6 au lieu de 1/3 de millimètres.

Quand le rétrécissement résiste, au lieu de retirer immédiatement la dernière bougie, après chaque séance, on la laisse à demeure de cinq minutes à une demi-heure.

Si le rétrécissement est quelque peu difficile à franchir, on visse les bougies Béniqué sur une bougie filiforme préalablement introduite dans l'urèthre et qui lui sert de guide.

Cette méthode très efficace est commode pour le malade dont le traitement s'effectue sans alitement. Malheureusement, elle n'est applicable qu'aux rétrécissements faciles à franchir et à dilater, et il n'en est plus de même quand la stricture revient sur elle-même entre chaque séance, perdant dans leur intervalle ce qu'on a gagné dans la précédente, quand elle est *rétractile*. L'orchite, la cystite, la prostatite ne toléreront évidemment pas non plus le fréquent passage des bougies exigé par cette méthode. Les abcès urineux que le contact répété des instruments irriterait constituent encore une contre-indication identique. Des accès fébriles après chaque séance, indices d'une affection rénale, devraient aussi faire abandonner la méthode.

La dilatation temporaire progressive peut être interrompue mais non contre-indiquée par de l'embarras gastrique ou de la constipation, indispositions peu graves qu'il suffit de combattre par un vomitif : 2 grammes d'ipeca en 3 paquets ou un purgatif, 30 grammes de sel de Seignette dans une tasse de bouillon d'herbes.

Dans la *dilatation permanente*, on laisse *à demeure* la bougie introduite dans le rétrécissement et on la remplace, tous les deux ou trois jours, par une autre de quelques numéros supérieurs, et jusqu'à ce que l'on soit arrivé au n° 14 ou 15. A ce moment, on reprend la dilatation temporaire progressive. C'est le plus souvent une méthode qui prépare les autres, en facilitant le passage des instruments qui servent à les pratiquer.

La *dilatation médiate* consiste à franchir le rétrécissement avec une bougie conique fendue longitudinalement dans laquelle on introduit un mandrin un peu plus large qu'elle et dilatant la stricture de la différence qui existe entre les diamètres des deux instruments. Due à Langlebert, elle n'est applicable qu'aux rétrécissements très peu prononcés.

La *dilatation immédiate progressive* est une sorte de cathétérisme *forcé progressif à la suite*. Sur une bougie filiforme, laissée à demeure un ou plusieurs jours, pour ramollir la stricture, on visse et on pousse une série de 3 bougies métalliques à grande courbure nᵒˢ 12, 17, 22. Le traitement est terminé quand cette dernière a traversé le rétrécissement.

Dans l'*uréthrotomie interne*, on coupe le tissu constituant la stricture.

Un petit cathéter métallique cannelé poussé dans l'urèthre à la suite d'une petite bougie qui le guide sert à conduire une lame appropriée qui incise avec parfaite sécurité les tissus indurés et rétrécis. C'est l'instrument de Maisonneuve qui coupe d'avant en arrière.

Pour couper les brides, les valvules qui occupent souvent la paroi inférieure de l'urèthre, on se sert de l'uréthrotome de Civiale dont la lame coupe d'arrière en avant.

Ce même uréthrotome peut servir à compléter la section d'un rétrécissement dur faite avec l'instrument de Maisonneuve.

Dans l'*uréthrotomie externe*, on sectionne le rétrécissement par le périnée. Cette opération se pratique *sur conducteur* quand on en a pu introduire un dans l'urèthre pour guider le bistouri ; ou, *sans conducteur*, quand cette introduction est impossible.

La *divulsion* consiste, un mince conducteur métallique étant introduit dans l'urèthre à la suite d'une bougie filiforme, à pousser sur lui un mandrin solide et volumineux qui fait éclater le noyau fibreux constituant le rétrécissement.

Cette opération est tout à fait comparable dans ses résultats immédiats et éloignés, en dépit de son mode d'action bien différent, à l'uréthrotomie interne. Même douleur, même écoulement sanguin, mêmes applications. Comme cette dernière, elle est à peu près inoffensive et très efficace.

Le *cathétérisme forcé* consiste à franchir de force les rétrécissements avec une solide sonde conique à grande courbure. Il n'est justifié que par certaines rétentions d'urine complètes.

La *cautérisation* ne se fait plus qu'au moyen de l'*électrolyse*. Un mince triangle de platine, communiquant avec le pôle négatif d'une pile est introduit sur le rétrécissement, et une large plaque de zinc recouverte de peau de daim, imbibée d'eau et reliée au pôle positif, est placée sur la cuisse. Le courant étant ouvert, on pousse le triangle jusqu'à traversée complète du rétrécissement.

Cette méthode, parfois douloureuse, donne lieu de temps à autre, à un écoulement de sang. Pas plus que les autres d'ailleurs, elle n'est radicale, et les récidives la suivent quelquefois très vite.

En résumé, à tous les rétrécissements simples, faciles à franchir et à dilater, la dilatation temporaire progressive, la dilatation permanente restant une méthode préparatoire.

Quand le rétrécissement simple est facile à franchir, mais résiste à la dilatation temporaire, essayer la dilatation immédiate progressive. Si elle ne réussit pas, avoir recours à l'uréthrotomie interne. De même, contre les rétrécissements compliqués d'abcès, de poches urineuses, d'incontinence ou de rétention d'urine, de cystite, de prostatite, d'orchite, de néphrite.

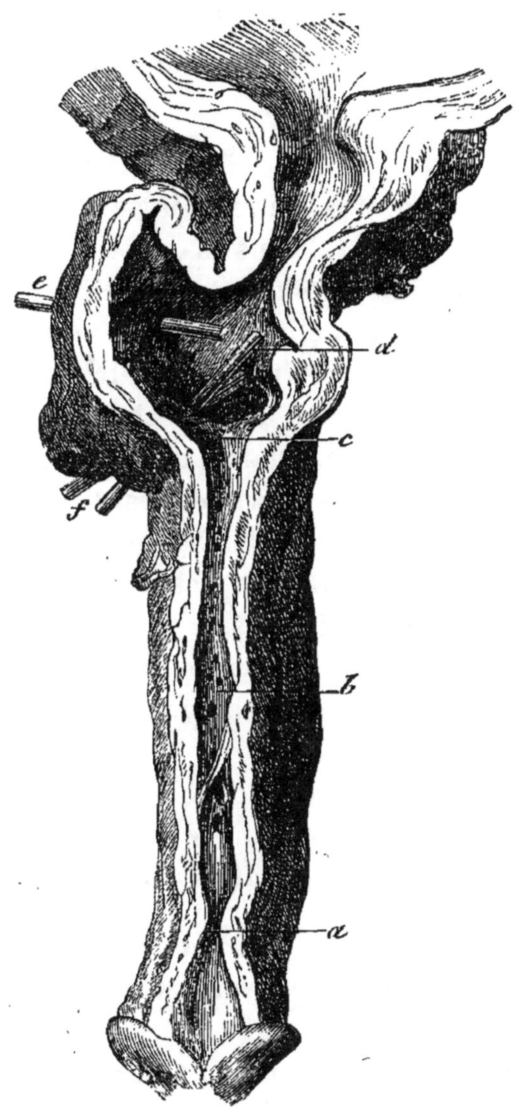

Fig. 16. — Dilatation du canal de l'urèthre en arrière du rétrécissement.

a b c, Limites du rétrécissement; il y a plutôt deux rétrécissements dont le plus fort est près de la fosse naviculaire;
d e f, Bougies qui traversent des trajets fistuleux situés en
arrière du rétrécissement soit dans l'urèthre, soit dans la
vessie.

L'uréthrotomie externe sera réservée aux rétrécissements à noyau épais, cicatriciel, contre lesquels l'incision interne serait évidemment insuffisante.

X. — Abcès urineux

Quand l'urèthre est retréci, il peut se rompre, en arrière de la stricture, sous la pression de l'urine. Si la déchirure a une grande étendue, il y a *infiltration urineuse* ; si elle est petite, il se forme un *abcès* urineux.

Dans ce dernier cas, l'urine, pénétrant, en suintant, dans le tissu cellulaire, n'en déchire pas les mailles, mais y provoque une inflammation qui le durcit et lui forme à elle-même une barrière. Néanmoins, les parties de tissu qu'elle imprègne s'enflamment, suppurent, se gangrènent et forment un abcès urineux. Mais il n'en est pas toujours ainsi et, assez souvent, l'urine épanchée se résorbe sans produire d'accidents. Pour expliquer cette différence, on admet que, dans le premier cas, l'urine a été infectée par la bactérie pyogène, et les autres nombreux microbes contenus dans l'urine, alors qu'elle est restée stérile dans le second.

Les abcès urineux sont *aigus* ou *chroniques*.

ABCÈS AIGUS. — Les *abcès aigus* siègent au-dessus ou au-dessous de l'aponévrose moyenne. Quand ils siègent au-dessus, ce qui est rare, ils sont la conséquence d'une déchirure de la portion membraneuse et viennent fuser dans les fosses ischio-rectales qui s'empâtent et se couvrent de plaques gangréneuses. Ces abcès doivent être ouverts très vite, si on ne veut pas s'exposer à une fistule, et la poche, lavée à l'eau phéniquée, et pansée à la gaze iodoformée avec le plus grand soin.

Les abcès, siégeant au-dessous de l'aponévrose moyenne ont leur origine dans une déchirure de la portion bulbaire. Ils se montrent entre l'anus et les bourses, sur lesquelles ils empiètent, et forment une tumeur d'abord dure, puis rénittente. toujours douloureuse et accompagnée de fièvre. L'abcès s'ouvre quelquefois dans l'urèthre, donnant lieu à un écoulement de pus par ce canal, plus souvent à l'extérieur en détruisant largement les tissus· Pour prévenir tout désordre, il faut ouvrir l'abcès d'un bout à l'autre et de très bonne heure, l'incision empiétant un peu sur les bourses, mais se portant surtout en arrière. Ne pas se laisser prendre au pus qui sort tout d'abord, mais pénétrer profondément avec le doigt ou la sonde cannelée, et jusqu'à l'urèthre exclusivement.

Quelle que soit l'apparence des abcès du périnée, il faut toujours être prévenu et prévenir qu'il en sortira tôt ou tard de l'urine, sous peine d'être accusé d'avoir percé l'urèthre.

Si l'abcès s'est formé au niveau du scrotum, les bourses s'empâtent, s'œdématisent, deviennent volumineuses. Pour ouvrir cette sorte d'abcès, il faut inciser sur la ligne médiane jusqu'au foyer, sans craindre de séparer les bourses.

Quand les tissus sont dégorgés, c'est-à-dire quatre ou cinq jours après l'ouverture, on place une sonde à demeure dans tous les cas précédents.

ABCÈS CHRONIQUE. — Les *abcès urineux chroniques* consistent en petites tumeurs peu volumineuses, dures, indolentes, sans changement de couleur à la peau et siégant au périnée. On doit les traiter par des cataplasmes et des bains et les ouvrir quand ils viennent à s'échauffer et à suppurer.

Il est des abcès qui siègent sur la partie libre de la verge, constitués aussi par des petites tumeurs indolentes faisant corps avec le canal. Elles persistent longtemps ainsi, jusqu'à ce qu'elles se ramollissent et s'ouvrent en restant fistuleuses.

XI. — Infiltration d'urine

Qu'un rétrécissement vienne, pour une cause ou pour une autre, à ne plus laisser passer l'urine, la vessie fera d'autant plus d'efforts pour la chasser qu'elle sera plus saine, ce qui est souvent le cas du rétréci, et l'obstacle plus grand. Sous la pression de ces efforts, la portion d'urèthre unissant la vessie au rétrécissement, ordinairement altérée, comme nous l'avons vue, pourra se rompre et produire l'infiltration urineuse.

Presque toujours l'urine envahit la périnée, les bourses, la verge. De l'extrémité de ce dernier organe, elle rétrograde, en suivant le tissu cellulaire souscutané, gagne la paroi abdominale et même le thorax. De la paroi abdominale, elle peut descendre sur les fesses et les cuisses.

Rarement l'urine se répand dans les fosses ischiorectales. Il est exceptionnel qu'elle envahisse les fosses iliaques et le tissu cellulaire sous-péritonéal ; cependant on l'a vu s'y répandre et monter jusqu'à une très grande hauteur le long de la colonne vertébrale.

Le malade atteint d'infiltration urineuse raconte qu'à la suite d'une rétention d'urine et d'efforts pour la vaincre, il a vu son ventre s'affaisser, senti quelque chose se déchirer et éprouvé un soulagement subit sans rendre d'urine. Après un bien-être passager, suivi quelquefois d'un sommeil trompeur, un frisson intense fait trembler le malade qui est glacé. La coloration du visage et la céphalagie annoncent la réaction et la fin de la crise qui se juge par des sueurs profuses d'odeur urineuse.

A ces symptômes généraux, se joignent des signes locaux : tumeur périnéale empiétant sur les bourses qui deviennent énormes, œdème de la verge, du prépuce, des aines, du pubis, fluctuation profonde, mais facile à sentir. La peau, d'abord normale, devient rouge, puis cuivrée et noirâtre par place; elle crépite quand on la comprime et se couvre de phlyctènes. Quand l'urine a fait irruption dans les fosses ischio-rectales, c'est à leur niveau qu'on constate le gonflement, l'œdème, les changements de couleur à la peau.

En dépit du tableau précédent, l'infiltration urineuse, *soignée à temps*, n'est pas très grave.

Pour la faire cesser, il faut : 1° *évacuer l'urine infiltrée;* 2° *rétablir la liberté du canal.*

On remplit la première indication en incisant le raphé périnéal des bourses à 1 centimètre en avant de l'anus et jusqu'à ce qu'on ait coupé l'aponévrose superficielle. On déchire alors, avec le doigt ou la sonde cannelée, jusqu'au foyer. Cette incision maîtresse est complétée par des mouchetures, aussi nombreuses qu'il est nécessaire, de 2 centimètres sur les bourses, de 1 centimètre sur la verge. Il est entendu que le pubis, les aines et toutes les parties envahies doivent être aussi, s'il y a lieu, dégorgées par des incisions.

Après avoir nettoyé le foyer et l'avoir débarrassé

des fragments de tissus sphacélés, on panse à l'acide borique, au salicylate de soude, au salol, après avoir fixé un drain dans le fond de la cavité.

Si l'infiltration avait envahi les fosses ischio-rectales, ce sont elles qu'il faudrait inciser. Si c'était les fosses iliaques et le tissu cellulaire sous-péritonéal, il faudrait évacuer l'urine par une incision faite le long de la masse sacro-lombaire.

Pour ce qui est de rétablir le calibre de l'urèthre, c'est au tact du chirurgien d'en choisir les moyens : la dilatation temporaire progressive ou l'uréthrotomie interne qui ne devront, dans tous les cas, être mises en œuvre qu'après le dégorgement entier des tissus.

XII. — Fistules urinaire

DÉFINITION. — Les fistules urinaires sont des trajets pathologiques par lesquels l'urine s'écoule en totalité ou en partie.

On les divise en fistules *uréthro-rectales, uréthro-pé-rinéo-scrotales, uréthro-péniennes.*

FISTULES URÉTHRO-RECTALES. — Les fistules *uréthro-rectales* résultent de la perforation de la paroi uréthro-rectale par un corps étranger introduit dans le rectum, l'urèthre ou la vessie, un abcès prostatique ou stercoral.

On les reconnaît à la sortie de l'urine par le rectum, pendant ou après la miction, ou quelquefois même du sperme au moment de l'éjaculation. Dans d'autres cas, ce sont des matières fécales ou des gaz qui s'échappent par l'urèthre pendant ou après la défécation. On a même vu quelquefois de petits os, avalés par mégarde, passer du rectum dans l'urèthre et rendus par le méat.

Pour oblitérer ces fistules, il faut cautériser leur trajet et surtout leur orifice rectal. A cet effet, on se sert d'un crayon de nitrate d'argent taillé *ad hoc*, du thermo et mieux encore du galvano-cautère qu'il faut avoir soin de ne chauffer qu'au rouge sombre.

L'avivement et la suture n'ont guère de chance de succès. Mais, par l'autoplastie, on a réussi à boucher une très large fistule uréthro-rectale.

Mieux vaut décoller le rectum de l'urèthre jusqu'au-dessus de la fistule qu'on avive, et bourrer la cavité de gaze iodoformée. De cette façon, les orifices des deux parois se cicatrisent séparément et la cavité s'oblitère par prolifération de bourgeons charnus.

Fistules uréthro-perinéo-scrotales. — Les fistules *uréthro-périnéo-scrotales* résultent, comme les précédentes, d'un traumatisme chirurgical ou accidentel. Chirurgicales, quand elles sont la suite d'une taille. d'une uréthrotomie externe incomplètement cicatrisées; accidentelles, quand le malade s'est rompu l'urèthre en tombant sur le périnée. Bien plus souvent, c'est un rétrécissement suivi d'infiltration urineuse ou d'abcès urineux qui leur donne naissance.

Ces fistules sont aussi souvent uniques que multiples. Dans le premier cas, elles s'ouvrent ordinairement au périnée; dans le second, sur le périnée et les bourses. Mais souvent leur trajet est beaucoup plus long, et c'est au pubis, au pourtour de l'anus, à l'ombilic, au genou, à l'omoplate qu'elles débouchent.

Si leur diagnostic, ordinairement facile, offrait quelque difficulté, on ferait uriner le malade en même temps qu'on pincerait le méat. Au besoin, on injecterait dans la vessie un liquide coloré qu'on ferait pisser ensuite en comprimant ou non le méat, et qui, en venant sourdre à l'orifice externe des fistules, indiquerait leur situation.

Les fistules urinaires périnéales et surtout scrotales ont souvent leur orifice entouré de végétations pouvant atteindre un énorme volume et devenir cancéreuses. Cette transformation possible rend leur ablation nécessaire.

Pour guérir ces fistules, il faut en détourner l'urine, les tissus revenant souvent à l'état normal quand ils ne sont plus continuellement irrigués par elle. Le plus simple moyen, pour y parvenir, est la sonde à demeure qui exige malheureusement un temps fort long et irrite le canal alors très susceptible. Quand, par son intermédiaire, on a obtenu un diamètre suffisant, il faut la laisser de côté; le trajet fistuleux se fermant souvent de lui-même.

Il est entendu que dans ce procédé, comme dans tous les autres, d'ailleurs, il faut ouvrir les clapiers circonvoisins, les gratter et enlever les calculs formés dans leurs trajets.

Mais le meilleur moyen de boucher les fistules périnéo-scrotales peu nombreuses et peu indurées est l'uréthrotomie interne de Maisonneuve. Judicieusement appliquée, son efficacité donne de surprenantes guérisons.

Si le périnée et le scrotum sont durs, calleux, végétants, il n'y a, les végétations enlevées, qu'à inciser les fistules avec le bistouri conduit sur la sonde cannelée jusqu'à la poche primitivement formée par les infiltrations urineuses et les abcès. Cette poche, mise à jour, sera dépouillée de sa membrane pyogénique, qu'on détruira entièrement par le grattage ou le feu. Le bon résultat qui s'ensuivra étonnera encore plus que le délabrement produit.

FISTULES URÉTHRO-PÉNIENNES. — L'étiologie des fistules uréthro-péniennes ne diffère pas de celle des précédentes : un coup sur la verge en érection, comme celui de pincette que reçut un homme dans une maison de prostitution, une morsure de chien, de cheval, ou une constriction par un lien ou une bague, une blessure par arme à feu ou instrument tranchant, un chancre mou, une gomme ulcérée. D'autres fois. c'est un obstacle au cours de l'urine : calcul, rétrécissement. derrière lesquels l'urèthre s'est rompu.

Ces fistules sont rares heureusement; car, faciles à constater, elles ne le sont pas à guérir. Par bonheur, leur trajet est direct et, excepté à l'angle péno-scrotal, elles ne sont ordinairement pas entourées de végétation.

Leur diamètre varie de quelques millimètres à plusieurs centimètres. Comme elles siègent toujours sur la paroi inférieure de l'urèthre, elles laissent, dans ce dernier cas, voir sa paroi supérieure.

La difficulté du traitement et de la guérison de ces fistules résulte de la minceur de leur pourtour et de l'accolement intime de la muqueuse à la peau plus ou moins sclérosées.

La guérison ne peut s'obtenir qu'en faisant vivre et bourgeonner leur orifice, en réunissant ses lèvres, ou en les remplaçant.

Pour faire vivre et bourgeonner l'orifice, on en cautérise les bords avec le nitrate d'argent, l'acide nitrique monohydraté, la teinture de cantharides, le fer rouge. Il est bien entendu que la cautérisation doit être repétée plusieurs fois et à des intervalles dont l'état des parties indiquera l'éloignement.

Il est, d'un autre côté, évident que les cautérisations ne devront entraîner qu'une faible perte de substance. Aussi, pour le fer rouge en particulier, qui est excellent, le cautère devra-t-il être très aigu et ne pas dépasser le rouge sombre. Si les bourgeons paraissaient ne pas suffire à l'oblitération, on les rapprocherait par une serre fine.

Pour réunir les lèvres des fistules uréthro-péniennes, on a recours à l'*uréthorrhaphie* qui consiste à en affronter les bords préalablement avivés.

Pour combler la fistule, on se sert de l'*uréthroplastie*, dont les procédés variables consistent toujours dans la prise à son pourtour d'un ou plusieurs lambeaux qu'on accole et réunit sur son orifice.

XIII. — Corps étrangers de l'urèthre

Les corps étrangers de l'urèthre, depuis ceux que l'ignorance, la sottise, la dépravation y introduisent volontairement, jusqu'à ceux qu'un accident y fait tomber, varient à l'infini. Ce sont des aiguilles, des épingles, des crayons, des fragments de bois, de sondes, des tuyaux de pipes, des tubes de thermomètres, des bouts de cordes, des épis de blé, etc.

Cette variété est cause qu'il n'existe pas de règles fixes pour leur extraction et que la sagacité du chirurgien doit approprier à chacun les moyens d'extraction.

Une sonde de trousse s'étant séparée dans l'urèthre, Voillemier introduisit aussi loin que possible dans le fragment resté, une bougie en corde à boyau. Celle-ci s'étant gonflée, fut retirée quelques heures après, ramenant le fragment. S'il s'agit d'un épi de blé, disparu seulement en partie, on le lie solidement au ras du méat avec un fil solide qu'on introduit dans une large sonde à bout coupé, bien huilée, et on tire sur lui en même temps qu'on pousse la sonde dans l'urèthre. Chez un malade qui s'était introduit dans l'urèthre une branche de marronnier, impossible à retirer par suite des entailles qu'il y avait faites et qui déchiraient son canal, Voillemier, après l'avoir coupée à 1 centimètre du méat la fendit longitudinalement de manière à la réduire en fragments semblables à des allumettes qu'il retira séparément.

Pour extraire un fragment de sonde en gomme, Caudmont y implanta la pointe d'une épingle.

D'autres se sont servi d'une anse de fil passée derrière un corps sphérique : noyau de cerise, petit caillou, perle.

Quand le corps étranger est mousse et allongé, on peut le faire cheminer vers le méat en le poussant au travers des téguments pendant qu'on attire le pénis vers sa racine. On agit comme pour un passe-lacet qu'on fait cheminer dans une coulisse.

Pour retirer une aiguille, on peut se servir d'une bougie enduite de poix à son extrémité et poussée sur sa pointe. Celle-ci s'y enfonce et l'aiguille peut être ainsi extraite.

S'il s'agit d'une épingle, on en pousse la tête, qui est toujours introduite la première, à travers les téguments, de telle sorte que sa pointe vienne saillir à la peau, en traversant les tissus. En tirant sur cette pointe, on fait avancer l'épingle de toute sa longueur et il suffit, la plupart du temps, d'en aller saisir la tête avec des pinces pour la retirer.

Quand l'épingle est longue, on peut, la pointe étant sortie et tirée, en repousser la tête vers le méat. On avance ainsi cette dernière de deux fois la longueur de l'épingle qu'il est facile d'extraire avec les doigts ou une pince.

Quand c'est une épingle double à cheveux, on exécute la même manœuvre. Les deux pointes ayant traversé les téguments, il suffit d'en couper l'un des chefs au ras de la peau et de tirer sur l'autre pour débarrasser l'urèthre.

Il est évident que le chirurgien ne trouvera pas toujours un mode d'extraction particulièrement applicable au cas pour lequel il aura été appelé et qu'il devra recourir à des instruments extracteurs. Ceux-ci sont nombreux. Les plus employés, à cause de leur facile maniement, sont le crochet et la pince de Collin qui, non seulement peuvent s'ouvrir et se fermer à volonté, mais encore tourner sur leur axe.

Les calculs venus du rein et arrêtés dans l'urèthre qui, contrairement aux corps étrangers précédents cheminent de l'intérieur à l'extérieur, sont retirés avec la pince de Collin, broyés avec les lithotriteurs uréthraux ou extraits par incision.

CHAPITRE II

MALADIES DE LA PROSTATE

Dans ce chapitre, sont exposés le traitement de la *prostatite aiguë* et de la *prostatite chronique* et celui des conséquences que le progrès de l'âge amène dans la constitution de la prostate en particulier et des organes urinaires en général.

I. — Prostatite

L'inflammation de la prostate est *aiguë* ou *chronique*, et, dans les deux cas, a pour origine ordinaire une blennorrhagie.

Prostatite aiguë. — Elle provient souvent d'une blennorrhagie aiguë qui a envahi la glande par suite d'une faute dans le traitement, ou sans qu'on puisse en saisir la raison. Dans d'autres circonstances, c'est une prostatite chronique qui s'est échauffée sous l'influence d'une cause occasionnelle facile à saisir : refroidissement par la pluie, la neige, la gelée ou la station assise sur un siège froid ou humide ; l'équitation prolongée ; la bicyclette ; un cathétérisme répété, maladroit ou septique ; un vieux rétrécissement ; l'usage des cantharides ; une congestion hémorrhoïdale ; la masturbation ; les excès de coït et surtout les injections trop fortement lancées.

Chronique, la prostatite peut être un reste de l'état aigu ou naître d'emblée. Elle est presque toujours accompagnée d'une vieille blennorrhagie.

La prostatite aiguë peut être *franche* ou *insidieuse.*

Franche, elle se manifeste par des phénomènes généraux : frisson, élévation de la température, céphalagie et tous les signes de la fièvre. Ces phénomènes s'expliquent par les symptômes locaux. C'est d'abord une gêne, une pesanteur, puis une véritable douleur au périnée, douleur s'irradiant aux lombes et à la partie supérieure des cuisses. Cette douleur se complique de dysurie, parfois même de rétention complète et de difficultés de la défécation.

Le toucher rectal fait sentir la prostate chaude, gonflée, dure, douloureuse, quelquefois déformée.

Insidieuse, la prostatite, à part un peu de frisson et de malaise général, ne donne lieu à aucuns phénomènes généraux, mais simplement à de la pesanteur périnéale et à de la dysurie.

Ces deux formes de prostatite peuvent se terminer par suppuration. Dans la première, celle-ci se manifeste par l'exacerbation fébrile et des symptômes locaux : battements au périnée et douleurs de plus en plus violentes. Le doigt introduit dans le rectum sent les mêmes dispositions que tout à l'heure, mais il perçoit un point plus mou, sinon fluctuant, qui indique l'abcès.

Dans la seconde forme, l'abcès est petit, intra-uréthral et sous-muqueux.

Le traitement doit avoir pour but : 1° d'entraver les progrès de la phlegmasie; 2° de calmer la douleur; 3° de faciliter l'évacuation de la vessie, du rectum et du pus.

Pour entraver les progrès de la phlegmasie, on appliquera, selon la force du sujet, 15 à 20 sangsues au périnée et on entretiendra l'écoulement de sang penadnt une heure au moyen de cataplasmes chauds.

Un bain chaud (32° à 33°) d'une heure chaque jour agira à la fois comme antiphlogistique et calmant.

On a conseillé des lavements d'eau très chaude (45 à 50°) injectée goutte à goutte dans l'ampoule rectale avec une petite canule. Ces lavements décongestionnent, en effet, les organes, mais m'ont paru favoriser la constipation.

Les onctions sur le périnée avec des pommades calmantes :

<pre>
Extrait de belladone . . . .   4 gr.
Laudanum de Sydenham. . . . .   4 gr.
Ong. hydrarg. simple . . . .   30 gr.
</pre>

ou plus simplement les badigeonnages avec du laudanum de Sydenham recouverts de cataplasmes chauds rempliront mieux le but. On aidera leur action par des piqûres de morphine 1 ou 2 centigrammes par jour, ou s'ils sont possibles des lavements de laudanum 10 gouttes et de chloral 4 grammes dans un verre de lait mélangé à un jaune d'œuf.

Pour évacuer la vessie, on se servira de la sonde en caoutchouc vulcanisée, au besoin de celle en gomme à béquille. Mais, si leur introduction exige trop d'efforts, il ne faudra pas hésiter à ponctionner la la vessie.

Pour évacuer le rectum, l'introduction d'une canule y étant difficile, on aura recours aux purgatifs salins, sulfate de soude, sulfate de magnésie, huile de ricin, 30 à 40 grammes.

Quand il y a suppuration, on doit aller à la recherche du foyer qu'on peut atteindre par trois routes différentes : l'urèthre, le rectum, le périnée.

Par l'urèthre, l'ouverture se fera avec une sonde qu'on portera jusque sur le point fluctuant dans lequel on la poussera. Cette manière de faire conviendra contre les abcès insidieux, dont l'étroite cavité ne permettra pas l'infiltration urineuse.

Par le rectum, l'ouverture est facile mais expose aux hémorrhagies. Pour la pratiquer, on a soin d'éviter les points où battent les artères et, si une hémorrhagie se déclare, on tamponne avec des boulettes d'amadou tenues par un fil.

Par le périnée, le chirurgien pratique à 1 centimètre en avant du rectum une incision courbe de 4 centimètres par laquelle il coupe la peau et les sphincters anaux. Il décolle alors l'urèthre du rectum, jusqu'à la prostate dont il ouvre l'abcès. Ce procédé offre l'avantage d'éviter l'infiltration urineuse, l'hémorrhagie, la septicémie, car il rend les manœuvres faciles, permet les pansements propres et n'ouvre pas l'urèthre.

Prostatite chronique. — La prostatite chronique donne lieu non pas à une véritable douleur mais à une gêne, une pesanteur, un malaise indéfinissable ayant leur siège dans le périnée, et que les secousses d'une voiture, les mouvements de la marche ou même la station assise prolongée augmentent. Ces sensations s'irradient vers le sacrum et la région lombaire. Elles s'accompagnent de manifestations bizarres de chaleur, de brûlure, de picotement, de la sensation de gouttes de liquide tombant dans le fond de l'urèthre.

Ces phénomènes coïncident avec un écoulement continu ou intermittent, et s'échappant quelquefois comme une sorte d'éjaculation minuscule. Cet écoulement, qu'on a désigné sous le nom de prostatorrhée, parce qu'on l'a cru formé de liquide prostatique, est en réalité constitué par du pus contenant des cellules épithéliales et des globules de graisse. Il est blanc jaunâtre assez épais et laisse sur le linge de grandes taches à bords irréguliers qui n'ont, d'ailleurs, rien d'absolument caractéristiques.

Au toucher rectal, la prostate est augmentée de volume d'une manière assez uniforme dans l'un de ses lobes ou dans les deux. S'il y existe des lobules plus volumineux, ils ne sont jamais aussi nettement délimités que dans la tuberculose. La pression du doigt dans le rectum détermine une certaine douleur et exprime une quantité plus ou moins considérable du liquide précédemment décrit et qui s'échappe goutte à goutte ou par petit jet. La même chose se produit pendant la défécation.

Le traitement consistera d'abord à éviter ou à faire disparaître les causes qui peuvent entretenir la congestion prostatique : la masturbation qui en est une origine très fréquente, le coït incomplet, qui retient le sperme ou l'éjacule en dehors de la femme, plus dangereux que ses excès, l'équitation, la bicyclette, les cantharides, les hémorrhoïdes.

On agira ensuite sur la prostate par des déplétions sanguines, consistant en l'application répétée de temps à autre de quelques sangsues. Comme révulsif, on emploiera l'hydrothérapie en douches périnéales et générales.

Pour calmer la douleur en même temps que la phlegmasie, on injectera dans l'ampoule rectale de petits lavements d'eau de guimauve très épaisse ou mieux avec une seringue à large embout, un cataplasme formé de farine de riz ou d'amidon. Ce cataplasme peut être additionné de laudanum.

Des suppositoires avec de l'onguent mercuriel ou de l'iodure de potassium donnent quelquefois de bons résultats.

Onguent hydrarg. simple.	0 gr. 25
Extrait thébaïque	0 gr. 02
— de belladone.	0 gr. 02
Beurre de cacao	4 gr.
Cire blanche	Q. S.

pour un suppositoire.

Dans la formule précédente, l'onguent mercuriel peut être remplacé par la même dose d'iodure de potassium.

On a essayé d'agir directement sur la prostate au moyen des courants continus qui auraient pour effet de régulariser la circulation de la glande. Le pôle négatif dans le rectum, le positif sur le périnée, on fait passer pendant 10 minutes un courant de 10 à 12 milliampères.

Mais c'est encore en modifiant les glandules de la prostate enflammées par des applications de solutions de nitrates d'argent qu'on réussit le mieux. On porte ces solutions, au 1/50, au 1/25 et même au 1/10, sur la région prostatique au moyen de l'instillateur. Les instillations sont répétées tous les deux jours, jusqu'à ce que l'écoulement soit modifié. Le nitrate peut être remplacé par le sulfate de cuivre au 1/50.

Dans la prostatite chronique, comme dans la prostatite aiguë, il peut exister des abcès dans la glande. Ceux-ci consistent dans la suppuration des glandules ou en des cavités plus ou moins grandes, uniques ou multiples, anfractueuses, remplies d'un pus grisâtre, conséquence de la destruction parfois complète du parenchyme glandulaire dont l'élimination s'accomplit laissant quelquefois des fistules plus ou moins persistantes.

La prostatite chronique n'est pas la maladie grave que l'on a dit. Elle ne produit pas les phénomènes inquiétants décrit dans les auteurs, et aujourd'hui qu'on la connaît mieux on sait la guérir.

Les abcès de la prostate ne restent pas toujours limités à la glande. De temps à autre, le pus sort de la loge aponévrotique, dans laquelle il est enfermé, pour se répandre dans les tissus voisins et former des *abcès périprostatiques*. Cette loge, formée en haut par l'aponévrose pelvienne, en bas par le ligament de Carcassonne, sur les côtés par les ligaments pubio-prostatiques, en arrière par l'aponévrose prostato-péritonéale, en avant par les ligaments pubiens, offre en arrière, en bas et en avant des points faibles par où le pus fuse de préférence. Aussi le voit-on sortir par le rectum sous forme d'abcès prostato-rectal, pénétrer dans les fosses ischio-rectales simulant un phlegmon périanal, ou bomber dans le périnée antérieur en s'infiltrant dans les tissus qui entourent la verge et qu'il décolle.

On l'a vu sortir par le canal inguinal, le trou obturateur et envahir la paroi abdominale ou la partie supérieure de la cuisse.

Pour combattre ces diverses complications, il n'y a qu'à se hâter d'ouvrir les fusées purulentes par des incisions multiples et suffisantes, et à laver et panser aseptiquement.

On comprend, après la description de la cowpérite et de la prostatite chronique, que l'homme, comme la femme, puisse communiquer une blennorrhagie dont il se croit parfaitement guéri. C'est qu'il lui reste une *urèthrite latente*. Réfugiée dans les glandules de la prostate, les freins du vérumontanum, les plis de la région membraneuse ou les foramina de l'urèthre antérieure, l'inflammation n'apparaît plus que sous l'aspect d'une goutte matinale insignifiante, de fils, de moules purulents. Quelquefois même il ne se montre aucune manifestation sensible de la maladie qui n'en existe pas moins pour reparaître, avec sa virulence primitive, sous l'influence d'excès de coït, accompagnés ou non de copieuses libations ou de fatigues inaccoutumées.

C'est ainsi qu'un nouveau marié contamine sa jeune femme dans des premières approches trop ardentes, ou un amant, sa maîtresse, dans des baisers trop répétés qui réveillent le microbe endormi.

III. — Transformation sénile de la prostate. — Sclérose urinaire.

Pour traiter rationnellement cette affection désignée ordinairement sous le nom d'*hypertrophie de la prostate*, il faut avoir présents à l'esprit ses causes et ses résultats.

L'origine intrinsèque en semble être une artério-sclérose et une stase sanguine dans les veines de la prostate accompagnées de l'hypertrophie de son stroma et de l'apparition dans son intérieur de tumeurs constituées par du tissu fibro-musculaire développé autour des culs-de-sac glandulaires dilatés.

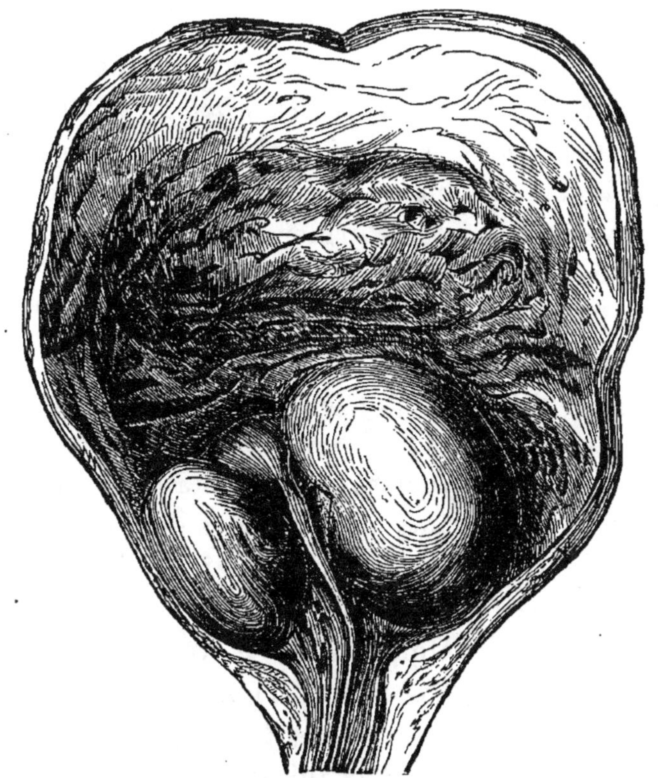

Fig. 17. — Fausse route au niveau du col de la vessie.

Cette transformation entraîne la déformation de l'urèthre qui s'allonge, se dévie et exhausse l'orifice vésical en creusant un bas-fond derrière lui, comme le montre la figure 17. Consécutivement il y a sclérose des fibres musculaires vésicales qui se condensent en formant des colonnes entre lesquelles la muqueuse se déprime en creusant des cellules, puis perte de la contractilité de la vessie, dilatation de cet organe et des urétères, et enfin atrophie des reins. Ces lésions existent parfois chez les vieillards en dehors de toute hypertrophie prostatique et constituent alors la sclérose urinaire simple.

Dans tous les cas, ces lésions entraînent comme symptôme des *congestions* douloureuses, de la *stagnation* d'urine avec ou *sans distension* vésicale, de la *rétention complète* ou de l'*incontinence* compliquées de polyurie claire, puis trouble. Comme conséquence, des envies fréquentes d'uriner la nuit d'abord, le jour et la nuit ensuite, puis de la cystite chronique, du catarrhe, et enfin de la pyélite et de la pyélo-néphrite.

Aussi l'homme qui, ayant passé la cinquantaine, aura son sommeil troublé plusieurs fois la nuit par l'envie d'uriner, ne devra-t-il pas se faire d'illusion : il est au début de l'hypertrophie prostatique ou de la sclérose, et c'est à lutter contre elles qu'il devra s'employer. Pendant tout le cours de sa maladie, je devrais dire de sa vie, une hygiène sévère lui sera imposée : la température, l'alimentation, le vêtement, l'habitation devront être pour lui l'objet d'une attention ininterrompue.

Une température égale lui étant avant tout nécessaire, il évitera les grands froids de l'hiver et les chaleurs excessives de l'été. Celles-ci sont presqu'aussi redoutables que les basses températures, car la transpiration qu'elles provoquent est souvent suivie de refroidissement. Or, rien de plus pernicieux pour un prostatique. Aussi, évitera-t-il le vent, surtout s'il est humide et froid, et les courants d'air. Les pieds devront surtout être préservés, leur refroidissement ayant sur les congestions prostatiques une particulière et fatale influence.

L'alimentation ne devra pas être l'objet d'une moindre attention. Les repas ne seront ni copieux, ni prolongés. Celui du soir sera particulièrement léger, l'appétit ne dût-il pas être complètement rassassié. Les mets seront simplement préparés ; les viandes rôties ou grillées, préférées. Les œufs, le beurre, les légumes verts, à part les asperges qui sont très nuisibles, les fruits cuits qui entretiennent la liberté du ventre sont des aliments excellents. On y ajoutera des figues, des dates. Les pains de seigle et de son remplaceront celui de froment, s'il y a constipation. Pas de mets épicés, de salaisons, de viandes faisandées, de crustacés, de poissons de mer. Pas de fromage à fermentation avancée. Pas de condiments qui, en rendant les mets plus sapides, provoquent un appétit trompeur.

Le café, le thé, les liqueurs, les vins de Bourgogne, Champagne Porto, Xerès et de liqueurs, le vin pur, le vin blanc, la bière, les eaux minérales alcalines de table seront interdits. La seule boisson permise sera l'eau rougie avec un tiers de vin de Bordeaux, en quantité nécessaire, le malade devant satisfaire sa soif sans distendre sa vessie.

Il en sera de même de l'alimentation, qui devra être réparatrice sans surcharger l'estomac.

Les vêtements du prostatique qui s'appliquent immédiatement sur la peau seront en laine, à l'exclusion de la toile qu'on proscrira absolument, et consisteront en un gilet et une ceinture de flanelle. Le pantalon ne devra pas être serré à la taille de peur d'entraver le retour du sang des membres inférieurs et du bassin. Le gilet sera long, la redingote croisée. L'habit est un vêtement dangereux pour l'abdomen, et, quand il fut supprimé dans l'armée française, les maladies de cette cavité y diminuèrent dans des proportions considérables. Les bas de laine, l'hiver, seront très souvent renouvelés pour éviter l'humidité dont ils s'imprègnent. En été, le coton remplacera la laine à l'exclusion du fil. La chaussure la plus chaude pour l'hiver est la botte ; en été, le soulier recouvert d'une guêtre doit être préféré.

Le prostatique évitera les habitations humides et se couchera au plus tôt trois heures après son repas pour permettre à la digestion de s'accomplir entièrement, dans un lit assez dur, mais chaud. Il dormira, les pieds sur une boule en hiver et, dans tous les cas, autant que possible sur le côté. Forcé d'uriner la nuit, il ne devra jamais le faire étendu. Le mieux serait de se lever et de marcher quelque peu, mais, de peur de se refroidir, il se contentera d'uriner à genoux. Le sommeil et le séjour au lit ne devront pas dépasser huit heures.

La station assise à table, en voiture, en chemin de fer surtout, ne devra jamais être de longue durée. Un siège canné ou en crin est le meilleur. Même chez lui, dans son cabinet, le prostatique devra se lever et marcher de temps à autre. S'il n'a pu le faire dans la journée, il sortira un quart d'heure ou une demi-heure avant de se coucher.

L'exercice, en effet, lui est nécessaire pourvu qu'il soit

modéré, car la fatigue lui nuira autant que tout autre excès. Donc, ne pas trop prolonger les chasses, surtout pendant les temps froids et brumeux de décembre et janvier. L'équitation, la bicyclette doivent être absolument proscrites. De même le coït, au moins dans la dernière période. On devra, dans tous les cas, en user avec modération et surtout ne jamais s'y attarder. Enfin, la distension vésicale étant des plus nuisibles, on urinera aussitôt le besoin ressenti, sans pousser ni forcer.

Le traitement médical et chirurgical varie avec les périodes de la maladie.

Dans la première, caractérisée par de la congestion provoquant des envies d'uriner plus ou moins pressantes, surtout la nuit, difficiles ou douloureuses à satisfaire, mais sans rétention, l'usage de la sonde est absolument contre-indiqué. C'est à rétablir la régularité de la circulation dans les organes urinaires, à calmer les contractions vésicales et rendre les garderobes faciles que le médecin devra s'appliquer.

Pour cela, et avant tout, on pratiquera des déplétions sanguines. Cinq à six sangsues seront appliquées, l'une après l'autre, au périnée, en avant de l'anus et renouvelées, au besoin, à quelques jours d'intervalle.

Le lendemain de chaque évacuation sanguine, on administrera un purgatif salin :

Sulfate de soude ou sel de Seignette. . . . . . ⎱
Phosphate de soude . . . . ⎰ ââ 15 gr.
Tartrate neutre de potasse . . . . ⎰

dans une tasse de bouillon d'herbes.

Pour parer à l'excitation vésicale et uréthrale, provoquée par le purgatif, on donnera, quand les selles commenceront à se faire sentir, du thé léger ou du bouillon d'herbes.

Si le malade ne va pas à la selle, la constipation étant des plus nuisibles, le rectum sera vidé le matin par un lavement de 1 litre d'eau de guimauve additionnée de 2 cuillerées à bouche de glycérine ou de gros miel et poussé au travers d'une longue et large canule (15 à 20 centimètres) en gomme, enduite de vaseline et introduite aussi haut que possible (Reliquet). Ce lavement, doucement lancé, sera renouvelé chaque jour, jusqu'à ce que le rectum soit entièrement débarrassé des matières fécales. Pour le prendre, la meilleure position est le décubitus latéral, au bord du lit, le membre inférieur qui repose sur le matelas allongé, l'autre plié : la cuisse sur le ventre, la jambe sur la cuisse.

Ces lavements empêchent la compression des veines du bassin par les matières fécales et rétablissent la circulation dans la veine porte en expulsant la bile du foie et facilitent, par conséquent, le retour du sang du pelvis et de l'abdomen vers le cœur.

Si, en dépit de ces moyens primordiaux, la vessie continue à lutter, on s'efforcera de lui rendre le calme avec la belladone, le datura stramonium ou la jusquiame. Un grand lavement ayant été administré, on donnera, une heure après, le soir de préférence, un très petit lavement, 150 grammes d'eau de guimauve très épaisse, additionnée de 5 à 10 centigrammes d'un extrait des plantes précitées. Contrairement au grand lavement, celui-ci, devant être gardé, sera injecté dans l'ampoule rectale avec une petite canule.

Les médicaments précédents peuvent être incorporés à des suppositoires, moins efficaces, d'ailleurs, que les lavements et qui gênent souvent le malade.

> Extrait de belladone. . . . . 0 gr. 02
> Beurre de cacao . . . . 4 gr.
> Cire blanche . . . . , . . Q. S.

pour un suppositoire le soir en se couchant.

> Sulfate de morphine. . . . • . . . . 0 gr. 01
> Extrait de belladone. . . . . 0 gr. 02
> Beurre de cacao . . . . 4 gr.
> Cire blanche. . . . . Q. S.

pour un suppositoire.

Dans ces formules, la belladone peut être remplacée par une même dose de datura ou de jusquiame.

Pris par la bouche, ces médicaments, moins actifs que par le rectum, se montrent néanmoins souvent efficaces. On les prescrit comme il suit :

> Extrait de belladone, de datura ou de jusquiame,
> poudre. . . . . 0 gr. 01

pour une pilule, 3 à 5 par 24 heures.

La valériane, quoique l'extrait en soit trop souvent indigeste, a parfois donné de bons résultats, seule, ou associée aux médicaments précédents en poudre ou en extrait.

> Poudre de valériane . . . . 1 à 2 gr.

pour un paquet ; à prendre dans du pain azyme.

ou :

> Extrait de valériane . . . . 0 gr. 10
> Poudre . . . . Q. S.

pour une pilule ; 2 à 3 et plus à chacun des trois repas.

ou encore

> Poudre de valériane. . . . .   1 à 2 gr.
> —   de belladone, de datura ou de
>   jusquiame. . . . .   0 gr. 02

pour un paquet, dont un à chaque repas.

On pourrait penser au bromure, mais il n'a pas une efficacité positive contre les contractions vésicales.

A tous ces moyens, ajoutez, chez les gens nerveux, de grands bains à 35°; chez ceux qui souffrent, badigeonnez l'hypogastre avec 30 à 40 gouttes de laudanum et recouvrez d'un large cataplasme chaud de farine de graine de lin.

Dans la seconde période, caractérisée par la *stagnation urineuse*, qu'on appelle aussi la rétention incomplète, la médication précédente est encore applicable, puisque la congestion persiste. Mais l'indication dominante est de vider la vessie pour qu'elle n'ait point à lutter contre l'urine dont elle retiendra toujours une partie en dépit de ses efforts, qui fatalement réagiront sur les urétères et les reins. La sonde de choix est celle en caoutchouc rouge, de calibre tel qu'elle puisse franchir l'urèthre sans y être serrée. On l'enduira de vaseline liquide phéniquée à 5 0/0, de préférence à l'huile qui dissout le caoutchouc et on la poussera au fond de la vessie pour la ramener lentement vers le col, de manière à lui faire traverser tous les diverticules de sa cavité qu'elle videra. Si elle est trop molle pour vaincre la résistance de la région membraneuse, on la remplacera par une sonde béquille en gomme n° 15 à 18 à bec court avec laquelle le malade se sondera aussi souvent qu'il est nécessaire. Il débutera par un cathétérisme le soir; puis, si le lever est tourmenté par un besoin plus ou moins répété, il recommencera le matin. Enfin, dans la journée, si la miction est difficile, lente, douloureuse, il ne devra pas hésiter à prévenir les contractions vésicales en se sondant et à répéter le cathétérisme pendant la nuit, s'il devient nécessaire.

Toutefois, si la rétention incomplète s'accompagne de symptômes aigus, la sonde devra, autant que possible, être laissée de côté et remplacée par les antiphlogistiques et les calmants; sangues et lavements laudanisés ou à la jusquiame et à la belladone.

A la troisième période, quand la rétention est complète, le cathétérisme ne peut être évité. Connaissant ses dangers qui sont alors beaucoup plus imminents qu'à la seconde période, on le pratiquera avec toutes les précautions nécessaires, en prévenant des conséquences qu'il peut avoir pour le malade.

A cette période, en effet, toutes les voies urinaires étant dilatées et les reins infiltrés ou atrophiés, on risque, en vidant la vessie, des accidents fort graves, susceptibles d'entraîner la mort.

Aussi faut-il distinguer les cas. Si la rétention est complète, il n'y a pas à hésiter; le cathétérisme est nécessaire et doit être pratiqué, comme nous allons le dire, après avoir fait connaître ses dangers. Quand il y a simplement stagnation d'urine, mais que, par suite de la distension vésicale, la miction se fait par regorgement, le médecin se trouve dans une situation difficile, le cathétérisme pouvant tuer ou sauver le malade. A quoi donc reconnaître que le cathétérisme a des chances de réussir ? A l'état général, et particulièrement à celui des voies digestives. Si le malade supporte encore une alimentation appropriée : œufs, viandes rôties, poisson, mais surtout le lait ; si, sous son influence, l'urée augmente dans l'urine ; si l'extrait de quinquina relève les forces, le cathétérisme sera tenté et souvent avec le bénéfice le plus évident.

C'est encore à la sonde en caoutchouc rouge ou, à son défaut, à celle en gomme à béquille qu'on aura recours. Si elle est arrêtée par la saillie prostatique, l'index droit introduit dans le rectum soulèvera son bec et le poussera vers la vessie, en même temps que la main gauche en fera avancer la tige. En cas d'échec, on retirera cette sonde et on y introduira un mandrin façonné de telle sorte que son bec réponde à un tiers de cercle de 10 à 11 centimètres de diamètre ou à celui d'une sonde bi-coudée. Si ce nouvel instrument se trouve arrêté, on tentera le cathétérisme *sur conducteur* ou *à la suite*. Dans le premier cas, une bougie filiforme est introduite dans la vessie. Quand elle est munie d'un pas de vis, ce qui est préférable, on y visse une longue tige de même diamètre en maillechort. Si elle en est privée, on y attache un fort fil de Bretagne et, tige ou fil, sont passés dans l'intérieur d'une sonde à bout coupé, n° 15 ou 16, qu'on pousse sur eux jusque dans la vessie. Pour le cathétérisme à la suite, une bougie filiforme munie d'un pas de vis étant introduite dans l'urèthre jusqu'à la vessie, une sonde y est vissée et poussée à sa suite jusque dans cet organe. Thompson emploie une sonde métallique à bout coupé et à grande courbure, renfermant dans son intérieur une sonde en gomme qui lui sert d'embout. La sonde métallique amenée jusque sur l'obstacle, il pousse celle de gomme qui le surmonte ordinairement. En cas de fausse route, Mercier se servait d'une sonde à bec plein et percée d'un œil sur sa concavité à 5 ou 6 centimètres de la pointe. Celle-ci introduite dans la fausse route, on pousse dans son intérieur une sonde en gomme dont le bec sort par l'œil en évitant la fausse route. Dans quelques cas, la prostate ne peut, d'ailleurs, être franchie qu'avec une sonde métallique à grande courbure.

Les difficultés du cathétérisme prostatique, quelquefois très grandes, ne sont rien cependant comparées aux précautions exigées par l'évacuation de l'urine.

Celle-ci doit être *lente* et *successive*. Lente, parce que le jet de l'urine devra sortir doucement ; successive, parce qu'on videra la vessie en plusieurs fois. Une sonde étant introduite dans la vessie, on laissera couler l'urine goutte à goutte, si elle est petite ; si elle est plus large, on ralentira son débit avec le doigt appliqué sur le pavillon. Dans tous les cas, on ne retirera jamais plus de 4 à 500 grammes d'urine en une fois. Ce n'est que successivement et après une période variant de quelques jours à huit ou quinze qu'on parviendra à vider complètement la vessie. Ayant évacué 300 grammes aujourd'hui, on en retirera 200 grammes de plus le lendemain et, ainsi de suite, jusqu'à la fin. Il sera de la plus grande importance de remplacer chaque fois une partie de l'urine enlevée, 50 grammes, par une injection de solution saturée d'acide borique, et surtout de ne jamais laisser la vessie à sec. Aussi, toute l'urine étant évacuée, sera-t-il indispensable de la remplacer par 150 grammes de la solution boriquée.

Chez ces malades, les envies d'uriner étant souvent fréquentes, on les sondera aussitôt qu'elles se feront sentir : trois, quatre, cinq fois par 24 heures, c'est le meilleur moyen d'obtenir le calme de la vessie. La souffrance et l'irritation vésicales seront les seules contre-indications au cathétérisme répété.

On ne sondera jamais ces malades, du moins au début, que couchés; plus tard, ils pourront l'être debout.

Dans les cas d'envies trop répétées, exigeant un cathétérisme incessant, difficile ou douloureux, dans ceux où le canal saigne, la *sonde à demeure* sera préférable. Celle en caoutchouc vulcanisé serait la meilleure, n'était son petit calibre intérieur qui s'oppose à la facile sortie des mucosités, et sa mollesse qui permet au moindre effort et à la toux de l'expulser. Nous avons dit, en décrivant les sondes, qu'on en fabriquait maintenant en caoutchouc vulcanisé possédant la propriété de se maintenir sans liens dans l'urèthre. A leur défaut, on préférera la sonde béquille, en gomme élastique, d'un calibre tel qu'elle puisse jouer facilement dans le canal et que, dans les efforts, le contenu de la vessie puisse s'écouler entre ses parois et celle de l'urèthre. Son bec n'avancera pas de plus de 3 ou 4 centimètres dans la vessie et on la fixera assez solidement pour l'empêcher d'en sortir et de venir tomber en avant de la barrière uréthro-vésicale. Un fausset, qui sera enlevé aussitôt à chaque envie d'uriner, bouchera son pavillon, et, quand elle aura été satisfaite, on aura soin d'injecter une petite quantité d'eau dans la vessie pour que sa paroi ne reste pas au contact du bec. Enfin, la sonde sera souvent changée, et, quand les envies d'uriner seront devenues moins fréquentes et moins pressantes, on en reviendra au cathétérisme répété.

Il est évident que, dans cette troisième période, la liberté du ventre et les déplétions sanguines sont nécessaires, comme dans les autres. Certaines précautions lui sont toutefois particulières. La congestion étant très vive et les contractions de la vessie très énergiques, le sang est parfois exprimé des vaisseaux en abondance. Pour le tarir, rien ne vaut de petits lavements d'opium et des injections de tannin, 5 grammes pour 1 litre d'eau tiède. L'hématurie persistant, on introduira de petits fragments de glace dans le rectum, un ou deux du volume du petit doigt toutes les demi-heures, et on appliquera une vessie de glace sur l'hypogastre.

A l'intérieur, on administrera l'eau de Rabel en potion, 10 à 15 ou 20 gouttes dans 180 grammes d'eau sucrée avec du sirop de groseilles. Comme tisane, on prescrira trois tasses à café par jour de limonade sulfurique. Enfin, on pratiquera chaque jour une injection sous-cutanée de 5 gouttes d'ergotinine.

Si les caillots refusaient de sortir spontanément par la sonde, il faudrait les aspirer avec une seringue à large embout, adaptée à son pavillon. Au besoin, on ponctionnerait la vessie par l'hypogastre et on aspirerait avec l'aspirateur.

Mais c'est à l'état général, et à la néphrite qui en est cause, qu'à cette période il faut parer avant tout. S'il y a de l'embarras gastrique, des nausées, des vomissements, on aura, sans hésiter, recours à un ipéca, 2 ou 3 grammes de poudre en 3 paquets. Des cataplasmes sinapisés, des ventouses sèches nombreuses, seront appliqués sur la région lombaire, comme il sera dit en parlant de la cystite chronique. 50 centigrammes de sulfate de quinine seront pris matin et soir avec 4 grammes d'extrait mou de quinquina dans la journée. Pour étancher la soif, on donnera les tisanes émol·lientes, balsamiques ou toniques que nous énumérerons en parlant de la cystite. Comme aliment, du lait, du bouillon dégraissé, de l'eau rougie sucrée.

Je ne parle pas de l'iodure de potassium, qui me paraît un médicament détestable quand la vessie est irritée comme dans l'hypertrophie prostatique. Quant à la noix vomique, elle n'est bonne qu'en teinture, 10 à 12 gouttes par jour, pour exciter l'appétit, mais inutile pour rendre la contractilité à la vessie. Un médicament d'une efficacité plus réelle contre les hémorrhoïdes dont sont souvent atteint les prostatiques, c'est la teinture de *capiscum annuum*, 10 à 20 gouttes par jour en deux fois.

Enfin, il y aura quelquefois lieu de décider si l'ablation d'un ou de plusieurs lobes prostatiques ne devra pas être pratiquée par la taille hypogastrique, ou s'il ne faudra pas recourir à la section de la barre prostatique par l'emporte-pièce galvanique.

CHAPITRE III

MALADIES DE LA VESSIE

Dans ce chapitre, nous décrirons les maladies de la vessie :

1° Les *traumatismes vésicaux;* 2° Les *cystites :* blennorrhagique du col aiguë et chronique, cystite généralisée du corps aiguë et chronique, catharrhe vésical, cystite tuberculeuse, cystite cantharidienne, cystite membraneuse, cystite douloureuse, cystites chez la femme; 3° Les *névralgies;* 4° Les *tumeurs de la vessie;* 5° Le *phlegmon prévésical.*

I. — Traumatismes

Les traumatismes peuvent être divisés en *blessures, déchirures* et *ruptures de la vessie.*

Blessures. — Les *blessures* de la vessie sont constituées par une division de ses parois communiquant avec une plaie extérieure et résultant de l'action d'un instrument piquant, tranchant, contondant.

Les instruments piquants et contondants sont ordinairement des armes et projectiles de guerre : épée, baïonnette, balle, éclat d'obus; quelquefois une corne de taureau, un manche ou une dent de fourche. Les instruments tranchants ne sont guère que le couteau du chirurgien ouvrant la vessie par erreur dans une opération sur le ventre.

La vessie peut être atteinte sur tous les points de son pourtour, rectum, périnée, pubis, hypogastre, une seule ou deux de ses parois étant traversées en dedans ou en dehors du péritoine.

Au point de vue des symptômes, les blessures de la vessie sont caractérisées par de la douleur, de l'hématurie, la sortie de l'urine par la plaie, quand elle est assez large ou que les bords n'en sont pas boursouflés.

Les indications thérapeutiques diffèrent avec la gravité des symptômes.

Si le cas n'est grave ni par la lésion locale, ni par les symptômes généraux ; si la plaie ne donne ni sang ni urine, et que le malade rende celle-ci par la verge il n'y a rien à faire.

Dans le cas où, sans donner lieu à des symptômes graves, l'urine ne serait pas rendue, on placerait une sonde à demeure dans l'urèthre. Si celle-ci ne rétablissait pas son écoulement, le débridement et, au besoin, le drainage de la plaie deviendraient nécessaires.

En cas d'hémorrhagie, on essayera d'abord la glace appliquée sur le périnée et l'hypogastre. Si elle ne se tarit pas et qu'elle continue à remplir la vessie, il faut placer une sonde à demeure par laquelle le sang puisse s'écouler en même temps qu'elle permettra de pousser doucement de petites injections froides dans la vessie.

Si des caillots se sont accumulés dans celle-ci et qu'ils l'obstruent, il faut essayer de les dissocier avec des injections peu copieuses et lancées fortement à petits coups de piston ou avec une sonde à bec court.

Enfin, en cas de non-réussite, on débriderait l'orifice de la plaie ou on pratiquerait la taille hypogastrique pour aller lier les vaisseaux.

S'il est manifeste que la lésion est intrapéritonéale et que la séreuse est envahie par l'urine, il faut pratiquer de suite et sans hésitation la laparotomie, puisque c'est la seule chance de salut.

Déchirures. — Les *déchirures* de la vessie consistent en une division peu étendue de ses parois sans plaie extérieure. Elles résultent de l'action d'un instrument manié brusquement ou maladroitement dans la vessie ou du tiraillement de ses attaches extérieures par un traumatisme.

RUPTURES. — Les *ruptures* de la vessie ne diffèrent des déchirures que par l'étendue plus grande de la dilacération et son mécanisme.

Les ruptures ne se produisent que sur des vessies dont les parois sont altérées par une vieille inflammation ou la sclérose des vieillards. La réplétion de sa cavité par l'urine est la cause prédisposante immédiate des ruptures.

Celles-ci peuvent avoir lieu par contre-coup, à la suite d'une chute sur le siège ou sur les pieds ou plus souvent par choc direct d'un corps lourd et pesant venant frapper ou comprimer l'hypogastre.

La vessie ne se rompt guère sous la tension de l'urine retenue dans la vessie ; mais on l'a vu céder à une injection ou à l'effort des muscles pour soulever un fardeau ou à la contraction du muscle vésical pour chasser son contenu.

Quand la rupture est extrapéritonéale, les symptômes sont parfois beaucoup moins graves qu'on pourrait croire. La lésion ne se manifeste que par le manque d'urine qui ne s'écoule pas malgré les efforts. Plus souvent, ceux-ci se compliquent d'une violente douleur s'irradiant à l'abdomen, aux aines, aux cuisses. La rupture intrapéritonéale se complique de tous les signes d'une péritonite.

Le traitement est ici le même que pour les blessures. Si le cas est simple et qu'il n'y ait aucun phénomène alarmant, il faut ne rien faire. Quand l'urine n'est pas rendue par l'urèthre, il faut essayer de la sonde à demeure, et, si on n'obtient pas un résultat favorable, pratiquer la taille hypogastrique.

Quand la rupture est intrapéritonéale, la laparotomie est absolument nécessaire.

II. — Cystites

On désigne sous le nom de *cystite* les inflammations de la vessie.

Ces inflammations sont la conséquence de presque toutes les affections des voies urinaires : blennorrhagie, rétrécissement, hypertrophie prostatique, sclérose urinaire, calcul. Elles peuvent naître aussi sous l'influence d'un état pathologique général : tuberculose, néoplasme localisés à la vessie, ou d'un empoisonnement par les cantharides.

Les cystites rhumatismale, goutteuse et par refroidissement ne doivent être acceptées qu'avec circonspection; car, s'il est incontestable que le rhumatisme, la goutte et le froid exercent une influence nuisible sur les cystites, il est fort douteux qu'elles leur donnent naissance quand les organes urinaires sont sains.

Toutes les cystites engendrent un ensemble symptomatique à peu près identique :

1° *Envies fréquentes*, quelquefois *incessantes*, *pressantes* et *irrésistibles* d'uriner à ce point que l'urine s'échappe en dépit des efforts pour la retenir et que le malade se croit atteint d'incontinence d'urine.

2° *Douleur* au début et pendant, mais surtout à la

fin de la miction, quand les muscles se contractent pour chasser les dernières gouttes d'urine.

3° *Pyurie* à la fin de la miction, quand la cystite est limitée au col, mais aussi au début, si, comme c'est fréquent cette dernière se complique d'uréthrite profonde.

Quand toute l'urine est purulente, c'est que le corps de la vessie suppure en même temps que son col et l'urèthre profond.

Pour reconnaître ces différents états, on fait pisser le malade dans trois verres : le premier jet dans l'un, ce qui sort ensuite dans le second, le dernier jet dans le troisième. L'inspection des trois verres montre la purulence des diverses portions de l'urine et indique, par suite, la provenance du pus.

Si l'urine est non seulement entièrement, mais très purulente, on en conclura que l'inflammation a dépassé la vessie et que les uretères, les bassinets et les calices sont envahis par la suppuration.

4° *Hématurie* formée de quelques gouttes ou d'un véritable jet de sang pur à la fin de la miction; quelquefois d'une urine rosée semblable à de l'eau sucrée par du sirop de groseille ou d'une miction tout à fait sanglante.

Les cystites, cela résulte de ce que nous venons de dire, peuvent être limitées à l'orifice uréthro-vésical ou envahir la vessie tout entière et monter même jusqu'aux reins. Si donc, dans le premier cas, il y a simple *cystite du col*, elle est *généralisée* dans le second. D'un autre côté, cette dernière peut rester limitée à la muqueuse ou pénétrer les diverses couches enveloppant la cavité vésicale : celluleuse, musculaire, péritonéale.

Dans le premier cas, la cystite sera *superficielle*, *profonde* dans le second, parenchymateuse comme on a dit. Enfin, les cystites, comme les autres inflammations, se présentent avec une intensité variable qui les rend *aiguës* ou *chroniques*.

D'autre part, toutes les cystites, sans être constituées pour cela par une entité morbide spéciale, peuvent se présenter avec un caractère clinique tellement prédominant qu'il en est la caractéristique. Telles sont les cystites *douloureuses* et *membraneuses*.

La classification des cystites devrait avoir pour base un caractère parfaitement défini et particulier pour chacune d'elles. On aurait pu croire qu'il serait fourni par la bactériologie. Or, il n'en est rien, toutes les cystites étant engendrées par de nombreux microbes, dont le plus important, qui ne manque jamais, est le *bacterium pyogenes*, sur lequel les microbiologistes eux-mêmes sont loin d'être d'accord. La cystite tuberculeuse semblerait devoir faire exception. Malheureusement le bacille de Koch n'est pas toujours, tant s'en faut, facile à trouver dans l'urine; de telle sorte qu'une foule de cystites d'origine douteuse pourraient bien n'avoir pour *substratum* que ce bacille introuvé.

Il résulte de ceci, que, pour classer les cystites, c'est sur leur nature, résultant de l'étude simultanée de leur étiologie, de leur anatomie pathologique et de leurs symptômes, qu'il faudra s'appuyer.

En procédant de la sorte, on peut admettre les cystes suivantes :

Blennorrhagiques, des rétrécis, des prostatiques, des calculeux, tuberculeuses, cantharidiennes, toutes pouvant devenir douloureuses et pseudo-membraneuses.

En dépit de sa logique, ce n'est pas l'ordre que nous suivrons. Ayant surtout en vue le traitement, nous nous arrêterons au suivant :

> Cystites {
> - blennorrhagique {
>   - du col { aguë. / chronique.
>   - généralisée ou du corps { superficielle, profonde ou parenchymateuse { aiguë. / chronique. / catarrhe. / vésical.
> - tuberculeuse.
> - cantharidienne.
> - membraneuse.
> - douloureuse.
> }

Ce serait, en effet, répéter les mêmes choses que de de décrire la cystite des rétrécis et des prostatiques, après celle des blennorhagiques, puisqu'en somme, en dehors de la cure des rétrécissements, le traitement est identique.

Cystite blennorrhagique. — La cystite blennorrhagique survient ordinairement trois à six semaines, mais quelquefois seulement cinq à six mois et plus après le début de la maladie, alors qu'elle est presque terminée, réduite à l'état de blennorrhée ou de fils épithélio-purulents et que le malade lui-même croit son affection guérie. Dans quelques cas très rares, elle débute 2 ou 3 jours après le commencement de la blennorrhagie.

Limitée, au moins au début, à la muqueuse de l'orifice uréthro-vésical, on la désigne parfois justement sous le nom de *cystite du col*. C'est une affection très

commune, toujours accompagnée d'uréthrites profonde et caractérrisée par des envies fréquentes, incessantes et irrésistibles d'uriner simulant l'incontinence ou compliquées de rétention complète ou
incomplète. Elle est accompagnée d'épreintes douloureuses et d'expulsion de quelques gouttes de pus,
quelquefois de sang pur ou même d'un jet et parfois
d'une véritable hémorrhagie (*cystite hémorrhagique*),
indiquant l'intensité de la congestion du col ou d'un
mélange des deux à la fin de la miction.

La *prophylaxie* de la *cystite blennorrhagique aiguë*
consistera dans la sobriété du régime et la régularité
de la vie. Pas de fatigue, pas de veilles, pas de café,
thé, bière, liqueurs, vin pur ; pas de mets épicés ni
trop salés, jambon, salade, ragoûts. De l'eau rougie et
des viandes rôties avec des légumes verts bien cuits.
Pas de coït ni de fréquentation féminine, pas de vélocipède ni d'équitation.

Enfin, et ceci est une recommandation de la plus
haute importance, tout malade de la blennorrhagie
ne devra pousser ses injections qu'avec douceur. Elles
risquent autrement de traverser le collet du bulbe en
entraînant le pus qui infecte le col.

Le blennorrhagique arthritique et goutteux devra
savoir qu'il est plus exposé que d'autres à la cystite
blennorrhagique. Chez ces sujets, elle se déclare souvent sans qu'on puisse lui assigner la moindre cause
occasionnelle.

La cystite blennorrhagique confirmée exige un traitement rigoureux pour ne pas devenir chronique, douloureuse ou tuberculeuse.

Celui-ci consiste à déposer sur le col avec un instillateur à petite boule (n° 15) 10 à 20 gouttes d'une solution de nitrate d'argent au 1/50 et même au 1/25.

Pour cela, on fait traverser le collet du bulbe par l'olive contre lequel on la ramène et on exécute autant de tours de vis qu'on veut instiller de gouttes.

Ces instillations doivent être pratiquées de préférence le soir au moment du coucher et *immédiatement après la miction*, de sorte qu'en pénétrant dans la vessie, les gouttes touchent bien l'orifice du col.

Suivant la susceptibilité du sujet et l'intensité de la maladie, on les fait tous les jours ou tous les deux jours.

Peu douloureuses, ces instillations sont d'une remarquable efficacité. La guérison en exige rarement plus de cinq ou six qu'on fait à vingt-quatre heures d'intervalle.

Si le malade refusait les instillations, ce serait aux balsamiques, opiat et capsules de copahu, administrés comme nous l'avons dit en décrivant le traitement de la blennorrhagie, qu'il faudrait avoir recours.

Plus tard, les symptômes disparaissent ou s'apaisent. Dans le premier cas, le malade est guéri. Dans le second, la cystite, toujours fixée sur *le col*, passe à *l'état chronique*. Ses symptômes s'atténuent alors, mais les envies d'uriner restent fréquentes et il y a encore expulsion d'un peu de pus avec les dernières gouttes d'urine. Quelquefois la cystite est chronique d'emblée.

Aiguë ou chronique, cette cystite ne provoque pas la fièvre.

Contre cette cystite chronique, ce sont aussi les instillations qui possèdent le plus d'efficacité. Seulement il faut les continuer plus longtemps et, au besoin, élever la proportion de nitrate d'argent.

On pratique d'abord six instillations consécutives, une tous les jours. Puis, après un repos de huit jours, on recommence une nouvelle série et ainsi de suite, jusqu'à concurrence de vingt à vingt-quatre.

La cystite blennorrhagique de la femme exige le même traitement.

Dans tous les cas, chez l'une comme chez l'autre, les tisanes émollientes dans la période aiguë, balsamiques (bourgeons de sapins) dans la période chronique et les bains seront d'utiles adjuvants du traitement.

Cystite généralisée aigue. — La cystite, tout en restant aiguë, peut, du col, s'étendre à toute la vessie dont elle n'envahit d'abord que la muqueuse.

Il y a alors une simple congestion de membrane, puis desquamation épithéliale et apparition du pus : c'est la cystite *superficielle* ou *muqueuse*.

Ces lésions donnent lieu à des symptômes identiques, en somme à ceux de la cystite du col, mais accompagnés de phénomènes généraux caractérisés surtout par de la faiblesse et de l'amaigrissement.

Outre la blennorrhagie qui agit directement, la cystite généralisée reconnaît pour causes prédisposantes un rétrécissement, un calcul, une hypertrophie prostatique. Si, ces lésions existant, une cause occasionnelle : refroidissement, excès de coït ou de boisson, engorgement hémorrhoïdal, constipation, station assise prolongée, équitation, bicyclette, négligence à satisfaire le besoin d'uriner et surtout cathétérisme septique, vient s'ajouter, la cystite peut éclater avec toute l'intensité de l'état aigu.

Pour combattre cette cystite étendue, c'est aux antiplogistiques, aux émollients, aux calmants et surtout aux opérations qui débarrasseront l'urèthre d'un rétrécissement, la vessie d'un calcul ou de la rétention d'urine, qu'on demandera la guérison.

Contre la congestion, surtout si le sujet est vigoureux, une application de 12 à 20 sangsues au périnée produira une déplétion des plus salutaires. On la fera suivre le lendemain d'un purgatif salin; 30 grammes de sulfate de soude, mélangés à 3 grammes de bicarbonate de soude dans une tasse de bouillon d'herbes. Les veines du bassin, de la prostate et de la vessie étant débarrassées de la compression du bol fécal, la circulation deviendra plus libre dans ces organes. Aussi faudra-t-il continuer à entretenir la liberté du ventre par de grands lavements d'eau de guimauve additionnée de glycérine, portée très haut dans le rectum avec la longue canule de Reliquet et doucement lancée.

Pour calmer la douleur, aucun médicament ne vaut l'opium. A l'extérieur, on badigeonne l'hypogastre avec 30 à 40 gouttes de laudanum qu'on recouvre de larges cataplasmes bien chauds. A l'intérieur, on administrera l'extrait d'opium à doses fractionnées, un demi-centigramme, un centigramme en pilules toutes les deux heures. A chacune de ces pilules. on pourra adjoindre une dose moitié moindre de poudre de belladone ou de jusquiame. La morphine, en injections sous-cutanée, remplacera quelquefois avantageusement les pilules précédentes, à la dose d'un demi-centigramme, deux, trois et quatre fois par jour. On réservera les suppositoires, contre la cystite chronique, car ils sont souvent mal supportés dans la cystite aiguë.

Les urines rouges et concentrées du début de la cystite, celles chargées de pus et non moins irritantes de la période d'état sont avantageusement diluées par les tisanes : eau sucrée avec du sirop d'orgeat, eau d'orge miellée qui facilite les garde-robes, infusion de violettes, mauve, guimauve, quatre fleurs, décoction de chiendent coupée par moitié avec de l'eau de graine de lin faite à froid. De chacune de ces tisanes, deux à quatre verres suffiront. Il ne faut, en effet, pas trop pousser aux urines un malade qui éprouve déjà de la douleur à les rendre. Enfin, on proscrira, surtout quand l'urine est abondamment purulente, le bicarbonate de soude qui les rendrait alcalines et aussi les tisanes balsamiques qui conviennent seulement à la période de déclin.

L'éréthisme, l'agitation seront combattus par des grands bains simples prolongés. L'insomnie, par le chloral en lavement :

> Chloral hydraté . . . . 3 à 5 gr.
> Eau . . . . , 50 gr.

dans un verre de lait additionné d'un jaune d'œuf et de 10 à 12 gouttes de laudanum de Sydenham.

Quant aux injections, elles ne pourraient qu'être nuisibles dans l'état d'irritation de la vessie à la période aiguë, la vessie qui ne doit jamais être distendue le serait forcément à cette période, car elle est toujours contractée. Il faut les réserver pour la cystite gé-

néralisée *subaiguë* et *chronique* dont elles constituent
le principal remède. A ce moment, en effet, tous les
symptômes douloureux et l'irritation sont en partie
apaisés et ce n'est plus tant contre la congestion que sur
le pus, les épithéliums et les surfaces qu'on doit agir.

CYSTITE CHRONIQUE GÉNÉRALISÉE. — CATARRHE VÉSICAL.
— La cystite chronique est surtout caractérisée anatomiquement par de la sclérose consécutive à l'infiltration
embryonnaire des muqueuse et couches musculaires.
Le pus, d'abord infiltré, se collecte en petits abcès qui
s'ouvrent en ulcérant la muqueuse. La séreuse, dans ce
cas, est elle-même épaissie et adhérente, en sorte que
les glissements de la vessie ne se font plus normalement.

Le symptôme dominant de la cystite chronique est un
flux purulent, tandis que *son agglomération en masses
glaireuses*, par le *carbonate d'ammoniaque*, est la caractéristique du catarrhe. Le pus, comme les masses
glaireuses, sont d'ailleurs toujours mélangés à des
débris d'épithéliums, à du phosphate de chaux, du
carbonate de chaux et, si l'urine est ammoniacale, à
du phosphate ammoniaco-magnésien. La cystite chronique peut survenir à la suite d'une blennorrhagie,
d'un rétrécissement, d'un calcul, mais elle est surtout
consécutive, comme le catarrhe, à l'hypertrophie prostatique. Dans ces deux affections, corrélatives et consécutives l'une à l'autre, la congestion et la douleur
passant au second plan, ce sont les flux qu'il faut
s'efforcer de tarir, et, pour y arriver, rien ne vaut les
lavages topiques et modificateurs de la vessie qu'on
pratique au moyen des injections.

Pour pratiquer les injections il faut : 1° une bonne

seringue à anneaux ou en caoutchouc rouge d'une capacité de 150 grammes environ ; 2° une sonde en gomme élastique conique-olivaire, à béquille ou en caoutchouc vulcanisé, d'un diamètre suffisant, dont le bec soit percé de deux yeux ; 3° des solutions antiseptiques appropriées.

Le malade est étendu et la sonde poussée jusque dans la vessie. Une fois celle-ci débarrassée de son contenu, le chirurgien ramène le bec vers le col de telle sorte qu'un des yeux ouvre dans la région prostatique. Il adapte alors la canule de la seringue, préalablement remplie, au pavillon de la sonde tenu fixement entre le pouce et l'indicateur gauches et pousse avec la main droite et par petits coups secs l'injection qu'il laisse ressortir aussitôt chaque fois. Il répète la même manœuvre jusqu'à ce que le liquide revienne clair. En agissant comme nous venons de le dire, on ne risque pas de distendre la vessie, ce qu'il faut toujours éviter car les conséquences peuvent en être très fâcheuses, et on provoque dans son contenu une agitation qui détache et entraîne les dépôts.

Dans cette manière de faire, le malade a besoin d'être assisté. Or, les injections devant être répétées chaque jour, même plusieurs fois, il y a avantage à se les administrer soi-même. On y parviendra facilement avec un irrigateur dont on adapte la canule à la sonde, après avoir réglé l'intensité du jet en ouvrant plus ou moins le robinet. On peut remplacer l'irrigateur par un laveur suspendu à une hauteur variable de 30 à 50 centimètres au-dessus du lit et réuni à la sonde par un tube en caoutchouc terminé par une canule à robinet.

La température des injections varie comme leur but. A 0°, on s'en sert pour arrêter les hémorrhagies ; à 8 ou 10° pour exciter la contractilité vésicale. Mais ordinairement les liquides injectés marquent 32 à 35°. De 45 à 55° ils sont hémostatiques, mais très excitants.

La composition du liquide injecté varie avec les préférences du chirurgien. On s'est servi d'une décoction de racine de guimauve et de pavot contre la cystite douloureuse; d'eau de Pagliari ou d'une solution de tannin, 4 à 5 grammes par litre pour arrêter les hématuries; d'acide phénique, 1 gramme pour 1000, contre la mauvaise odeur ; d'acide nitrique, 5 grammes pour un litre, s'il existe des dépôts phosphatiques ; d'iode, 1 gramme; iodure de potassium, 50 centigrammes ; eau, 100 grammes quand le pus n'est pas abondant ; de permanganate de potasse au 1/10, une cuillerée à café ou à bouche pour 200 grammes d'eau dans les cas ordinaires; de même que du bi-iodure selon la formule suivante :

Bi-iodure d'hydrarg.	0 gr. 05
Alcool	25 gr.
Eau distillée	975 gr.

Un antiseptique dont on ne doit user qu'avec la plus grande circonspection en injection dans les voies urinaires est le sublimé ; même à très petites doses, il peut produire une irritation et des douleurs persistantes.

Du reste, s'attarder à choisir parmi les substances précédentes est bien inutile, car nous possédons deux antiseptiques excellents, l'acide borique et le nitrate d'argent, avec lesquels on suffit à tous les besoins.

8.

L'acide borique, d'une puissance peu considérable, mais tout à fait inoffensif, suffira à maintenir l'urine acide dans presque toutes les cystites. On l'emploie à la dose de 3 à 4 0/0, injecté deux et même trois fois par jour, si c'est nécessaire. Pour le rendre plus soluble on peut l'additionner de bi-borate de soude 5 grammes pour 1 litre d'eau qui en dissout alors 50 grammes au lieu de 40 grammes.

Le nitrate d'argent n'agit pas seulement sur l'urine, mais principalement sur les surfaces enflammées et septiques dont il détruit les microbes et les ferments en même temps que l'épithélium qui, si les désordres anatomiques ne sont pas trop considérables, redevient tout à fait normal au bout d'un temps plus ou moins long. La concentration des solutions varie en raison inverse de la phlegmasie de 1 pour 1000 à 1 pour 300 et plus; mais on ne doit jamais en faire qu'une injection par jour si elle est concentrée.

Dans les vessies intolérantes, mais chroniquement enflammées, on pourra, suivant les cas, injecter, au moyen d'une mince sonde bougie portée derrière le bulbe, une demi ou une seringue entière à instillation, 4 à 8 grammes d'une solution argentique.

Dans la cystite généralisée, comme dans toutes les cystites, d'ailleurs, l'orifice uréthro-vésical et le trigone étant plus malades que le reste des parois vésicales, les instillations peuvent être encore utiles à ce moment. Aussi peut-on les combiner avec les injections générales. Seulement, au lieu de les répéter chaque jour, on en fait une tous les deux ou trois jours. On se sert, pour cela, d'une solution au 1/50 ou même au 1/25 dont on injecte 2 grammes.

Dans la cystite chronique et le catarrhe vésical, les tisanes émollientes seront remplacées par des tisanes astringentes, balsamiques, légèrement diurétiques. Le buchu en décoction, le bourgeon de sapin en infusion 30 grammes pour 1 litre d'eau. Le wintergreen ou pyrol ombellé, dont on fait un sirop diurétique et apéritif avec lequel on sucre de la tisane d'*uva ursi*, est efficace contre le catarrhe par le tannin qu'elle contient. La *pareira brava* en infusion est prise comme la précédente. Les stigmates de maïs, 20 grammes pour 1 litre d'eau bouillante qu'on peut sucrer avec leur sirop. Le chiendent, le *polygala*, la grande consoude, 60 grammes pour 1 litre d'eau bouillante sucrée avec du sirop de goudron, de térébenthine ou d'eucalyptus.

En même temps que ces tisanes, on prescrit de petites doses de balsamiques qui transforment le carbonate d'ammoniaque en hippurate. Capsules d'eucalyptus, 4 à 10 par jour, avant les repas. On peut l'administrer en poudre de feuilles, un paquet de 2 grammes à chaque repas dans du pain azyme ou en pilules; poudre et extrait de chaque, 10 centigrammes, une à chaque repas. L'essence de térébenthine convient surtout aux catarrhes compliqués d'inertie vésicale, ou de néphrite. Quand la cystite ou le catarrhe ont une origine blennorrhagique, le baume de copahu ou le cubèbe à petites doses; le santal, 6 capsules par jour, auront la préférence. La térébenthine de Venise convient dans tous les cas.

Térébenthine de Venise.	6 gr.
Camphre..	4 gr.
Extrait thébaïque	0 gr. 30
— d'aconit.	0 gr. 30

pour 60 pilules.

Térébenthine de Venise . . . . 0 gr. 10
Magnésie calcinée . . . . Q. S.

pour une pilule.

Il est bon d'additionner ces pilules d'extrait de gentiane ou de quinquina; dans tous les cas, on en donne à 8 par jour.

On peut encore essayer la terpine 6, à 8 pilules de 10 centigrammes dans les 24 heures.

On a cherché à rendre l'urine acide en faisant prendre 1 gramme d'acide borique ou de biborate de soude à chaque repas; mais ces médicaments ne servent qu'à troubler la digestion. Mieux vaut encore l'acide salicylique ou le salicylate de soude à la dose de 2 ou 3 grammes par jour.

Dans le même but, on a recours à l'acide benzoïque.

Acide benzoïque . . . . 1 gr.
Sirop de framboises . . . . 20 gr.
Eau distillée . . . . 200 gr.

à prendre dans les 24 heures.

Acide benzoïque . . . . 5 gr.

pour 50 pilules, 2 à 8 par jour.

L'acide benzoïque peut être remplacé par le benzoate de soude pur ou mélangé au benzoate de chaux de chaque 1 à 2 grammes par jour; ou ce dernier être administré seul aux mêmes doses.

CYSTITE TUBERCULEUSE. — Il est un fait primordial et absolument démontré aujourd'hui, c'est que la cystite tuberculeuse, comme, d'ailleurs, toute tuberculose de l'appareil génito-urinaire peut exister et évoluer complètement sans qu'aucun autre organe, le poumon, en particulier, soit tuberculeux et constituer une affection absolument locale.

La tuberculose précède la cystite ou celle-ci prépare le terrain au tubercule. Dans bien des cas, la cystite survient spontanément et sans cause appréciable.

La cystite tuberculeuse est une affection de l'adulte. On l'observe cependant quelquefois chez l'enfant. Elle est rare après quarante ans, et plus fréquente chez l'homme que chez la femme.

Comme toutes les cystites, la cystite tuberculeuse est caractérisée par des envies fréquentes d'uriner qui surprennent le malade en pleine santé et en sont la plupart du temps le premier symptôme, de la douleur à la fin de la miction, de la pyurie. Mais ce qui la différencie, c'est une hématurie de forme spéciale.

Elle se présente sans avertissement ni signe prémonitoire et tout à fait spontanément, sans qu'une cause spéciale puisse lui être attribuée. Elle apparaît à la fin de la miction par l'expulsion dans le coup de piston de quelques gouttes de sang pur ou rosé. Quelquefois tout le produit de la miction est teinté, constituant un liquide assez analogue à de l'eau sucrée avec du sirop de groseille un peu trouble. Cette hématurie cesse aussi spontanément qu'elle est apparue, sans qu'on s'explique pourquoi, mais pour se montrer de nouveau au bout d'un temps plus ou moins éloigné. Quelquefois l'hématurie est constituée par un caillot ordinairement petit et peu consistant, mais qui suffit pour aggraver la douleur, provoquer de pénibles épreintes et même la rétention d'urine incomplète ou complète qui peut être aussi le résultat d'un simple spasme. Un caractère important de l'hématurie dans la cystite tuberculeuse, c'est d'apparaître au début de la maladie, presque simultanément avec la fréquence des mictions, et de diminuer à mesure que la maladie vieillit.

Si avec cette hématurie les envies d'uriner sont surtout fréquentes la nuit et que la cystite très douloureuse soit apparue sans cause appréciable, les chances en faveur de la tuberculose sont grandes.

Il est évident que la constatation du bacille lèverait tous les doutes. Malheureusement, celui-ci est difficile à trouver dans le dépôt urinaire surtout au début, puisque l'urine est limpide.

Un autre fait remarquable, c'est que le dépôt ne devient presque jamais ammoniacal.

Contre cette affection, c'est au traitement de la tuberculose urinaire et génitale, tel que nous le décrirons plus loin, qu'il faut avoir recours.

A moins de nécessité absolue, comme la rétention d'urine complète, les manœuvres instrumentales intra-uréthrales ou vésicales sont absolument interdites.

Cependant si les souffrances devenaient trop vives, on injecterait sur le col et dans la vessie, au moyen d'un instillateur, 1 ou 2 grammes d'une solution de chlorhydrate de cocaïne à 25 0/0, en se souvenant toutefois qu'elle est ordinairement impuissante et quelquefois même irritante au bout de quelques jours. A l'intérieur, on administrera l'opium, la belladone, le

chloral par la bouche ou en lavement, enfin les injections sous-cutanées de morphine.

Contre la cystite tuberculeuse, il faudra surtout
s'abstenir d'instillation au nitrate d'argent. Les tuber-
cules s'en trouveraient aussi mal que l'inflammation
simple en retire avantage. On les remplacera par des
instillations au bi-chlorure à 1/4000 qu'on continuera
chaque jour ou tous les deux jours si elles sont bien
supportées. Dans ce cas, on ne craindra pas d'injecter
chaque fois 4 à 8 grammes de la solution.

Enfin, contre les douleurs insupportables qui ne
laissent de repos au malade ni jour ni nuit, on pratiquerait une boutonnière périnéale et au besoin on
gratterait le trigone, mais sans espérer la guérison
complète et seulement pour soulager.

CYSTITE CANTHARIDIENNE. — Sa cause la plus ordinaire est un vésicatoire maintenu trop longtemps appliqué, beaucoup plus rarement l'absorption d'une
préparation cantharidée.

Dans les deux cas, les symptômes sont les mêmes :
mictions fréquentes, brûlantes, douloureuses, surtout
au méat ; urines foncées, troubles, parfois sanguino-
lentes et plus ou moins chargée d'exsudats albumino-
fibrineux, si abondants qu'elle se prend parfois en
masse semblable à de la gelée de pomme. Dans les
cas graves, il y a du priapisme chez l'homme, de la
métrite chez la femme, et un pissement de sang plus
ou moins pur et abondant.

Pour prévenir la cystite cantharidienne, on a conseillé le bicarbonate de soude à la dose de 5 à
10 grammes. On se fondait sur ce fait que la cantha-

ridine dissoute dans le sérum alcalin du sang et combinée avec lui devenait libre dans l'urine à cause de son acidité et que le bi-carbonate de soude, en neutralisant cette acidité, empêcherait la mise en liberté de la cantharidine. Malheureusement les données de la chimie n'ont pas été confirmées par la pratique.

De son côté, le camphre, dont on a l'habitude de saupoudrer les vésicatoires, n'a pas donné de meilleurs résultats.

Le moyen le plus efficace de prévenir la cystite cantharidienne est de ne pas laisser le vésicatoire longtemps en place : 2 à 3 heures chez les enfants, suivant leur âge; 5 à 6 heures chez les adultes. Le vésicatoire enlevé, on le remplace par un cataplasme bien chaud de fécule de pomme de terre pendant 1 heure : celui-ci lève la cloche qu'on incise et panse à l'ordinaire.

La cystite cantharidienne, chez les enfants surtout, peut passer à l'état chronique et constituer une affection grave, car elle gagne les reins, s'ils n'ont pas été pris au préalable et, par suite, très difficile à guérir.

C'est aux révulsifs sur la région rénale : ventouses sèches et cataplasmes sinapisés; aux cataplasmes sur le ventre; aux grands bains; aux tisanes émollientes de mauve, guimauve, violette, quatre fleurs, et surtout au lait comme nourriture, qu'il faudra demander la guérison. Les instillations de solutions argentiques légères pourront, d'autre part, modifier avantageusement la muqueuse vésicale.

CYSTITE MEMBRANEUSE. — Cette sorte de cystite est caractérisée par l'expulsion, pendant et surtout à la fin de la miction, de membranes, que l'examen micros-

copique a montré être de deux espèces : les unes
formées par une véritable exfoliation de la muqueuse;
les autres par des pseudo-membranes constituées par
de la fibrine.

L'origine de la cystite membraneuse est celle de
toutes les cystites. Elle ne se différencie que par la
violence de l'inflammation qui paraît suffisante, si
nous nous en reportons à ce que nous savons actuellement, à exfolier la muqueuse ou à produire la fausse
membrane véritable.

On ne lui connaît pas de traitement spécial. C'est
celui de toutes les cystites aiguës. Il demande seulement beaucoup de douceur dans son application. Et
comme ce sont encore ici les lavages dont l'efficacité
l'emportera, il en résulte qu'ils devront être pratiqués
avec une extrême prudence.

Cependant, si la cystite membraneuse se montrait
après une ouverture de la vessie, je n'hésiterais pas,
pour ma part, à cautériser au crayon de nitrate d'argent et mieux encore au thermo-cautère, porté au
rouge sombre, l'orifice de la plaie et même les parties
profondes.

Cystite douloureuse. — Les cystites, nous l'avons dit,
sont caractérisées par le trio symptomatique : pyurie
compliquée parfois d'hématurie, fréquence des mictions, douleur pour les satisfaire.

Or, cette douleur peut acquérir une intensité telle
qu'elle masque les autres symptômes caractérisant à
elle seule la maladie. Elle n'est, d'ailleurs, l'apanage
exclusif d'aucune espèce de cystite, toutes pouvant
revêtir ce caractère. Cependant les cystites blennor-

rhagiques, tuberculeuses et néoplasiques, y sont plus particulièrement sujettes. Elles exigent une vessie encore vigoureuse se contractant énergiquement. C'est ce qui explique pourquoi on l'observe surtout chez les jeunes gens et pourquoi elle est rare chez les vieillards atteints de cystite par hypertrophie prostatique.

Les douleurs provoquées par les mictions coïncident avec elles et consistent en horribles épreintes chaque fois que le malade urine. Celles-ci s'irradient au périnée, à l'anus, le long de la verge et surtout à son extrémité. Il n'est pas rare que des élancements se fassent sentir jusque dans les cuisses, la plante des pieds et même les membres supérieurs. La douleur est surtout insupportable à la fin de la miction. A ce moment, le malade éprouve un irrésistible besoin de pousser qui l'oblige à chercher un point d'appui pour ses mains afin d'augmenter l'effort qui, agissant simultanément sur les sphincters uréthral et anal, expulse quelquefois en même temps les matière fécales et l'urine.

Triste privilège des gens nerveux, la cystite douloureuse est plus fréquente chez la femme ; aussi les inflammations de la vessie devront-elles être chez elle l'objet de soins particuliers. Dans tous les cas, il faudra s'abstenir, pour les guérir, de tout remède trop énergique et craindre la violence. Pas de cathétérisme avec des instruments métalliques ou volumineux; pas de cautérisations profondes, et surtout pas de distension vésicale par des injections qui sont, surtout, ici tout à fait contre-indiquées.

Le traitement médical n'aura guère chance de succès, mais devra néanmoins être essayé. Le bromure de potassium, à la dose de 2 à 4 grammes par jour dans du sirop de fleurs d'oranger additionné de 4 à 5 grammes d'eau de laurier-cerise; la belladone extrait et poudre en pilules de 1 centigramme dont on doit prendre 4 à 5 par jour; les injections sous-cutanées de sulfate de morphine, 1/2 centigramme, et de sulfate neutre d'atropine, 1/2 milligramme, répétées plusieurs fois par jour, le laudanum en lavement 15 à 20 gouttes, en lavement 2 à 3 fois par jour; les cataplasmes, les tisanes émollientes d'orge, de lin, de mauve sont les seules armes pharmaceutiques que nous possédions, auxquelles on ajoutera des bains.

Dans la vessie on essayera des instillations de 1 à 2 grammes d'eau distillée contenant des calmants ou des modificateurs : sulfate de morphine, 2 centigrammes; sulfate d'atropine, 1/2 milligrammes; chlorhydrate de cocaïne, 5, 10, 15 ou 20 centigrammes; nitrate d'argent, 20 gouttes d'une solution au $1/50^e$; sulfate de cuivre, même quantité d'une solution à 5 0/0. Mais tous ces médicaments ayant été donnés presque toujours sans aucun résultat, il faudra en venir à un moyen radical, la suppression de la vessie par une ouverture artificielle dite taille hypogastrique ou du col par la boutonnière périnéale chez l'homme, taille vésico-vaginale ou colpocystotomie chez la femme.

Je ne donnerai pas ici une description particulière de la cystite des rétrécis : ce serait répéter ce que j'ai dit à propos de la cystite blennhorragique.

Quant à celle des calculeux, j'en parlerai à propos des calculs.

CYSTITES CHEZ LA FEMME. — Les cystites sont plus rares chez la femme que chez l'homme, parce qu'elle n'est pas, comme lui, la victime des rétrécissements et de l'hypertrophie prostatique (Reblaud) ; les cystites de la grossesse, puerpérales ou génitales ne parvenant pas, loin de là, à rétablir l'égalité.

En dehors de ces trois sortes de cystites, l'inflammation de la vessie résulte, chez la femme comme chez l'homme, d'une maladie des voies urinaires : blennorrhagie, tuberculose, calcul. C'est ici simplement encore en préparant le terrain qu'elles agissent. Pas plus que chez l'homme, ce n'est, en effet, le gonocoque de Neisser ou le bacille de Koch qui engendre la cystite ; mais un *coccus* ou un bacille, surtout le *bacterium pyogenes*, en envahissant la vessie, à l'exclusion des premiers (1).

Cet envahissement résulte, le plus souvent, d'un cathétérisme ; parfois le microbe pénètre directement de l'urèthre dans la vessie ou par une fistule vésico-vaginale. Dans les maladies infectieuses, le microbe est entraîné par l'urine à travers le rein, préalablement envahi. Dans les brûlures et les traumatismes, la cystite survient parce que la plaie a été infectée.

Les lésions produites par la cystite chez la femme sont les mêmes que chez l'homme : l'inflammation envahissant d'abord le col pour s'étendre ensuite à la cavité de la vessie et remonter plus tard jusqu'aux reins.

Les symptômes ne diffèrent pas non plus de ce qu'ils sont chez l'homme.

Quant au traitement, je n'ai pas davantage à le décrire, puisque c'est celui des cystites de ce dernier. Cependant, à la série des médicaments dont j'ai parlé,

(1) Voy. E. Macé, *Traité pratique de bactériologie.*, 2ᵉ édition, Paris, 1892.

j'ajouterai le *salol* que j'ai omis dans le traitement des cystites de l'homme. C'est un antiseptique des voies urinaires puissant et durable, mais qui n'a jamais guéri la chaudepisse. On l'administre par la bouche, en cachets d'un gramme, 3 à 4 par jour, aux repas. Il ne faut pas attacher trop d'importance à la coloration noire qu'il communique aux urines; mais néanmoins on surveillera son action chez les albuminuriques et ceux qui portent un rein chirurgical, chez les vieux urinaires, par conséquent.

Berlioz a préconisé, dans ces derniers temps, et avec juste raison, un nouvel antiseptique dont il place la puissance immédiatement après le bichlorure de mercure; c'est la *microcidine* composée de naphtol et de soude caustique. A la dose de 3 pour 1000 en injection et de 2 grammes en 4 cachets par l'estomac, elle s'est montrée tout à fait efficace dans les mains de M. Mabboux, et tout à fait inoffensive chez les malades atteints de pyélo-néphrite.

Je terminerai en mettant en garde le praticien contre l'emploi des eaux minérales alcalines de table dans le traitement des cystites. Elles sont tout à fait contre-indiquées quand ces inflammations sont chroniques et la vessie paresseuse.

Névralgies vésicales

Les névralgies de la vessie, dont la douleur ne peut se comparer à celle de la cystite douloureuse parce qu'elle est plus mobile, moins fixe, naissent sous l'influence de causes multiples, variées, dans lesquelles l'inflammation n'entre souvent pour rien, et dont la manifestation symptomatique est à peu près toujours identique.

Comme les douleurs de l'estomac, celles de la vessie provoquent de la contracture et du spasme. Mais il n'en résulte nullement que ceux-ci soient essentiels, car il y a presque toujours des lésions dont le symptôme dominant est la douleur. Celle-ci peut, d'ailleurs, être aussi bien la conséquence d'un état général que de la lésion d'un des organes urinaires ou d'un organe voisin.

Les névralgies vésicales peuvent, en conséquence, être divisées en (1) :

1° *Cystalgies par lésion de l'appareil urinaire :* urèthre, vessie, rein ; 2° *cystalgies par lésion des organes voisins :* appareil génital, rectum, anus ; 3° *cystalgies par ataxie* ou *paralysie générale ; 4° cystalgies par maladies générales :* rhumatisme, goutte ; 5° *cystalgies essentielles.*

CYSTALGIES PAR LÉSIONS DE L'APPAREIL URINAIRE. — Parmi les lésions de la vessie, la congestion telle que celle engendrée par la masturbation en particulier produit toujours de la douleur. Chaleix-Vivie parle d'un mousse de dix-huit ans qui, après avoir charmé les loisirs d'une longue traversée par une masturbation répétée, fut pris d'envies fréquentes d'uriner, surtout la nuit, et de douleurs atroces dans la vessie, quoique l'urine eut conservé sa limpidité. Une autre fois, c'est un vieillard qui, voyageant en diligence auprès d'une jeune fille, fut masturbé par elle plusieurs fois et con-

(1) Maxime Chaleix-Vivie, *Des névralgies vésicales,* thèse de Bordeaux. 1888, Paris, J.-B. Baillière et fils.

serva pendant plus d'un an des douleurs de la vessie.

L'abus du coït, la résistance au besoin d'uriner surtout chez les vieillards, le froid entraînent les mêmes conséquences. C'est ce qui se produisit à la suite de la rentrée des cendres de Napoléon chez beaucoup de soldats qui, ayant retenu leur urine fort longtemps en même temps qu'ils subissaient une température des plus basses, conservèrent pendant plusieurs jours des symptômes douloureux de la vessie.

Cette influence du froid est surtout nuisible chez la femme pendant la menstruation et la grossesse.

Sous l'influence d'une de ces causes, apparaît d'abord un besoin mal caractérisé d'uriner dont la satisfaction ne produit pas le bien-être habituel ; puis les envies deviennent difficiles et douloureuses à satisfaire, donnant lieu à des épreintes de plus en plus pénibles. La vessie irritable des Anglais ou le cystéréthisme de Sir Ch. Bell sont alors constitués, rendant la région hypogastrique très sensible surtout au palper.

Certaines cystalgies ont été attribuées à une fissure du col ; et, de fait, c'est que chez la femme, on en a guéri plusieurs par un traitement analogue à celui employé contre la fissure à l'anus, c'est-à-dire la dilatation.

Chez un malade de Le Dentu, la cautérisation s'est montrée efficace. Il s'agissait d'un homme souffrant d'une vive douleur du gland au moindre attouchement, en même temps que d'une extrême sensibilité du col au passage de la sonde.

Les affections du rein sont une cause fréquente de névralgies vésicales, et, dès 1886, Bouilly pouvait citer le cas d'une malade guérie de cette affection par l'ablation d'un kyste rénal. N'est-ce pas, d'ailleurs, ce qui se présente dans le calcul du rein et la colique néphrétique dont le spasme du col est un des symptômes les plus pénibles? Le même phénomène se produit encore dans la tuberculose rénale et alors que la vessie et son col ne sont nullement malades. Il en est de même dans les rétrécissements et les polypes de l'urèthre; dans l'atrésie du méat et l'étroitesse du prépuce. Fendez le rétrécissement, enlevez les polypes, incisez le méat, élargissez le prépuce et vous ferez cesser le spasme.

Dans tous les cas que nous venons d'énumérer, il y a douleur d'intensité variable continue ou exacerbante siégeant à l'hypogastre ou s'irradiant vers l'urétère, le gland, et se propageant au périnée, au rectum et aux cuisses. La palpation de la vessie est très douloureuse et la plus petite quantité d'urine y détermine de l'épreinte et du ténesme. La douleur est surtout prononcée à la fin de la miction. Le jet d'urine est déformé, bifurqué ou en vrille. Il y a demi-érection de la verge chez l'homme, et du clitoris chez la femme. Le col de la vessie est très douloureux au toucher rectal chez le premier, vaginal chez la seconde. Il en est de même du cathétérisme. Quant à la vessie, d'abord très énergique, elle devient ensuite atone et incapable de rejeter son contenu, d'où stagnation urineuse.

CYSTALGIE LIÉE AUX LÉSIONS DES ORGANES VOISINS DE L'APPAREIL URINAIRE. — Elle s'explique par les connexions nerveuses et vasculaires reliant entre eux les organes contenus dans le petit bassin. Il existe là quelque chose d'analogue aux fausses cardialgies engendrées par lésions de l'estomac ou de l'intestin.

La pathogénie est ici encore dominée par la congestion active ou passive consécutive à l'inflammation et à l'altération anatomique des organes. Chez la femme, la cystalgie et l'irritation de la vessie ne sont pas rares à la suite de la période menstruelle ou de l'accouchement. Dans les deux cas, en effet, il y a congestion et par suite compression, contraction et éréthisme nerveux. L'action des maladies utérines, de l'antéflexion et de l'antéversion principalement, est encore la même, à ce point que souvent la cystalgie qu'elles provoquent masque la maladie principalé qui risque de passer inaperçue. Les inflammations du vagin, les fissures et les ulcérations de la vessie sont aussi une cause fréquente de la cystalgie.

Chez l'homme, les névralgies, les inflammations simples ou tuberculeuses du testicule donnent souvent lieu à de l'irritabilité vésicale et à des envies fréquentes d'uriner. Les inflammations et les suppurations des vésicules séminales provoquent les mêmes effets. Aussi, quand chez un jeune homme, on constate des phénomènes de cystite que n'expliquent pas l'état de la vessie ou des urines, faut-il penser à ces organes aussi bien qu'aux testicules et aux reins. On conçoit, d'après cela, que les excès de coït, en congestionnant les organes urinaires, produisent de la cystalgie.

Par une action réflexe qu'expliquent les connexions nerveuses de col de la vessie et de l'anus, les ascarides du rectum produisent chez l'enfant des phénomènes de cystite. La fissure à l'anus engendre le même effet chez l'adulte, ainsi d'ailleurs que les hémorrhoïdes.

Du reste, si les maladies de l'anus et du rectum

retentissent sur la vessie, celles de cette dernière se compliquent souvent de douleurs à l'anus et les cas ne sont pas rares où des sujets atteints de cystite ou d'hypertrophie de la prostate se plaignent beaucoup plus du fondement, dans lequel l'exploration ne fait rien découvrir, que de l'organe véritablement malade.

Névralgies vésicales liées a une lésion de l'axe cérébro-spinal. — Elles apparaissent au début et à la période d'excitation de ces maladies. Les douleurs vésicales sont, en effet, fréquentes dans la période préataxique du tabes où elles se montrent en même temps que les douleurs fulgurantes, et constituent les faux urinaires de Guyon qui sont souvent traités pour une maladie des voies urinaires jusqu'à l'apparition des symptômes tabétiques qui dévoilent la vérité.

Les cystalgies peuvent, d'ailleurs, exister aussi dans la maladie confirmée et consistent en douleurs intenses, difficultés d'uriner; ténesme vésical intermittent, brûlure pendant la miction, douleur en commençant et finissant de pisser. Quelquefois il existe en dehors de la miction une douleur consistant en une pesanteur, une chaleur, une cuisson de la vessie s'irradiant à l'urèthre, au rectum, aux lombes. Cette sensation peut être continue ou n'apparaître que sous l'influence d'une cause occasionnelle : coït ou fatigue. Plus souvent, c'est une douleur subite apparaissant chez un sujet bien portant et affectant l'hypogastre sous forme de tension ou de constriction compliquée d'envie d'uriner. Ces douleurs peuvent être très intenses, simuler la colique néphritique, s'irradier au gland, aux cuisses, au périnée, à l'ombilic et jusqu'au rectum et se compliquer de besoins d'uriner, en sorte que le malade se trouve en proie à une véritable torture.

Les sensations se réduisent parfois à de simples fourmillements ou picotements de l'urèthre, de l'urétère, de l'hypogastre, compliqués ou non de douleurs fulgurantes des membres. A part ces manifestations morbides qui peuvent quelquefois se montrer à la dernière période pour disparaître subitement, la santé est excellente.

Un phénomène préataxique du tabes qui doit être mentionné ici consiste en des érections exagérées fréquentes et persistantes permettant la répétition réitérée du coït, mais bientôt suivies d'anaphrodisie.

Ordinairement les crises persistent et s'aggravent ; quelquefois elles disparaissent ou s'atténuent à mesure que le malade vieillit. Dans certains cas, l'hyperesthésie est suivie d'anesthésie ; la contracture, d'incontinence. La vessie devenant à la fin impuissante à chasser l'urine, il y a rétention d'urine.

La paralysie générale provoque des phénomènes identiques et Verneuil cite le cas d'un médecin chez lequel cette maladie fut précédée pendant deux ans de crises cystalgiques atroces.

CYSTALGIE EN RAPPORT AVEC LES ÉTATS MORBIDES GÉNÉRAUX. — La cystalgie est rare chez les hystériques et chlorotiques. Mais il n'en est pas de même chez les herpétiques qui, d'après Lancereaux, souffrent souvent de névralgies viscérales et principalement urinaires. Elles surviennent dans le jeune âge ou la vieillesse, et coïncident dans ce dernier cas avec des hémorrhoïdes. Leur cause occasionnelle est alors le froid.

La goutte donne lieu à des douleurs vésicales qui alternent avec celle des articulations et se complique parfois d'un écoulement urétral muco-purulent n'ayant rien de vénérien comme nous l'avons déjà dit.

La cystalgie rhumatismale est indéniable mais peu fréquente. Elle apparaît au déclin de la maladie et peut se compliquer de rétention d'urine.

Dans les névralgies multiples, la vessie peut être prise, et Sander cite l'exemple d'une petite fille de neuf ans qui, après des névralgies multiples ayant surtout affecté la cinquième paire, fut prise tout à coup de douleurs vésicales qui occasionnèrent une rétention de quelques heures. Notta cite le cas d'un malade qui, sans accident antérieur, fut pris d'une névralgie testiculaire et d'une douleur atroce de la vessie s'irradiant le long de l'urèthre, à la fesse et à la cuisse.

A côté de ces malades, il en est qui sont pris de cystalgies et de difficultés d'uriner sans qu'on puisse en trouver la moindre raison.

Traitement. — Le premier des médicaments contre les cystalgies est l'opium. On l'emploie en pilules : extrait thébaïque 1 centigramme pour une pilule toutes les deux ou trois heures. A ces pilules, on peut ajouter la belladone pulvérisée, 1 centigramme par pilule ; mais l'opium est encore plus efficace en lavement, 15 à 40 gouttes dans une très petite quantité, 2 verres à vin de Bordeaux d'eau de guimauve très épaisse, d'eau d'orge, d'eau d'amidon. Contre les crises aiguës, on emploiera le chlorhydrate de morphine, 1/2 ou 1 centigramme pour 1 gramme d'eau en injections sous-cutanées ; le chloral, 3 grammes, en lavement additionné de laudanum de Sydenham, 10 à 15 gouttes. Le camphre, 20 à 50 centigrammes, pourra remplacer ici le chloral.

On pensera au salycilate de soude, 3 grammes par jour pendant quinze jours ou trois semaines ; au colchique une cuillerée à café de vin, s'il y a rhumatisme ou goutte.

Les eaux de Lamalou chez les tabétiques, celles de Plombières, Néris chez les nerveux, de Bourbonne chez les rhumatisants seront parfaitement indiquées.

Les antispasmodiques, bromure de potassium, belladone, asa fœtida, camphre, chanvre indien (15 centigrammes d'extrait gras en 3 pilules par 24 heures), seront les médicaments de choix. Il en sera de même des pilules de Méglin, du sulfate de quinine, de l'antipyrine.

L'hydrothérapie constituera aussi, contre l'affection dont nous nous occupons, une ressource précieuse.

La goutte et le rhumatisme étant souvent cause de névralgie vésicale, on pensera au colchique, une cuillerée à café de vin le matin ; une demi-cuillerée, puis une cuillerée à café de liqueur de Laville pendant 8 à 10 jours.

Le froid sous forme de petits fragments de glace introduits dans le rectum a quelquefois produit de bons effets.

Enfin, on évitera tous les mets excitants et la constipation.

Localement, on pourra avoir recours aux pointes de feu ou au chlorure de méthyle appliqués sur la région hypogastrique ou lombaire.

On a vanté contre cette affection l'application des

courants continus. Ils peuvent assurément être utiles, mais à la condition d'être très peu intenses.

A l'exemple de Civiale, le catéthérisme, avec des bougies molles et insensiblement croissantes, pourra être essayé et aidé d'injections d'abord tièdes à 30°, puis dégourdies à 20 et enfin froides à 14 et 12°.

4 grammes d'une solution de chlorhydrate de cocaïne, à 5 0/0, pourra être injecté avec avantage dans le fond de l'urèthre. Malheureusement son action ne dure pas.

S'il y a inflammation, il faut avoir recours aux injections ou aux instillations de nitrate d'argent plus ou moins concentrées.

La dilatation uréthrale et du col, surtout chez la femme, a donné des succès. Mais il ne faut la pratiquer qu'après s'être assuré de l'intégrité des reins. Cette opération est surtout efficace contre la cystalgie par affection des organes voisins. Dans tous les cas, on ne la poussera pas à plus de 1 centimètre 1/2 à 2 centimètres de diamètre si on ne veut pas avoir d'incontinence, et en ayant soin d'agir très lentement.

Enfin quand aucun soulagement n'a été produit, il ne faut pas hésiter à pratiquer la section de la vessie au moyen de la taille vésico-vaginale chez la femme; hypogastrique ou périnéale chez l'homme.

III. — Tumeurs de la vessie.

Toutes les tumeurs de la vessie se manifestent par des symptômes identiques et exigent le même traitement.

On les a divisées en tumeurs *malignes* et *bénignes*;

mais cette division n'est qu'illusoire, la malignité d'une tumeur résultant non seulement de sa structure, mais de son implantation, de sa multiplicité, de son siège.

Parmi les tumeurs bénignes, on range les myomes, les fibromes, les myxomes, les papillomes, qui sont de beaucoup les plus fréquentes et dont on voit un

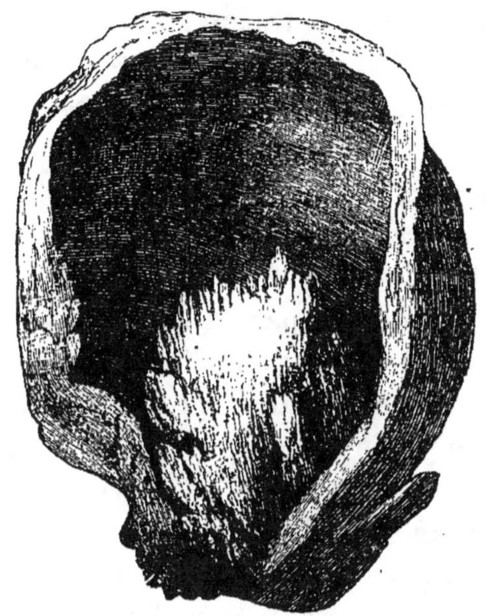

Fig. 18. — Papillome frangé.

exemple dans la figure 18. Elles ont l'avantage d'être ordinairement pédiculées, ce qui rend leur ablation facile, mais le désavantage d'être souvent multiples.

Le sarcome, fréquent chez l'enfant, le squirrhe, et encore l'épithéliome, qu'on rencontre surtout dans la pratique forment les tumeurs malignes.

Il faut savoir, contrairement à la croyance générale, que les tumeurs de la vessie peuvent se propager aux tissus et aux organes voisins par les lympathiques, dont Albarram a démontré l'existence dans la muqueuse vésicale et aux ganglions. Dans quelques cas rares, il est vrai, mais incontestables, elles se sont même généralisées.

Ces tumeurs (fig. 18) sont fréquentes et plus communes chez l'homme que chez la femme. On les observe à tous les âges. Elles ont pour caractère commun et, pour ainsi dire, pathognomonique, l'hématurie. Cette hématurie est spontanée, c'est-à-dire qu'elle apparaît sans cause appréciable pour cesser de même. Elle est abondante, quelquefois mortelle, constituée par du sang pur coulant d'un bout à l'autre de la miction. Indolore, elle devient douloureuse quand le sang coagulé éprouve de la difficulté à sotir. Quelquefois, la maladie débute par de la cystite; chez les enfants, les filles surtout, par de l'incontinence, en même temps qu'on voit apparaître la tumeur au méat.

Outre le sang, la vessie expulse parfois des débris de la tumeur dans lesquels il m'est arrivé de distinguer, avec la plus grande facilité au microscope, des villosités.

Le cathétérisme, presque toujours dangereux, car il fait naître à peu près inévitablement de la cystite, ne donne sur l'existence de la tumeur et sur ses autres caractères que de vagues notions.

C'est le toucher rectal seul, quand la tumeur siège sur le trigone et le bas-fond ou combiné avec le palper hypogastrique quand elle est implantée sur la paroi antérieure, qui constitue le véritable moyen de diagnostic. Le palper combiné doit se faire pendant l'expiration et en plongeant profondément les doigts dans l'hypogastre pendant que l'index de l'autre main soutient et soulève la paroi rectale.

Si, en dépit des hématuries, on ne sent rien, c'est que la tumeur est limitée à la muqueuse.

L'endoscope, d'autre part, permet, pourvu qu'il n'y ait pas de sang, de reconnaître les tumeurs de la vessie dès le début.

Le cystoscope (Nitze, Leiter), le mégaloscope (Boisseau du Rocher) dérivés de l'endoscope (Désormeaux), sont, en somme, des instruments semblables, ayant la forme d'une sonde coudée dont le petit bec introduit dans la vessie porte une lampe électrique qui éclaire l'organe et un prisme qui renvoie son image dans l'œil de l'observateur (1). C'est un instrument utile, pourvu qu'il soit bien irrigué, et permettant à un œil exercé de distinguer les tumeurs, les calculs et la source des hémorrhagies vésicales.

Les tumeurs de la vessie, pouvant exister chez un individu sans donner lieu à des accidents graves, ne nécessitent pas une intervention précoce en général.

Les médicaments paraissent, d'ailleurs, sans influence contre ces productions. Cependant, on peut sans nuire administrer la teinture de thuya occidental : 20, 30, 60 gouttes par jour en deux ou trois fois dans un peu d'eau sucrée. Peut-être, en cas d'hématurie abondante et menaçante, retirera-t-on quelque bénéfice des injections sous-cutanées d'ergotinine de Tanret, 3 à 6, 8 et 10 gouttes par jour.

Mais si l'hématurie menace les jours du malade, si la cystite avec les douleurs et les envies d'uriner qui l'accompagnent ne laissent ni trève ni repos au malade, l'ablation du néoplasme est justifiée.

(1) Voy. Julien Lefèvre, *Dictionnaire d'Électricité*, art. *Electromégaloscope*, p. 261.

IV. — Phlegmon prévésical ou de la cavité de Retzius

C'est l'inflammation de cette partie du tissu cellulaire qui tapisse la vessie dans la partie de sa périphérie dépourvue de péritoine (Bouilly).

C'est une maladie rare dont les causes sont généralement difficiles à déterminer. Cependant les fièvres infectieuses, typhoïde, puerpérale, purulente, en sont assez souvent l'origine. On l'a vue, d'autre part, coïncider avec les affections du tube gastro-intestinal. Mais, presque toujours, ce sont les maladies des organes génito-urinaires qui la produisent : inflammation de la vessie, de la prostate, des vésicules séminales, de l'épididyme, chez l'homme, des ligaments larges chez la femme.

Le phlegmon prévésical s'annonce par les symptômes très atténués de la péritonite : nausées, vomissements, constipation. Puis survient une douleur hypogastrique exaspérée par les mouvements, la pression et précédant des difficultés de la miction et même de la rétention d'urine ou coïncidant avec elles.

Enfin apparaît un gonflement, puis une véritable tumeur hypogastrique aplatie en bas, saillante en haut, d'abord dure, puis fluctuante. Cette tumeur, facile à délimiter, s'étend du pubis à 6,10 et même, dans des cas très rares, à 20 centimètres au-dessus. Sa largeur égale la distance qui sépare les bords internes des muscles droits.

Le phlegmon prévésical se terminant souvent par résolution, les efforts du médecin devront tendre à la favoriser. La première condition, pour y parvenir, sera de maintenir le malade au repos en même temps qu'on asepsisera son tube digestif par le salycilate de bismuth, 50 centigrammes, mélangé au naphtol-β, 25 centigrammes pour un cachet à chacun des deux principaux repas, ou ses organes urinaires par l'acide benzoïque ou le biborate de soude, 2 à 5 grammes par jour. On combattra, en outre, la constipation par des lavements et, au besoin, de légers laxatifs : manne en larmes, sulfate de soude, sel de Seignette 30 grammes. De grands bains, des cataplasmes sur l'hypogastre contre la cystite, des sangsues sur le cordon contre l'orchite, ou sur la fosse iliaque contre les inflammations du ligament large seront, en outre, fort utiles. On ne négligera pas non plus, contre les phlgmons déjà formés, les larges onctions avec l'onguent mercuriel belladoné.

Enfin, la suppuration s'étant formée, on lui donnera issue par une longue ouverture pratiquée à l'hypogastre le long de la ligne blanche. On maintiendra la propreté de poche par des injections antiseptiques à l'eau phéniquée peu concentrée.

CHAPITRE IV

MALADIES DES REINS

Dans ce chapitre nous étudierons :

1° L'*urétéro-pyélite*, qui sert de moyen de communication entre les phlegmasies des organes urinaires

antérieurs et celles du rein ; 2° Les *néphrites infectieuses* et *non infectieuses d'origine chirurgicale;* 3° Les
néphrites dites médicales, sur le traitement desquelles
nous nous étendrons principalement ; 4° L'*hydronéphrose;* 5° Le *rein mobile;* 6° Le *phlegmon périnéphrétique.*

I. — Urétéro-pyélite

L'inflammation des urétères, des calices et des bassinets, chez l'homme, résulte d'une affection des voies
urinaires inférieures : blennorrhagie, rétrécissement
de l'urèthre, calcul uréthral ou vésical, uréthro-cys-
tite blennorrhagique et surtout sclérose prostato-
cystique. Celle-ci produit, comme les rétrécissements,
une rétention d'urine plus ou moins complète, mais
compliquée d'une déformation de la vessie chez des
sujets déjà âgés. Chez la femme, la blennorrhagie, les
calculs, peuvent aussi engendrer l'urétéro-pyélite ;
mais les accouchements, les affections et les opérations
pratiquées sur l'utérus ou ses annexes, infectent, non
moins souvent la vessie, et l'urétère qui est en contact
presque direct avec eux.

Albert Robin et Rosenstein admettent une urétéro-
pyélite causée par le froid et dont la fréquence serait
grande dans les pays du nord.

L'urétère enflammé se présente sous deux aspects
distincts : ordinairement dilaté, avec des rétrécissements valvulaires lui donnant l'aspect de l'intestin ;
quelquefois rétréci par la condensation du tissu cellulaire qui l'enveloppe et auquel la phlegmasie s'est
propagée. Le bassinet, augmenté de capacité, refoule

le rein resté parfois en grande partie normal, le plus souvent aplati et atrophié, en sorte que la poche, formée par sa réunion au bassinet, devient kystique et divisée en autant de loges qu'il y a de cloisons aux bassinets. Cette poche renferme du pus phlegmoneux ou ammoniacal et visqueux, dans lequel on rencontre des calculs qui peuvent être d'acide urique dans le premier cas, mais forcément de phosphate ammoniaco-magnésien dans le second.

Souvent le rein forme une véritable tumeur saillante et bosselée, appréciable à la vue et au toucher.

Il est assez difficile de dire si l'urétéro-pyélite est plus fréquente chez l'homme que chez la femme. Car, si chez cette dernière, elle ne peut être attribuée aux rétrécissements, à la prostate, aux calculs, elle a souvent pour cause la blennorrhagie, la puerpéralité, l'accouchement.

L'urétéro-pyélite, dont le début est insidieux et silencieux, se caractérise à sa période d'état par un pissement de pus pendant toute la miction dont l'abondance la différencie de la cystite. Ce pus est semblable à celui de la poche, et le pissement en est intermittent, en sorte qu'il cesse pendant plusieurs heures ou même plusieurs jours pour reparaître par une abondante décharge, l'urine restant claire dans les intervalles. L'état des malades est en raison inverse de celui des urines : mauvais, quand elles sont limpides; meilleures, quand elles sont troubles, le pus n'étant pas alors retenu.

L'urine, acide au début, en dépit de la présence du pus, ne tarde pas à devenir alcaline.

Il existe dans l'un des flancs ou dans les deux, si l'urétéro-pyélite est double, une douleur spontanée ou provoquée. Spontanée, elle coïncide surtout avec la rétention du pus et reconnaît pour cause occasionnelle un refroidissement, une fatigue, un excès. Provoquée, elle se fait sentir au même point, sous l'influence de la pression. Parfois, c'est dans la vessie que la douleur se localise, en détournant l'attention du rein.

Avec la pyurie et la douleur, il existe un troisième symptôme caractéristique : la tuméfaction. Celle-ci, comme la douleur, siège dans le flanc. Elle est plus ou moins considérable ou bosselée, facile à sentir, surtout dans l'abdomen et en avant quand elle n'est pas compliquée de périnéphrite; auquel cas, elle fait aussi saillie dans les lombes. Elle se prolonge dans la fosse iliaque et jusque le long des urétères qu'on peut quelquefois délimiter chez les sujets maigres, surtout à leur extrémité inférieure avec un doigt introduit dans le vagin, chez la femme; le rectum, chez l'homme. La tuméfaction peut manquer et être remplacée par de la sensibilité le long de l'urétère, perceptible à la palpation.

La quantité d'urine est augmentée et monte quelquefois jusqu'à 2 ou 3 litres. Elle est trouble et ne s'éclaircit jamais complètement aussi longtemps qu'on la laisse déposer.

Sous l'influence de cette affection, le malade maigrit, la peau se sèche, l'appétit diminue, la langue est râpeuse, rôtie ; il y a de la fièvre coïncidant avec la rétention du pus.

L'urétéro-pyélite double est fatale à plus ou moins longue échéance. Unilatérale, elle peut guérir spontanément ou par disparition de la cause qui l'a engendrée. Spontanément, par élimination complète du rein, par la suppuration ou par sa transformation en tissu fibro-graisseux qui oblitère la poche ou l'ouverture de cette dernière dans un organe voisin.

C'est au chirurgien à faire disparaître les causes de l'urétéro-pyélite. Si elle est le produit d'une blennorrhagie dont de vieux restes persistent encore, il dirigera son traitement contre eux. Les instillations au nitrate d'argent sur le col aussitôt après la miction à la dose de 20 gouttes d'une solution au 1/50 ou 1/25 et même au 1/10 seront certainement le moyen le plus efficace. Si on soupçonne la vessie plus ou moins complètement envahie, on y pratiquera chaque jour doucement et lentement deux ou trois injections consécutives de 50 à 1 00 grammes d'une solution de nitrate d'argent à 1/000, 1/500, 1/300 et on terminera par une dernière injection à l'eau boriquée 4/00. Contre ces sortes d'urétéro-cystites, les balsamiques ne seront certainement pas inutiles. On prescrira le copahu, 6 capsules par jour 2 à chaque repas, en même temps que dix à douze gouttes de laudanum dans la journée s'il y a colique ou diarrhée. Plus tard, quand l'action du copahu sera épuisée, on aura recours à l'essence de térébenthine sous la même forme et aux mêmes doses. L'essence pourra être remplacée par la térébenthine cuite ou de Venise en pilule. La térébenthine sous toutes ses formes causant de la céphalalgie on administrera simultanément du bicarbonate de soude, en poudre 2 ou 3 grammes, si c'est de l'essence, ou incorporé à la térébentine cuite ou de Venise selon la formule suivante :

Térébenthine cuite. . . . . 0 gr. 10
Bicarbonate de soude. . . . . Q. S.

pour une pilule ; en prendre 2 à chacun des trois repas.

Ces balsamiques pourront être remplacés par les baumes de Tolu, du Canada, de Styrax, aux mêmes doses ; l'eucalytol en capsules, 3 à 6 par jour.

Quand il existe un rétrécissement, l'uréthrotomie interne met dans les mains du chirurgien un remède d'une efficacité, d'une rapidité et d'une sécurité qu'aucun autre n'a jusqu'à présent dépassé.

S'il y a urétéro-pyélite par rétention d'urine prostatique, ce sont les lavages vésicaux par des injections abondantes, fréquentes et doucement lancées, de solutions nitratées au 1/000 ou boriquées à 4 0/0 qui constitueront le traitement le plus certain. Mais, dans cette sorte d'urétéro-pyélite, il faudra surtout et avant tout combattre la stagnation et la rétention d'urine au moyen de sondages aseptiques. Ceux-ci seront d'abord pratiqués le soir au moment du coucher ; puis, matin et soir ; enfin, dans la journée aussi souvent qu'il sera nécessaire.

On se souviendra, en un mot, que les meilleurs préventifs de l'urétéro-pyélite consistent à combattre les inflammations des voies urinaires et les stagnations d'urine. Pour prévenir le mal, il faut s'adresser à sa cause.

Dans les pyélites confirmées et contre lesquelles les remèdes précédents se seront montrés impuissants, on essayera le repos prolongé au lit, les révulsifs, pointes de feu, cataplasmes sinapisés, ventouses sèches sur la région lombaire. Le malade s'il existe des troubles dyspeptiques, sera mis au régime lacté.

On n'oubliera pas l'acide benzoïque 2 à 6 grammes par jour, dans de la tisane d'infusion d'*uva ursi* qui mérite confiance. Puis les benzoates de soude et de chaux aux mêmes doses ; les acides toluique, cinnamique, un vieux et excellent médicament l'huile de Haarlem, formée d'huile de baies de laurier et d'huile de cade, 10 à 12 gouttes par jour ; le salicylate de soude, l'acide salicylique, 3 grammes par jour en 3 cachets ; l'acide chlorhydrique, 5 à 10 gouttes après chacun des deux principaux repas si le suc gastrique n'est pas suffisamment acide ; la pepsine, la pancréatine, les peptones ; enfin les eaux minérales à base de chaux de Pougues, Wildungen, Contrexeville, Vittel ; les sulfureuses faibles de la Preste, Moltig, Saint-Sauveur, Olette.

Finalement, si, en dépit de tout, le malade continue à pisser du pus, souffre et maigrit on lui ouvrira la poche purulente par la néphrotomie au risque d'une fistule lombaire qu'il sera quelquefois bon de maintenir ouverte. Si même on est certain de l'intégrité de l'autre rein, on enlèvera celui qui est malade par la néphrectomie, mais en se souvenant des dangers de l'intervention chirurgicale chez les vieux pyélitiques.

Chez la femme, le traitement est identique contre la blennorrhagie à celui employé contre la même maladie chez l'homme : instillations et lavages vésicaux aidés par les balsamiques. Mais c'est surtout vers le vagin et l'utérus que le chirurgien devra porter ses soins. Le premier sera lavé et tamponné, le second gratté comme nous l'avons dit en décrivant le traitement de la blennorrhagie de la femme. Enfin, si la maladie persiste, on ouvrira ou on enlèvera le rein dans les mêmes conditions qu'on pratique la néphrotomie ou la néphrectomie chez l'homme.

II. — Néphrites

Les néphrites ou inflammations du tissu rénal peuvent être divisées en deux grandes classes : 1° Les unes, consécutives aux maladies des voies urinaires, sont la conséquence d'un obstacle au cours régulier de l'urine : calcul, rétrécissement uréthral, hypertrophie prostatique chez l'homme, calcul, compression de l'urétère par une tumeur fibreuse ou cancéreuse de l'utérus chez la femme : ce sont les *néphrites chirurgicales*. 2° Les autres, conséquences du froid ou d'une maladie générale, constituent les *néphrites médicales*.

Néphrites chirurgicales. — Les *néphrites chirurgicales* sont *infectieuses* et *non infectieuses*, suivant que le rein renferme ou non des *micro-organismes*. Les néphrites infectieuses sont elles-mêmes *ascendantes* ou *descendantes*, selon que les micro-organismes ont pénétré dans le rein en remontant le long des urétères ou en descendant les vaisseaux avec un sang infecté.

Dans les néphrites non infectieuses, le rein, sous l'influence de l'obstacle au cours de l'urine, s'œdématie d'abord et augmente de volume pour diminuer ensuite et s'atrophier définitivement.

Dans les néphrites infectieuses ascendantes, les micro-organismes (*bacterium pyogenes*) proviennent d'une manœuvre septique pratiquée sur les voies urinaires, un cathétérisme malpropre, généralement.

Elles se caractérisent anatomiquement soit par de

la sclérose qui fait disparaître les glomérules avec leurs ramifications vasculaires, soit par de la suppuration sous-capsulaire et des abcès miliaires de la surface : c'est le rein chirurgical. A la coupe, ce rein présente des stries grisâtres régulièrement disposées ou des taches irrégulières. Les microbes pullulent dans la substance corticale et envahissent le tissu cellulo-graisseux périrénal qu'ils pénètrent en suivant les vaisseaux lymphatiques.

La néphrite descendante est le résultat d'une infection générale de formation rapide ; elle est ordinairement promptement fatale et aussi bien médicale que chirurgicale.

La sclérose rénale a pour signe caractéristique la polyurie ; seulement, cette polyurie est toujours limpide ; mais l'urine renferme une petite quantité d'albumine et des moules du rein granulo-graisseux. A part la soif, la sclérose rénale ne provoque pas de symptômes généraux.

La néphrite suppurée, toujours microbienne, est, comme la précédente, caractérisée par de la polyurie, mais une polyurie trouble dont l'urine ne s'éclaircit jamais complètement par le repos. En outre, elle s'accompagne constamment de symptômes généraux : fièvre et troubles gastro-intestinaux.

Les *symptômes* de la néphrite aiguë ne diffèrent pas de ceux de la fièvre urineuse : frissons plus ou moins répétés, anxiété, suppression des urines, température très élevée.

Quant au *traitement* des néphrites par maladies des voies urinaires, il n'est autre que celui de ces dernières. Lever l'obstacle au cours de l'urine en faisant dispa-

raître les rétrécissements, les calculs, les rétentions
d'origine prostatique, les tumeurs fibreuses et cancéreuses. De cette façon, on préviendra la sclérose ; comme
le cathétérisme aseptique empêchera la suppuration.

La néphrite suppurée n'ayant pu être évitée, la néphrotomie pourra lui devenir applicable dans les cas
que nous avons dit pour cette dernière.

NÉPHRITES MÉDICALES. — Les *néphrites* dites *médicales*,
parce qu'elles ne sont pas justiciables d'un traitement
chirurgical, se présentent sous trois formes : la *néphrite
épithéliale*, la *néphrite parenchymateuse*, la *néphrite
interstitielle*. La néphrite épithéliale, caractérisée
par la chute de l'épithélium des tubes du rein, est
une affection fréquente, mais passagère et peu grave.
Compagne ordinaire des fièvres, elle n'exige d'autre
traitement que celui de la maladie dont elle dépend.

Dans une autre espèce de néphrite, l'épithélium
n'est pas seul malade. Les parois des tubes s'altèrent
elles-mêmes en même temps que le tissu du rein est
désorganisé. Il y a néphrite parenchymateuse. Dans
une troisième espèce, ce n'est plus la chute de l'épithélium ou l'altération de la paroi tubulaire, mais
celle du tissu cellulaire dont elle est entourée qui caractérise l'affection. Devenu scléreux, celui-ci comprime et étouffe les tubes en produisant la néphrite
interstitielle. Mais ces lésions ne sont pas toujours
distinctes et réunies sur le même rein, elles forment
la néphrite diffuse qui est fréquente..

Enfin, il est deux autres altérations du rein qui,
comme les précédentes, font naître l'albuminurie, ce

sont les *dégénérescences amyloïde* et *graisseuse*. La première est la conséquence des intoxications ou des maladies diathésiques : alcoolisme, paludisme, syphilis, tuberculose, cancer, rhumatisme chronique, intoxication phosphorée. La seconde résulte de la stéotose généralisée ou de l'intoxication alcoolique.

NÉPHRITE INTERSTITIELLE. — Au point de vue symptomatique, la néphrite interstitielle se caractérise par un trouble des battements du cœur, que révèle un bruit de galop ; de la polyurie avec urines pâles, puis denses, et albuminerie rarement considérable. En outre, il y a de la dyspnée, de la céphalalgie, des convulsions et un peu d'œdème.

NÉPHRITE PARENCHYMATEUSE. — Dans la néphrite parenchymateuse, l'œdème, au contraire considérable, s'accompagne d'épanchements dans les cavités splanchniques et les urines peu abondantes sont chargées d'albumine et de cylindres.

Au début des néphrites, annoncé par une douleur lombaire considérable, accompagnée de fièvre et d'urines rares et sanglantes, c'est aux antiphlogistiques et aux révulsifs locaux qu'on aura recours. On appliquera sur les lombes, selon la force du sujet, de 6 à 12 ventouses scarifiées qui permettront le dosage exact du sang retiré. Les jours suivants, et sur la place même des ventouses, il ne faudra pas craindre, tout en les surveillant, d'appliquer des cataplasmes sinapisés qu'on maintiendra au moins 20 minutes. Plus tard, ces mêmes cataplasmes et les ventouses sèches seront encore utiles.

10.

Pour activer les fonctions de la peau et pousser à la sueur, on prescrira une potion avec 4 grammes d'acétate d'ammoniaque.

S'il y a de la constipation, on entretiendra la liberté du ventre par des laxatifs légers, l'huile de ricin 30 grammes, le sel de Seignette une cuillerée à bouche dans de l'eau sucrée ou un lavement de 500 grammes d'une décoction de racine de guimauve additionnée d'une ou deux cuillerées à bouche de gros miel ou de glycérine.

Comme aliment, on boira du lait plus ou moins coupé, s'il y a de la fièvre, avec une tisane émolliente, infusion de fleurs de mauve, guimauve ou violette.

Dans les néphrites chroniques, on débarrassera les tubes rénaux des débris épithéliaux qui les encombrent et on combattra la sclérose du tissu cellulaire qui les entoure en même temps que les épanchements et les accidents urémiques dont ils sont cause.

Pour entraîner les épithéliums, on a recours aux diurétiques dont le meilleur est encore le lait ; car, à ses propriétés diurétiques, il joint ses qualités nutritives et digestives. En avalant un bol toutes les heures, le malade atteint la dose suffisante de 3 à 4 litres par jour.

Le lait se montrera aussi efficace contre la sclérose du tissu cellulaire péritubulaire. Celle-ci, en effet, résultat ordinaire de l'alcoolisme, ne peut trouver un topique plus efficace.

Dans les néphrites épithéliale et surtout parenchymateuse, il faut surveiller le cœur et, s'il faiblit, recourir à la digitale. Celle-ci sera prise en infusion ou en macération :

Poudre de feuilles de digitale.. · . . . . .   0 gr. 50

Faire infuser pendant 30 minutes dans 100 gr. d'eau à 70°.

Poudre de feuilles de digitale . . . .   50, 25, 10 centigr.

Faire infuser pendant 6 à 12 heures dans 120 grammes d'eau. Ces deux préparations doivent être filtrées très exactement et administrées par parties égales dans la journée, en diminuant la dose chaque jour jusqu'à 10 centigrammes qu'on continue pendant deux ou trois jours pour interrompre complètement et y revenir ensuite (Dujardin-Beaumetz).

Quand, consécutivement à l'affaiblissement du cœur, il est survenu de l'infiltration, de l'œdème, des épanchements, c'est encore aux diurétiques, dont le meilleur est toujours le lait aidé de la digitale, qu'il faudra recourir. Malheureusement, à cette période avancée de la maladie, le cœur souvent graisseux comporte rarement l'usage de la digitale, à laquelle on pourra essayer de substituer 2 à 4 granules de strophantine de 1 milligramme.

A cette période aussi, on remplacera souvent avantageusement la médication cardiaque par des agents qui, tout en activant la diurèse, ne fortifieront pas la contractilité du cœur : le nitrate de potasse, de soude, l'acétate de soude, de potasse, qui augmentent la diurèse sans congestionner le rein. On administre ces sels à la dose de 2 à 4 grammes dans de la tisane de chiendent, de pissenlit, de sommités de genêt, de raifort sucré avec du sirop des cinq racines en ayant soin de s'arrêter aussitôt qu'il y a fatigue de l'estomac et menace de vomissements (Dujardin-Beaumetz). Les tisanes diurétiques peuvent être remplacées par du sirop des cinq racines, 4 à 5 cuillerées à bouche par jour, en l'additionnant de 50 grammes pour 100 d'acétate de potasse.

Les vins diurétiques, l'oxymel diurétique de Beaujon renfermant de la digitale ne doivent être employés qu'avec circonspection, quand le cœur est devenu graisseux. Mais il n'en est pas de même de la caféine, véritable tonique du cœur de la dernière période, d'autant plus efficace qu'il fait uriner sans irriter le rein malade et peut être administré en injections hypodermiques, propriété précieuse dans une maladie souvent compliquée de vomissements. Toutefois, la voie stomachale doit être préférée, pourvu que la caféine ne provoque pas de gastralgie. On l'administre en pilules, en granules, en cachets, en potion, à la dose de 1 à 2 grammes par jour. Les pilules étant difficilement digérées et les granules devant être pris en trop grand nombre, on préférera les cachets de 25 à 50 centigrammes dont on prendra 4 à 8 par jour. Malheureusement, les douleurs qu'ils provoquent trop souvent forceront à les remplacer par la potion :

Caféine.	0 gr. 75 à 1 et 2 gr.
Benzoate de soude.	1 à 2 gr.
Eau de tilleul	30 gr.
— laitue	60 gr.
Sirop des cinq racines. . . .	30 gr.

à prendre dans les 24 heures.

Caféine.	7 gr.
Benzoate de soude.	7 gr.
Eau.	250 gr.

Chaque cuillerée à bouche contenant 50 centigrammes de caféine, on en donnera 2 à 5 par jour (Dujardin-Beaumetz).

Pour les injections sous-cutanées, on se servira des formules de Tanret :

Benzoate de soude. . . . .   2 gr. 95
Caféine . . . .   2 gr. 50
Eau distillée. . . . .   6 gr. ou Q. S
                                                    pour 10 c. c.

Chaque seringue de Pravaz contient 25 centigrammes de caféine.

Salicylate de soude . . . .   3 gr. 10
Caféine.   4 gr.
Eau distillée . . . .   6 gr. ou Q. S.

Chaque centimètre cube contient 40 centigrammes de caféine.

C'est à cette période que les purgatifs seront utiles contre l'œdème, l'anasarque, les épanchements. En faisant fluer la sérosité par l'intestin, ils débarrasseront les tissus des liquides épanchés, en même temps qu'ils entraîneront les matières excrémentitielles, cause de l'urémie.

Les sels neutres conviennent aux cas légers. Contre les cas graves, on emploie les drastiques :

                                        pour 10 c.c.

Aloès. . . . .   0 gr. 05
Gomme gutte . . . .   0 gr. 05
Extrait d'ellébore. . . . .   0 gr. 05
Résine de Jalap. . . . .   0 gr. 10
pour une pilule, 1 ou 2 le matin.

Poudre de Jalap . . . .   0 gr. 05
   —   — scommonée . . . .   0 gr. 05
   —   — calomel . . . .   0 gr. 05
Extrait d'aloès. . . . .   0 gr. 05
pour une pilule, 1 ou 2 le matin.

Le jalap s'emploie aussi sous forme d'eau-de-vie allemande à la dose de 15 à 20 grammes ; de poudre,

1, 2, 3 grammes et plus ; de résine, 20, 50, 60 centigrammes.

La scammonée se donne à la dose de 40 à 60 centigrammes de résine ou de 5 centigrammes à 2 grammes de poudre dans du lait.

A toutes ces formules, il faut ajouter de l'aloès qui, en congestionnant le rectum et, en rappelant les hémorrhoïdes, débarrasse le cerveau.

Contre les cas très graves, mais en les administrant avec circonspection, on aura recours à la coloquinte et à l'huile de croton tiglium. On donne le premier en infusion 1 à 3 grammes par litre d'eau ; en teinture, 1 à 5 ou 6 grammes ; en vin, 1 à 15 grammes ; en extrait, 25 centigrammes à 2 grammes. L'huile de croton tiglium, plus active encore que la coloquinte, se prescrit à la dose de 1 à 2 gouttes dans de la mie de pain.

Dans les périodes avancées de l'albuminurie, les inhalations d'oxygène présentent de grands avantages.

Contre les accidents urémiques et pour favoriser l'élimination des matériaux excrémentitiels qui en sont la cause, on a injecté de la pilocarpine sous la peau à la dose de 2 centigrammes.

D'autres médicaments ont été administrés contre l'albuminurie pour modifier le sang ou le rein. Parmi les premiers, la limonade nitrique 1/2 litre par jour ; l'acide gallique ou le tannin par cachets de 25 centigrammes, un à chacun des repas ; le perchlorure de fer, 10 à 15 gouttes matin et soir dans de l'eau sucrée ; l'acide arsénieux, 2 à 4 granules de milligramme. Parmi les seconds, l'iodure de potassium 50 centigrammes à 1 gramme ; la teinture de cantharide, 5 à 8 gouttes matin et soir.

D'une enquête faite sur les vins fuschinés, étant résulté qu'un malade avait été guéri d'une albuminurie cardiaque par son usage, l'idée vint de l'employer systématiquement contre cette affection.

La fuschine n'est pas un poison ; toutefois, longtemps continuée à la dose moyenne de 5, 15 à 25 centigrammes, elle devient nuisible, en ce qu'elle élimine une quantité de phosphate, telle que l'économie en est débilitée. D'autre part, elle n'est pas diurétique et n'a jamais produit seule la disparition de l'albuminurie. Peut-être diminue-t-elle, chez quelques personnes, le nombre des mictions qui les tourmentent si souvent dans cette maladie.

Régime. — On a cherché à établir, pour les albuminuriques comme pour les diabétiques, un régime spécial. Malheureusement, on n'est pas jusqu'ici parvenu à distinguer positivement les aliments qui leur conviennent. Pendant que les uns conseillent une alimentation aussi riche que possible en matières azotées et en vins rouges plus ou moins étendus d'eau, les autres préfèrent le régime végétal et féculent mélangé à très peu de viande et proscrivent les œufs et tous les mets qui en renferment, crêmes, brioches, échaudés, biscuits, sous prétexte de ne pas introduire d'albumine dans l'économie. Mais ces médecins se montrent illogiques, car simultanément ils conseillent le lait qui est éminemment riche en matières protéiques, et dont l'utilité et l'efficacité sont d'ailleurs si incontestables.

Le régime lacté ne pouvant être continué indéfiniment sera remplacé par des aliments faciles à digérer ; une indigestion suffisant à provoquer le passage de l'albumine dans l'urine chez une personne saine.

Pour éviter toute surcharge de l'estomac, l'albuminurique mangera souvent et peu à la fois, en tenant compte de sa susceptibilité particulière, mais en ayant soin toutefois de ne pas trop insister sur les œufs, les poissons, les radis, le poivre et les épices.

Les végétaux sont, au contraire, recommandables. Parmi eux, les épinards, les asperges, l'oseille, les choux-fleurs et les herbacées jouiront d'une faveur particulière. Cependant les betteraves, les pois secs, les pommes de terre même, plus difficiles à digérer, ne devront être pris qu'avec circonspection. Quant au pain, il paraît n'avoir jamais été nuisible.

Parmi les *boissons*, on défendra l'alcool ou au moins on n'en usera qu'avec une extrême modération et encore chez ceux seulement qui y sont habitués. Le vin rouge de Bordeaux, pas trop vieux, coupé de deux tiers d'eau, constituera la meilleure boisson pour l'albuminurique. Il évitera la bière, le thé, le café, dont la première surtout augmente la proportion d'albumine.

L'albumine peut apparaître passagèrement dans l'urine de gens bien portants (A. Finot. Thèse Lyon, 1891). Cette albuminurie intermittente et irrégulière succède à une fatigue, une mauvaise digestion, une alimentation vicieuse, une variation barométrique et démontre combien, chez les jeunes, il est utile de veiller à l'hygiène. Pas d'équitation, d'escrime, de chasse prolongées, pas d'excès à table ni ailleurs, pas de refroidissement.

L'albuminurie passagère peut être confondue avec le lombago et la courbature fébrile, car elle donne lieu fréquemment à de la douleur lombaire et provoque de la fièvre accompagnée d'envies fréquentes d'uriner et d'urines brunâtres. La marche en est rapide et une crise sudorale la termine ordinairement. La convalescence en est longue, parce qu'elle laisse après elle un amaigrissement peu en rapport avec la durée de la maladie.

Pour combattre l'albuminurie, le repos au lit est absolument nécessaire. On appliquera, en outre, trois ou quatre ventouses scarifiées au besoin de chaque côté des lombes et on prescrira le lait. Si l'urine venait à être sanglante, on donnerait 20 à 30 gouttes de perchlorure de fer par jour. Contre la prostration, on emploiera la potion de Todd et l'eau vineuse. On surveillera la convalescence en continuant le lait aussi longtemps qu'il y aura de l'albumine dans l'urine; plus tard, on pourra recourir à la viande crue. Enfin, on favorisera la sueur, si le froid en est la cause (Albert Robin).

III. — Hydronéphrose

On désigne sous ce nom une tumeur formée par la dilatation du bassinet et du rein et renfermant de l'urine plus ou moins anormale, mais aseptique.

Un obstacle à l'expulsion de l'urine est indispensable à sa production. Cet obstacle doit être assez puissant pour s'opposer à la sortie complète ou à peu près du liquide urinaire. Elle ne coïncidera donc pas avec une hypertrophie prostatique, mais de préférence avec un rétrécissement très serré, quoique le fait soit rare. Elle résulte, en effet, presque toujours de la présence d'un calcul arrêté dans l'urétère, d'une tumeur de l'utérus ou de l'ovaire, cancer, fibrome, kyste, Elle n'est pas tout à fait rare chez l'enfant pendant la vie intra-utérine et au moment de la naissance, où elle peut être une cause de dystocie. Elle résulte alors d'une imperforation de l'urèthre, de l'urétère ou d'un kyste du trigone qui obture l'orifice uréthro-vésical.

L'hydronéphrose, plus fréquente à droite qu'à gauche, forme une tumeur bosselée plus ou moins saillante et apparente, que le ballotement rénal et la palpation permettent de sentir et de délimiter. Quelquefois conséquence d'un calcul mobile, elle est intermittente et s'affaisse en même temps que s'écoule, sous forme de polyurée, le liquide qu'elle contient.

Son traitement consiste à lever l'obstacle qui retient l'urine et, dans l'impossibilité d'y parvenir, à ponctionner la tumeur et à en aspirer le contenu. Si la ponction échoue, il reste la néphrotomie qui doit être pratiquée en suivant la masse des muscles sacro-lombaires.

L'hydronéphrose dans laquelle pénètrent des micro-organismes devient une *pyonéphrose*. Plus souvent, celle-ci s'établit à la suite d'une pyélo-néphrite. Les causes en sont les mêmes. Dans tous les cas, elle constitue une tumeur rénale, due à la rétention du pus dans le bassinet et le rein, pus qui contient souvent des calculs.

Les symptômes consistent en une tumeur rénale, quelquefois intermittente, des urines actuellement ou autrefois purulentes et des manifestations de la fièvre urineuse.

Pour prévenir la pyonéphrose, il faut s'opposer à la

rétention d'urine et à la cystite, et, quand elle est établie, ponctionner la poche, la laver, ou mieux inciser le rein.

IV. — Phlegmon périnéphrétique

On désigne ainsi la suppuration du tissu cellulaire graisseux périrénal.

Cette suppuration, toujours de nature microbienne, est ordinairement secondaire : 1o à une maladie infectieuse générale : fièvre typhoïde, puerpérale ou purulente ; 2° soit à une blessure par instrument piquant malpropre, contondant, ou par chute chez un individu déjà souffrant des voies urinaires, principalement de pyélo-néphrite et de calcul rénal : soit, chez ces mêmes malades, à un refroidissement ; 3° à une affection d'un organe contigu : le foie, le duodénum, le colon.

La suppuration peut être partielle, mais elle est rare et résulte alors de celle d'un organe voisin, foie, duodénum, colon et siège, par conséquent, plutôt à l'extré·mité supérieure. Presque toujours elle envahit la totalité du tissu et s'étend des dernières côtes à la fosse iliaque, formant une tumeur d'abord dure, puis fluctuante qui repousse le rein en avant, la paroi lombaire en arrière et fait saillir le triangle de J.-L. Petit. Le contenu de cette tumeur est du pus phlegmoneux ou mélangé de tissus sphacélés, quand la poche est ancienne ; de calculs ou de matières fécales, quand le phlegmon a pour cause une lithiase rénale ou une perforation intestinale.

Comme symptômes, outre cette tumeur appréciable à la vue et au toucher mais dont la fluctuation se perçoit difficilement, si ce n'est parfois dans le triangle de J.-L. Petit, il y a douleur lombaire augmentée par la pression et les mouvements et flexion de la cuisse portée dans l'abduction ou l'adduction et œdémateuse en arrière.

Le phlegmon périnéphritique peut s'ouvrir spontanément à la région lombaire, terminaison favorable mais rare ; dans le tube digestif, les voies urinaires, ce qui constitue une aggravation ou dans le péritoine en causant la mort.

Il est évident que les cataplasmes, les bains, les révulsifs, les onctions mercurielles seront la plupart du temps impuissants à résoudre le phlegmon périnéphrétique, et qu'il faudra presque toujours recourir à l'incision. Celle-ci devra être hâtive et large. Hâtive, précédant la perception nette d'une suppuration presque toujours douteuse ; large, s'étendant des côtes à la crête iliaque. Elle suivra la masse sacro-lombaire, coupant la peau, les aponévroses, les muscles, jusqu'au foyer qu'on déchirera avec la sonde cannelée. S'il y a simultanément suppuration du rein, on ne l'ouvrira pas tout d'abord pour ne pas infecter les deux foyers l'un par l'autre. Le foyer vidé, deux gros drains seront placés dans l'angle inférieur de l'incision dont la partie supérieure sera suturée au crin de Florence.

V. — Rein mobile

On appelle ainsi un rein, qui, sorti de sa loge cellulo-graisseuse, se porte en avant en soulevant ou même en déprimant le péritoine au point de tomber dans sa cavité.

Quand il n'y a que soulèvement du péritoine, la mobilité est limitée ; mais, quand il est déprimé, il enveloppe le rein complètement et lui forme une sorte de mésentère qui permet une mobilité absolue constituant le *rein flottant*.

Le rein droit est beaucoup plus souvent mobile que le gauche, parce qu'il s'abaisse sous le poids du foie dans la station verticale et pendant l'inspiration (Tuffier). Le rein mobile est rendu beaucoup plus fréquent chez la femme que chez l'homme par le port du corset et les variation de volume de l'utérus pendant les règles et l'accouchement, congestions et variations qui tiraillent le ligament du cœcum par lequel cet intestin est suspendu au tissu cellulaire périrénale.

Le rein mobile provoque d'abord du malaise, puis une douleur en général mal localisée, mais revêtant parfois les apparences de la colique néphrétique ou de la cystite. Cette douleur est exaspérée par la congestion cataméniale, la marche, la toux, les secousses, sous l'influence desquelles le sujet perçoit assez souvent la sensation d'un corps qui ballotte dans son ventre.

Ce ballotement est sensible à la main pressant à plat sur le flanc, en avant, pendant que l'autre le soutient et le soulève. La main placée sur le ventre peut reconnaître la forme du rein, le ramener dans sa loge quand il est réductible, et y provoquer, par la pression, une douleur qui s'irradie aux organes urinaires inférieures, aux testicules et aux membres inférieurs.

Le rein mobile doit être immobilisé ou retenu dans sa loge par un bandage à pelote adapté à chaque cas particulier.

Si, en dépit de ce bandage, des douleurs intolérables

troublent l'état général et rendent la vie insupportable, il faut fixer le rein par la néphrorraphie. La néphrectomie n'est jamais applicable d'emblée, mais seulement quand la première n'a pas réussi.

CHAPITRE V

AFFECTION CALCULEUSE

L'affection calculeuse occupe une place si importante parmi les maladies des voies urinaires que la description de son origine, de ses symptômes et surtout de son traitement fera seule l'objet de ce chapitre.

Affection calculeuse

C'est une affection dans laquelle l'urine rejette au dehors ou dépose sur un des points des voies urinaires du *sable,* des *graviers*, des *calculs*.

Ces dépôts sont constitués par :

L'acide urique et ses composés : urate de soude, de potasse, de chaux et d'ammoniaque ;

L'oxalate de chaux ;

Le carbonate de chaux et de magnésie ;

Le phosphate de chaux et le phosphate ammoniaco-magnésien (1).

(1) Voy. Gustave Mercier, *Guide pratique pour l'analyse des urines*. Paris, 1893.

Enfin, tout à fait rarement, on rencontre des calculs de cystine, de xanthine, de silice, de fer, d'urostéalithe, d'indigo.

Ces différents corps se déposent non pas tant à cause de leur abondance dans l'urine, ou de la concentration de ce liquide, qu'en vertu d'un vice de l'état général ou d'une altération locale des voies urinaires. Ils peuvent être, divisés en deux classes :

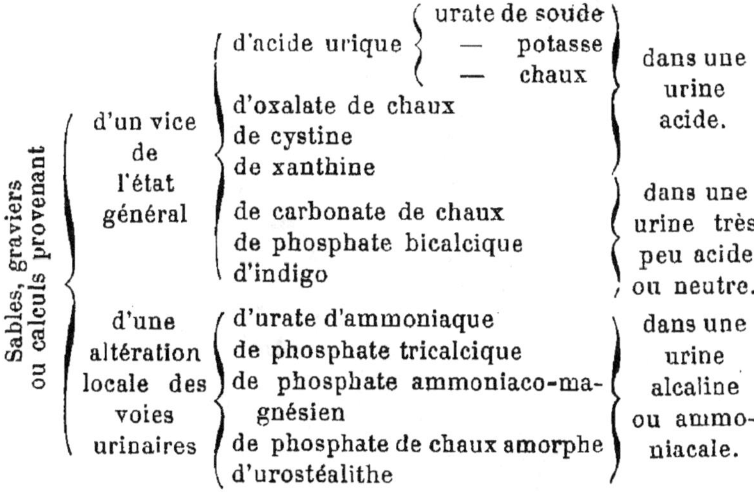

La gravelle urique est la plus fréquente ; vient ensuite la gravelle phosphatique et enfin la gravelle oxalique.

Caractères physiques des gravelles. — Le sable *urique* se forme dans une urine *très acide* et se présente quand il est pur, sous forme de petits cristaux rouges qui se déposent au fond du vase. Quand il est constitué par des urates de soude ou de chaux, il forme encore après refroidissement de l'urine un dépôt pulvérulent, blanc grisâtre, jaunâtre, rosé ou rouge ayant l'apparence d'une boue, d'aspect purulent et disparaissant à la température de 40 à 50°.

Les cristaux et les boues ne sont toutefois qu'un acheminement à la gravelle, mais ne la constituent pas. Il faut, pour qu'elle prenne naissance, qu'ils s'agglomèrent en une masse autour d'un corps, épithélium, tractus de mucine qui les attire, leur sert de centre et dont le volume ou la nature les retient plus ou moins longtemps dans les voies urinaires par l'urine. Il en résulte que le vrai sable rénal n'est pas cristallisé, mais amorphe.

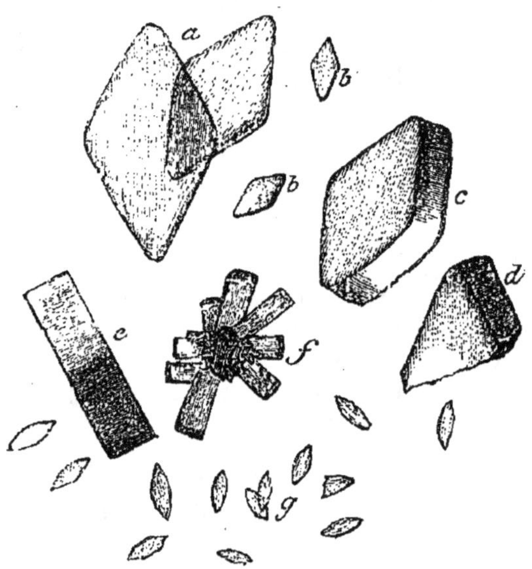

Fig. 19. — Acide urique.

a, Cristal d'acide urique vu de face ; *b*, Cristal plus petit ; *c*, Cristal vu de trois quarts ; *d*, Cristal brisé ; *e*, Cristal de profil sur la tranche ; *f*, Rosace fermée par des cristaux dont on ne voit que la tranche ; *g*, Les mêmes cristaux traités successivement par la potasse et l'acide acétique. Ces derniers sont incolores tandis que les précédents sont d'un beau jaune ambré.

La couleur des graviers d'acide urique ou d'urates varie du fauve plus ou moins rougeâtre au gris rosé pâle. Gros comme une tête d'épingle, ils peuvent atteindre le volume d'un haricot flageolet. Leur surface est généralement lisse. Les graviers, comme les sables et, contrairement aux calculs, peuvent être entraînés plus ou moins promptement par l'urine.

Les calculs *uriques* dont la couleur varie comme celle des graviers peuvent atteindre 5, 6 centimètres et même davantage, mais ne dépassent pas, en général, 2 à 3 centimètres. La dureté de ces calculs est en raison directe de la quantité d'acide urique pur qu'ils renferment, n'atteignant toutefois jamais celle de ceux d'oxalate de chaux. En général de forme ronde ou ellipsoïde plus ou moins régulière, il sont quelquefois aplatis comme un galet. Leur surface, ordinairement lisse, est parfois comme chagrinée.

L'*oxalate de chaux* ne se présente pas sous l'aspect de sable, de gravelle, les concrétions oxaliques des tubes urinifères étant extrêmement rares, mais de cristaux plus ou moins nombreux, reconnaissables seulement au microscope et formant dans l'urine un nuage blanchâtre. Ses graviers ne dépassent pas habituellement le volume d'un grain de chènevis. Rarement lisses, le plus souvent irréguliers, aciculaires, ils donnent lieu, par suite, à une colique néphrétique particulièrement douloureuse, mais rare.

L'oxalate de chaux produit des calculs muraux, ainsi nommés parce qu'ils sont mamelonnés en forme de mûres, disposition qui les rend difficilement supportables. Ces calculs, de couleur grise, brune ou noire, due non à du sang, mais à des matières colorantes végétales, sont quelquefois jaunes rougeâtres. Leur dureté est, en général, considérable, mais leur volume n'atteint pas de grandes dimensions. Les calculs

11.

d'oxalate de chaux sont toujours mélangés d'urates et se développent presque toujours sur un noyau d'urate d'ammoniaque surtout et dans une urine d'*acidité faible*, contrairement aux calculs uriques. Dans tous les cas, les calculs muraux résultent, comme ceux d'acide urique de l'agglomération des cristaux d'oxalate de chaux autour d'un centre.

Le *phosphate neutre de chaux* se dépose de l'urine neutre ou alcaline en raison de cette alcalinité et non par attraction moléculaire, en cristaux microscopiques abondants, toujours mélangés de phosphates bi-basiques de chaux, de magnésie, de carbonate de chaux et d'urate d'ammoniaque, ces deux corps étant tout à fait secondaires. Ils ne forment pas de sable rénal. Dans la vessie, il produit des calculs d'un blanc plus ou moins sale, gris, parfois brunâtre. Leur surface, quelquefois polie comme la porcelaine, est, d'autres fois, râpeuse et rugueuse; ils sont d'autant plus poreux qu'ils renferment plus de magnésie; jaunâtres, s'ils contiennent de l'urate d'ammoniaque, leur consistance est crayeuse. Leur volume peut devenir énorme. La chaux et la magnésie peuvent être en proportion égale ou variable dans ces calculs, mais la dernière y est d'autant plus abondante que l'urine est plus alcaline.

Le *phosphate ammoniaco-magnésien*, toujours mélangé au phosphate basique de chaux et au carbonate de chaux donne lieu à des dépôts extraordinairement abondants et rapides, blancs, plus ou moins gris, à surface cristalline et rugueuse. Très peu consistants, de forme indéterminée ou arrondie, ils se moulent sur les calculs uriques ou oxaliques ou sur la vessie qu'ils crépissent souvent à la manière d'un mortier.

D'une façon générale, d'ailleurs, la forme des calculs varie avec celle des organes et même des parties d'organes dans lesquels ils se déposent. Dans l'urèthre antérieur, ils sont allongés, se projetant parfois jusque dans le prépuce. Creusés de sillons plus ou moins profonds pour le passage de l'urine, quelquefois même percés d'un conduit central, ils constituent de véritables tubes pierreux. Dans la région membraneuse, ils s'arrondissent pour s'allonger de nouveau dans la portion prostatique. Là, pour peu que leur accroissement continue, ils se projettent dans la vessie formant le chapeau d'une sorte de champignon dont la partie intra-prostatique constitue le stype.

Dans les reins, les calculs revêtent des formes variées. Rarement arrondis ou ellipsoïdes, ils sont le plus souvent branchus.

Ordinairement uniques, les calculs peuvent être multiples dans l'un quelconque des organes urinaires, mais surtout dans le rein et la vessie, où on a pu en compter jusqu'à mille, leur volume étant en raison inverse de leur nombre.

Dans l'urèthre, les calculs multiples sont, le plus souvent, le résultat de la fragmentation d'un calcul unique produite par la mobilité de la verge et ses alternatives de flaccidité et de rigidité. Dans ces cas, les extrémités des fragments se moulent les unes sur les autres comme celles des os dans les articulations.

Dans le rein et la vessie surtout, la multiplicité est presque toujours le résultat d'autant de formations distinctes qu'il y a de calculs. Chacun d'eux, en effet, renferme *un noyau*, c'est-à-dire une agglomération centrale et distincte de substance provenant de l'urine ou des voies urinaires : acide urique, urates, oxalate de chaux, mucus, sang, fibrine autour duquel s'est amassée la partie périphérique appelée *écorce*. Cette écorce constituée par une substance analogue ou non au noyau se dépose en couches distinctes dont la disposition rappelle celle de l'oignon. Les lamelles de l'écorce des calculs peuvent être formées de substances différentes qui s'intercalent et se superposent les unes aux autres pour donner lieu à ce qu'on appelle les *pierres alternantes.*

Certains calculs uniques ou multiples sont parfois sans noyaux et formés alors de phosphate de chaux et ammoniaco-magnésien mélangés à des carbonates de chaux agglomérés en une seule masse.

Les calculs à noyau sont presque toujours constitués par de l'acide urique, des urates de soude, de chaux, de magnésie ou de l'oxalate de chaux. Ils se déposent dans une urine acide et sont la conséquence d'un état pathologique général. Les calculs sans noyaux sont, au contraire, le plus souvent, du moins, d'origine locale et la conséquence d'une maladie des voies urinaires. Je dis le plus souvent, car il n'est pas sans exemple que les calculs de phosphate neutre ou bibasique de chaux soient le résultat d'un état général.

Symptômes. — Les graviers, les sables eux-mêmes, quand ils sont volumineux ou agglomérés provoquent, en descendant du rein à la vessie, le syndrôme douloureux désigné sous le nom de *colique néphrétique*, précurseur fréquent, mais non obligé, de la pierre dans la vessie. Caractérisée par une douleur qui suit la mar-

che du corps étranger, s'irradiant du rein à la région
inguinale, au testicule et même à la cuisse, avec une
intensité telle que le malade pousse les hauts cris en
appelant la mort, et, ce qui est pis, accompagnée de
vomissements, de sueurs froides, de lipothymies et
parfois même de syncopes mortelles, elle exige une
médication prompte et énergique, qui doit calmer la
douleur et hâter la marche du gravier.

Pour calmer la douleur, nous possédons trois médicaments : l'opium, sous forme de morphine, le chloral, le chloroforme qu'on introduira par la peau, le
poumon et le rectum, s'il ne nous est pas fermé par
le ténesme, comme l'estomac par les vomissements.
La morphine sera donc injectée sous la peau avec la
seringue de Pravaz remplie de la solution suivante :

Chlorhydrate de morphine . . . .   0 gr. 10
Eau distillée . . . .   20 gr.

dont chaque gramme renferme un demi-milligramme
de morphine. On peut, à la formule précédente, ajouter
1 centigramme de sulfate neutre d'atropine, soit un
demi-milligramme par seringue de Pravaz.

Si, après 2 ou 3 injections pratiquées à plusieurs heures d'intervalle, la douleur persiste, on
administrera le chloroforme à petites doses.

On en laissera tomber 15 à 20 gouttes sur un mouchoir
et on les fera respirer au malade, en les renouvelant jusqu'à cessation de la perception douloureuse, ayant soin
de ne pas pousser jusqu'à la perte de l'intelligence.

Il est évident que si la voie rectale est restée libre,
on pourra y introduire un lavement au chloral, selon
la formule suivante :

Lait tiède......................	1 verre.
Chloral	2 à 3 gr.
Laudanum de Sydenham	10 gout.
Jaune d'œuf.	n° 1

Malheureusement, il en est très rarement ainsi. C'est plus tard, alors que les vomissements et le ténesme ont cessé, que la douleur a fait place à un malaise, qu'on peut hâter le calme et le repos par l'emploi des suppositoires.

Chlorhydrate de morphine..........	0 gr. 01
Extrait de belladone...............	0 gr. 02
Beurre de cacao	4 gr.
Cire blanche....................	Q. S.

pour un suppositoire; 2 ou 3 par jour.

La seconde indication, hâter la marche du gravier, est remplie par les diurétiques qui, en augmentant la quantité de l'urine, pousseront le gravier vers la vessie. Parmi eux, les eaux minérales de Contrexeville, Vittel, Martigny, Evian, à la fois digestives et diurétiques, sont préférables. On les boira seules ou mélangées par moitié à du lait froid, légèrement glacé ou sucré, avec du sirop de gomme, de tolu ou de bourgeons de sapin.

Ces moyens spéciaux, on les aidera par de grands bains tièdes prolongés, de larges cataplasmes fortement laudanisés (30 à 40 gouttes) chauds appliqués sur la région douloureuse.

Plus tard, toute souffrance ayant disparu, on combattra l'inflammation, si on la redoute, par des applications répétées de cataplasmes sinapisés et de ventouses sèches sur la région lombaire.

Tels sont les symptômes et le traitement de la pierre du rein. Dans la vessie, elle provoque de la douleur, de l'hématurie, des troubles de la miction ; c'est-à-dire le trio symptomatique commun à une foule de maladies des voies urinaires. Aussi est-ce à ses caractères et à l'aspect sous lequel il se présente qu'on soupçonnera l'existence d'une pierre vésicale et qu'on acquerra même la quasi-certitude de sa présence dans ce réservoir.

Presque jamais spontanée, la douleur exige ordinairement pour apparaître une cause occasionnelle déterminée. C'est à la suite d'un exercice quelconque, d'une course à pied, à cheval, en voiture, d'une chute, d'un choc, d'un saut, d'un effort, qu'elle se fait sentir, sans avertissement préalable, au moins dans les premiers temps. Ces causes se font sentir, d'ailleurs, différemment suivant leur mode d'action et l'attitude de celui qui les supporte. Un fiacre, voiture légère, sera, sous ce rapport, bien moins supportable qu'un omnibus et à plus forte raison qu'un tramway. Et, en effet, les soubresauts y sont infiniment plus prononcés que dans les deux autres véhicules, et si, de plus, dans les deux derniers, le calcul est ballotté d'un côté à l'autre, la projection s'en fait vers le col, dans le premier. Il est non moins évident que, pour le cavalier, une course au Bois de Boulogne sera moins douloureuse que celle d'une chasse à courre ou d'obstacles.

Certains mouvements, sans causer précisément de la douleur, provoquent une sensation pénible. Un calculeux, en s'asseyant, prend instinctivement certaines précautions ayant pour but de mobiliser aussi peu que possible la pierre dont il est porteur. De même, en se mettant au lit, car il perçoit alors souvent avec netteté la sensation d'un corps étranger roulant dans sa vessie.

La douleur du calculeux est d'autant plus vive qu'il est plus jeune et que sa prostate, moins développée, permet au calcul de rouler sans obstacle sur le trigone en venant choquer le col de la vessie. Aussi les enfants y sont-ils particulièrement sensibles et prennent-ils parfois instinctivement les positions les plus bizarres pour éviter ces attouchements, à ce point qu'on en a vu se coucher la tête en bas dans leur lit.

Cette douleur peut se faire sentir sous forme d'une gêne, d'une pesanteur dans le petit bassin, dans les lombes, le rectum, l'anus. Elle s'irradie parfois aux testicules, aux aines, aux cuisses, aux jambes, à la plante des pieds et au gros orteil. Mais, le plus souvent, elle siège dans la fosse naviculaire, si bien que, pour la faire cesser, les malades se tiraillent la verge, le prépuce, qui s'allongent et s'hypertrophient, surtout chez les enfants. Ils se malaxent le gland qui s'aplatit, et ces attouchements répétés font naître chez quelques-uns des habitudes de masturbation.

La douleur, de la fosse naviculaire, peut s'étendre en suivant l'urèthre jusqu'à l'anus. Mais, quelle que soit la manière dont elle se manifeste, cette douleur, d'une acuité variable, acquiert parfois une intensité telle que le malade trépigne, se cramponne ou renonce à tout mouvement.

La douleur ne résulte pas seulement des mouvements de la totalité du corps, mais des contractions vésicales. Aussi se fait-elle principalement sentir à la fin de la miction, alors que, pour chasser les dernières gouttes d'urine, la vessie vient appliquer ses parois

sur la pierre en la poussant contre l'orifice uréthro-
vésical. Ceci explique comment, après avoir souffert de
la pierre, un malade peut voir ses douleur disparaître ;
la prostate, en s'hypertrophiant, empêchant le corps
étranger de venir toucher le col de la vessie. Enfin, le
ténesme de la fin de la miction et l'effort qu'il provoque explique la chute du rectum chez les enfants calculeux.

L'hématurie n'est pas plus spontanée que la douleur.
Comme cette dernière, il faut, pour la provoquer, une
cause occasionnelle susceptible d'imprimer à la pierre
une impulsion brusque ou violente : exercice, choc,
chute, saut, effort. C'est, en effet, toujours après l'une
de ces causes que l'urine se trouble, se teinte et rougit.
Plus souvent, c'est à la fin de la miction et alors que
la pierre est fortement pressée sur le col par les dernières contractions vésicales qu'apparaissent quelques
gouttes de sang. Quelquefois l'urine est à peine plus
foncée qu'à l'ordinaire, si bien que, pour y déceler la
présence du sang, le microscope est nécessaire.

Les troubles de la miction sont caractérisés par des
envies fréquentes d'uriner ; envies qui, contrairement
à celles de l'hypertrophie prostatique, sont diurnes.
Et, en effet, comme la douleur et l'hématurie, c'est
après l'exercice et le mouvement qu'elles apparaissent,
parce que la pierre poussée sur le col provoque les
besoins d'uriner.

Chez le calculeux, il peut y avoir, quand il urine debout, interruption du jet d'urine par spasme ou parce
que la pierre vient boucher l'orifice uréthro-vésical.
Mais, pour qu'un tel phénomène se produise, la prostate
doit être très peu développée et la pierre très mobile,

par conséquent peu volumineuse. Il sera donc rare chez le vieillard. Par contre, chez l'enfant, il pourra aller jusqu'à produire la rétention d'urine.

De ce qui précède, il résulte, comme on l'a dit, qu'on est calculeux le jour; les trois symptômes de la pierre dans la vessie étant provoqués par sa locomotion sur le trigone, locomotion qui cesse avec le repos de la nuit.

Du genre de gravelle dépend le *traitement*. Celui-ci, cela tombe sous le sens, ne sera pas le même contre une gravelle acide que contre une gravelle alcaline, cette dernière fut-elle causée par un état général. De même, il ne se ressemblera pas dans les gravelles urique et oxalique, quoique l'une et l'autre se déposent dans une urine acide par suite d'un vice de l'état général. Enfin, de son côté, la gravelle ammoniacale exigera un traitement approprié surtout aux lésions locales qui en sont l'origine.

La gravelle urique, dans laquelle cet acide ou ses urates se déposent de l'urine, et la goutte caractérisée par un dépôt d'urate acide de soude dans les jointures sont les deux grandes manifestations d'un même état général, l'hyperacidité du sang, surtout par le phosphate acide de soude. Celui-ci qu'engendre, suivant les uns, un défaut d'oxydation des matières azotées ou, suivant les autres, une suractivité des cellules organiques sur ces mêmes matières, produit, pour les premiers, la nutrition retardante, pour les seconds l'hypernutrition. Identiques par nature, celles-ci exigent le même traitement, celui que nous allons exposer et qui sera à la fois alimentaire, hygiénique et pharmaceutique.

Traitement et régime alimentaire. — Et tout d'abord

la goutte et la gravelle sont-elles guérissables? Sans nous arrêter à la réponse négative et désespérante de Sydenham et de Trousseau, nous répondrons comme un médecin des prisons : « Si monconfrère avait affaire au public des maisons centrales, il aurait vu que la guérison de la goutte pourrait être la règle ». C'est qu'en effet, le régime de ces maisons n'est pas succulent, et que ce manque de succulence est justement ce qui convient aux goutteux et aux graveleux, ordinairement gros mangeurs et amateurs de bonne chair, qui trouveront dans un régime bien réglé le principal élément de leur guérison (1). Heureusement, d'ailleurs, la diathèse urique peu être combattue sans se soumettre au régime des prisons, et tout en trouvant dans l'alimentation de quoi satisfaire un homme de bon appétit et de goût délicat.

Le goutteux graveleux devra réduire l'alimentation animale et, condition non moins importante, l'accommoder aussi peu que possible. Pas de cuisine savante, pas de ragoûts ; des viandes simplement bouillies, grillées ou rôties. D'où exclusion des condiments culinaires et de ce qui relève les aliments et provoque un appétit factice : truffes, champignons, muscade, girofle, thym, laurier, piment, pour s'en tenir au sel et à quelques grains de poivre.

Les viandes préférées seront celles du bœuf, du mouton, du poulet, du dindon et du pigeon. On sera très circonspect envers le gibier à plume et surtout à poil dont on s'abstiendra complètement s'il est faisandé. Le lièvre fait rêver, dit-on, pour exprimer

(1) Voyez Foussagrives, *Hygiène alimentaire des malades, des convalescents et des valétudinaires*. Paris, J.-B. Baillière et fils.

qu'il est indigeste. L'oie, le canard, le porc, dont la chair dense et grasse est difficilement attaquée par les sucs digestifs, seront absolument interdits. On défendra. pour la même raison, les organes internes des animaux : tripes et foies gras. La viande blanche du veau, dont la gélatine résiste à la digestion et donne la diarrhée, ne sera prise qu'avec circonspection.

Bouchardat se méfiait des œufs, dont le soufre très abondant se transformerait en acide sulfurique et, par suite, acidifierait l'urine.

Le lait récemment trait constitue, pour le goutteux, un aliment complet, excellent. Légèrement alcalin, il neutralise en partie l'acidité de l'urine; diurétique en même temps qu'émollient, il n'irrite pas le rein. Toutefois, comme nourriture exclusive, il nuirait à l'estomac souvent dilaté du goutteux, et, si nous en croyons Sydenham, son changement contre une alimentation plus substantielle provoquerait le retour des attaques. Le mieux sera d'en prendre deux ou trois bols le matin, c'est-à-dire environ 1 litre, à une demi-heure d'intervalle en guise de premier déjeuner. Si on a l'habitude de goûter, on pourra en avaler encore un bol l'après-midi, vers quatre heures.

Quand on en boit une grande quantité, il est bon de le diviser, en croquant en même temps quelques biscottes.

La chair des poissons, si ce n'est qu'elle renferme une plus grande quantité d'eau, présente la plus intime analogie avec celle du bœuf au point de vue de sa richesse en matières albuminoïdes, et Moleschott la regarde comme tout à fait comparable aux viandes blanches du poulet et des oiseaux.

Les poissons peuvent être divisés en deux catégories, suivant que leur chair contient de la graisse ou n'en renferme pas. Dans la première, on trouve le turbot, la barbue, le merlan, la sole, le rouget, la truite; dans la seconde, le thon, le saumon, le maquereau, l'anguille, la lamproie qu'il faut éviter. Du reste, d'une façon générale, le graveleux sera circonspect envers le poisson, car, par le phosphore qu'il renferme abondamment et qui se transforme en acide phosphorique, il rend le sang plus acide. Un fait non moins certain, c'est que l'usage répété du poisson favorise et entretient les maladies de la peau auxquelles les goutteux et les graveleux sont sujets.

Parmi les mollusques, l'huître est préférable parce qu'elle est très digestible et peu azotée, deux qualités qui la recommandent aux goutteux. Elle est, en effet, constituée par le foie de ce crustacé, dont il suffit de briser les alvéoles par la mastication pour qu'il soit digéré par son propre glycogène et dont dix douzaines seraient nécessaires à constituer la ration d'azote journalière, indispensable à un homme. Toutefois, prises en trop grand nombre, elles pourraient devenir nuisibles par la quantité d'eau de mer qu'elles renferment.

La moule, encore moins nourrissante que l'huître, est fort indigeste et rendue quelquefois dangereuse par un principe toxique particulier; aussi doit-elle être rejetée. De même l'escargot dont la chair de composition peu connue, mais compacte et dure ne convient pas à un estomac dont les fonctions doivent être ménagées.

Contrairement aux huîtres, les crustacés, écrevisses,

homards, langoustes, sont très nourrissants, mais très indigestes et cause particulière d'érythèmes et d'urticaires, surtout pour la classe de malades qui nous occupent.

Si on considère la composition intrinsèque des aliments fournis par le règne *végétal*, on voit qu'ils constituent presque tous des aliments complets, puisqu'ils renferment des substances azotées, de l'amidon, de la dextrine, du glucose, des matières grasses, des sels, de l'eau. Mais, pour qu'ils puissent suffire à l'alimentation, il faudrait les prendre en telle quantité, qu'à part de rares exceptions, ils ne servent pas seuls à la nourriture de l'homme.

On divise, au point de vue alimentaire, les légumes en deux espèces : les *féculents* et les *herbacés*. Les féculents, outre leur amidon qui constipe, renferment une grande quantité de légumine, subtance azotée très nourrissante. Mais il faut distinguer. Les fèves, les pois, les haricots blancs, tendres et faciles à digérer dans la saison, deviennent plus tard d'une digestion pénible parce que leur enveloppe, formée de cellulose durcie, est difficilement attaquée par le suc gastrique. Aussi, faut-il les en débarrasser et les manger en purée. Parmi les féculents, les lentilles occupent le premier rang par leur puissance nutritive parce qu'elles renferment, avec une grande quantité de matières azotées, du fer. Ce pouvoir nutritif, elles ne l'acquièrent que par la cuisson. Sous forme de farine, débarrassées de leur enveloppe, elles constituent la douce Revalescière. Elles devront, par suite même de leurs qualités, n'être prises qu'avec circonspection. Dans la classe des féculents, et au-dessus d'eux, se place la pomme de terre. Son peu de richesse en amidon en fait un aliment précieux qui pourra en partie remplacer le pain. A côté des pommes de terre, se rangent les patates et les topinambours.

Parmi les céréales, le blé est le plus riche non seulement en amidon, mais en azote. Dans le pain, la croûte renferme beaucoup plus de ces deux corps que la mie. De digestion plus facile, elle est préférable à cette dernière qui, dans le pain frais surtout, est des plus indigeste. Les pains de luxe, tout aussi nourrissants, d'ailleurs, que les pains ordinaires, offrent cet avantage que leur mie, plus levée et légère, est pénétrée avec beaucoup plus de facilité par les sucs digestifs.

Il est des aliments fabriqués avec la farine d'une digestion particulièrement difficile, dont le goutteux ne devra user qu'avec circonspection : ce sont le macaroni et les nouilles.

Il en sera de même pour les pâtisseries, parce qu'elles sont peu fermentées, peu cuites et renfermant beaucoup de beurre, des crèmes, des amandes, des noix.

Les herbacés constituent en général de bons aliments pour le goutteux graveleux, surtout s'il est constipé, parce que leur cellulose favorise les selles. Ils contiennent, en outre, de l'acide malique qui dissout la fibrine et l'albumine ; beaucoup de potasse indispensable à la nutrition, de la soude, de la magnésie qui saturent les acides de l'estomac et du sang, remplissant une indication spécialement favorable à la guérison de la diathèse urique. Toutefois, ceux dans la constitution desquels il entre beaucoup d'acide oxalique ou d'oxalate de chaux : l'oseille, la tomate, la rhubarbe fraîche, les épinards, devront être particulièrement évités, et les haricots verts n'être pris qu'avec modération. Or, l'oxalate de chaux est rejetépar l'urine tel qu'il a été absorbé. De son côté, l'acide oxalique dans son passage au travers l'économie, en absorbe fatalement la chaux, pour devenir lui-même oxalate de chaux, susceptible, par conséquent, dans les deux cas, de consti tuer le noyau d'un calcul. Aussi les parents feront-ils sagement de veiller à ce que leurs enfants ne mangent pas les vrilles de la vigne qui contiennent une très grande quantité de ces deux corps. Magendie raconte qu'un homme ayant absorbé chaque matin un plat d'oseille, pour se rafraîchir, rendit au bout d'un an un gravier d'oxalate de chaux.

Les asperges seraient excellentes, si elles ne rendaient les urines infectes, n'irritaient les reins, la vessie et l'urèthre, donnant lieu par surcroît, à des coliques néphrétiques. Les choux ne me paraissent bons qu'en choucroute, dont la préparation chasse le soufre qui engendre des gaz nidoreux. Quant aux choux de Bruxelles, ils doivent être très cuits pour n'être pas nuisibles Les choux-fleurs, les artichauts les cardons, les salsifis sont très recommandables. La betterave, les carottes, les navets, qui renferment de l'inosite, de la dextrine ou du sucre, sont faciles à digérer. Les salades : laitue, chicorée, célerie, cresson, romaine, escarolle, barbe de capucin, pissenlit, mâche, scorzonère, prises même chaque jour en quantité modérée seront utiles. Il en est de même, à plus forte raison, de ceux de ces légumes qu'on mange cuits.

Parmi les racines, les radis rouges ou noirs, malgré

la recommandation de Bouchardat, ne devront être mangés qu'avec modération.

Les fruits, pourvu qu'ils soient bien supportés par l'estomac, sont presque tous utiles contre la gravelle. Ils contribuent, en effet, à modérer l'acidité du sang et de l'urine directement par la chaux et la potasse qu'ils introduisent dans l'économie ; indirectement par leurs acides organiques, dont la transformation en acide carbonique est suivie de la formation de carbonates alcalins. Une livre de cerises douces équivaut à 8 ou 12 grammes de sels alcalins ; le raisin bien mûr, riche en acide tartrique, absorbé en grande quantité, sous forme de cure ; les abricots, les prunes de reine Claude, riches en acide benzoïque, seront particulièrement recommandés. Viendront ensuite les fraises, sans toutefois leur reconnaître la propriété spécifique que leur accordent certaines personnes ; les framboises, puis les poires, les pêches, les pommes qui renferment de l'acide malique ; les oranges, les citrons, de l'acide citrique.

Le melon, le potiron, le concombre sont beaucoup moins recommandables, parce qu'ils sont souvent indigestes.

Les groseilles en grappe, les figues sèches, les pruneaux doivent être rejetés, parce qu'ils renferment beaucoup d'acide oxalique. Il en est de même des olives, des amandes, des noix, des noisettes, des pistaches, dont la digestion est extrêmement difficile à cause de leur texture et du principe gras qu'elles renferment.

Le beurre, les graisses, la crème qui surnage le lait ne conviennent guère qu'aux personnes affaiblies ou amaigries ; ce qui n'est pas ordinairement le cas du graveleux dont l'acidité du sang pourrait être augmentée par leur transformation en acide butyrique.

Quant aux crèmes artificielles résultant d'un mélange d'œufs, de sucre, de lait il faut n'en user qu'avec modération, surtout quand elles sont additionnées de chocolat.

Les fromages termineront très avantageusement le repas, la petite quantité d'ammoniaque et les ferments qu'ils renferment ne pouvant qu'activer la digestion. Ils ne devront toutefois être ni trop compacts, ni trop faits ou trop aromatiques.

J'en dirai autant de l'eau glacée, des glaces et sorbets, qui, pris en petite quantité, au milieu ou à la fin du repas, stimulent les fonctions digestives, tandis qu'en abondance elles donnent de la diarrhée ou de l'entérite.

Boissons. — En dehors de l'eau, qui, pour être légère, doit renfermer des gaz : acide carbonique, oxygène, azote, et, pour être potable, des sels : carbonate, sulfate, phosphate de chaux, pourvu qu'ils ne dépassent pas 50 centigrammes par litre. Parmi les boissons que consomme le goutteux, les unes, résultat de la fermentation, comprennent les vins et les bières; les autres, produites par la distillation, les alcools et les liqueurs (1). Les premières paraissent seules capables d'engendrer la goutte ou la pierre, si bien, comme l'a dit Sydenham, que l'homme, privé de vin, n'eût probablement jamais connu ces deux affections. Les secondes agissent plus directement sur l'estomac

______

(1) Voy. Reveillé-Parise, *Guide pratique des goutteux et des rhumatisants.*

et le foie. Et, en effet, dans tous les pays où les boissons distillées se consomment en grande quantité : Écosse, Irlande, Russie, Pologne, Danemark, la goutte est rare.

Parmi les boissons fermentées, les vins liqueurs, Xérès, Porto, sont particulièrement redoutables. Viennent ensuite les bières fortes : stout, ale, porter; et, comme l'a démontré Garrod, il n'est pas à Londres un individu abusant de ces boissons qui ne soit pris par la goutte après un temps très court. La bière légère, elle-même, ne devra être bue qu'avec circonspection par le prédisposé. Après les vins alcooliques et liquoreux, après les bières fortes ou même légères, on doit placer les vins de Bourgogne et de Champagne : n'a-t on pas pu dire du Chambertin qu'il renferme la goutte dans chaque verre, et n'a-t-on pas vu, comme Lécorché sur lui-même, celle-ci apparaître après un dîner au Champagne? Toutefois, d'après Garrod, les vins du Rhin, de la Moselle, de Bordeaux, et le Champagne lui-même, n'ont pas intrinsèquement la puissance de produire la goutte, mais seulement celle de provoquer un accès chez ceux qui l'ont déjà.

S'ensuit-il que les dangers dont le vin menace le graveleux doivent en entraîner la privation complète. Évidemment non ; car, comme l'a dit Sydenham : si vous buvez du vin, vous prenez la goutte : si vous n'en buvez pas, la goutte vous prend. Il faut donc se tenir dans un juste milieu. Seulement, le vin étant d'autant plus redoutable qu'il est plus capiteux, le Bordeaux sera préféré au Bourgogne, dont le bouquet porte à la tête. Un vin léger, riche en bi-tartrate de potasse qui diminuera l'acidité de l'urine, en transformant l'acide urique et les bi-urates en urate neutre de potasse, constituera, étendu de deux tiers d'eau, la meilleure des boissons.

On remplacera avantageusement l'eau ordinaire par les eaux minérales dites de table : Saint-Galmier, Condillac, Vals-Saint-Jean, Vichy-Hauterive, Célestins, Saint-Yorre, rendues agréables par leur acide carbonique qui calme l'estomac et régularise les fonctions digestives, pourvu qu'on n'en fasse pas un usage exclusif. Il faudra, dans tous les cas, s'abstenir d'eau de seltz artificielle, dont l'acide carbonique, très peu uni au liquide, se dégage en dilatant l'estomac.

Quant aux cidres, leur richesse en sels alcalins explique, sans doute, l'assertion de feu Denis Dumont affirmant que ceux dont c'est la boisson habituelle n'ont jamais la pierre.

Rien ne s'oppose à l'usage modéré du café, si surtout il produit un effet diurétique. Mais il n'en sera pas de même du thé et de la poudre de cacao qui contiennent beaucoup d'oxalate de chaux. La même interdiction ne s'étendra toutefois pas au chocolat, dont le graveleux pourra faire son déjeuner du matin, s'il le digère facilement.

Les alcools, l'eau-de-vie, le rhum, les liqueurs, seront complètement rejetés parce qu'ils se transforment en acide acétique dans l'estomac et que si, au début, ils activent l'afflux du suc gastrique, leur usage prolongé atrophie les glandes ui le secrètent en même temps qu'il augmente la sécrétion de celles qui produisent le mucus.

Le graveleux devra boire suffisamment pour maintenir son urine à 1,015 de densité et en sécréter 1 litre et un tiers dans les 24 heures, sans toutefois aller jusqu'à diluer son suc gastrique.

Il s'appliquera à ne pas manger trop abondamment, surtout le soir, et à ne déglutir qu'après mastication parfaite. Les aliments, très divisés dans la bouche, s'imbibent intimement de salive qui en dissout les principes amylacés, en sorte que leurs parcelles tombées dans l'estomac y sont d'autant plus facilement et promptement dissoutes par la pepsine et les sucs gastrique et pancréatique. Aussi, celui que l'âge ou la maladie aura privé de dents devra-t-il absolument recourir à ceux qui les remplacent si habilement aujourd'hui.

Hygiène. — Veiller à son alimentation et à ses boissons ne suffit pas à celui que la diathèse urique menace ou tourmente. Il devra rechercher l'air et la lumière; car, sans eux, pas d'oxygène et, par conséquent, pas de suc gastrique efficace, ce gaz, comme l'a démontré Charles Richet, étant absolument nécessaire à sa parfaite constitution. Or, sans suc gastrique, pas de digestion. Ses repas seront en conséquence, autant que possible, précédés et surtout suivis d'une promenade pendant laquelle il ne précipitera pas la marche et ne fumera pas, le tabac exerçant une action pernicieuse évidente sur l'estomac et, par suite, sur la digestion. En dehors de cet exercice, il montera à cheval, fera de la gymnastique, chassera; car, comme l'a dit Chomel, on digère autant avec ses jambes qu'avec son estomac. S'il ne peut faire autrement, il se contentera de sortir en voiture ou de gymnastique de chambre. C'est dire qu'il fuira les cafés, les soirées, les bals, les cercles où l'air confiné et enfermé est absolument surchauffé, forçant à se coucher et à se lever tard, alors qu'un goutteux doit toujours être au lit à onze heures pour en sortir à sept. Mais si l'exercice est nécessaire, la fatigue est nuisible ; le premier éclaircit les urines, la seconde les fonce, les acidifie et les trouble.

Il y a là un juste milieu qu'il faut savoir trouver pour s'y maintenir.

Le graveleux prendra de sa peau un soin particulier et quotidien. Chaque matin, au sortir du lit, il se passera sur toute la surface du corps une éponge, imbibée d'eau à 15 ou 20°. Commencée par les pieds, pour remonter la face postérieure, redescendre par l'antérieure et se terminer par les pieds, cette lotion, de 10 à 15 secondes au début, n'en dépassera jamais 30 et sera suivie d'une friction énergique avec une serviette un peu rude, une brosse de chiendent fin ou mieux un gant de crin. Si le malade craint l'eau froide, les frictions suffiront. S'il est nerveux, celles-ci elles-mêmes devront être courtes et douces. Enfin, si ni les lotions froides, ni les frictions n'étaient supportées, on les remplacerait par de grands bains de baignoire, d'une demi-heure, deux fois par semaine ; grands bains qu'on pourrait additionner de 250 grammes de carbonate de soude, d'essence de lavande 2 grammes, de benjoin vanillé 5 grammes. En détachant les épithéliums surtout de la peau sèche des vieillards, ils favoriseront l'excrétion de la sueur si utile contre l'hyperacidité de l'urine. En été, les bains de mer ou de rivière de 10 minutes au plus de durée remplaceront avantageusement les précédents, pour les personnes jeunes surtout.

(1) Voy. Réveillé-Parise, *Hygiène de l'esprit. Physiologie et hygiène des hommes livrés aux travaux intellectuels*. Paris, 1880.

On connaît l'influence du travail intellectuel et des impressions morales sur l'estomac. La plupart des hommes qu'un travail assidu retient dans leur cabinet (1) ; ceux qu'un profond chagrin, une émotion subite : perte d'une personne bien-aimée, d'une fortune péniblement acquise, frappent au milieu de la prospérité, voient l'appétit d'autrefois remplacé tout à coup par la dyspepsie flatulente et la gastralgie, et les cas d'attaques de goutte articulaire ou rénale provoquées par le malheur ne sont pas rares. Parmi les émotions morales, car il s'y rattache assez intimement, il faut ranger le coït. Trop souvent répété, son effet nuisible a été remarqué depuis Hippocrate : *Un jeune garçon n'a pas la goutte avant l'usage du coït* (1). Qu'opposer à l'excès de travail, si ce n'est la modération ; à l'infortune, si ce n'est la force morale ? Ne pas se mettre au travail trop tôt après manger ; faire un repas léger quand il doit être suivi d'une occupation intellectuelle assidue et ne pas le prolonger jusqu'à une heure avancée de la nuit : voilà pour la première indication. On remplira la seconde en se livrant à une occupation attrayante, en n'abandonnant pas ses affaires, qu'on interrompra pas des distractions, des voyages. Parfois le changement d'habitude, d'habitation constituera un remède efficace.

Ce n'est pas seulement à l'extérieur, mais chez lui, que le goutteux devra rechercher l'air. Sa chambre à coucher, en particulier, en sera abondamment pourvue, et, pour cela, le tablier de la cheminée restera levé, ce qui facilitera le renouvellement de l'air. Un lit sans ri-

(1) Hippocrate, *OEuvres*, traduction Littré. Aphorisme 30, t. IV, p. 571.

deaux, garni d'un matelas peu moelleux posé sur un sommier à clairvoie, rachètera son manque d'élégance par ses bonnes conditions hygiéniques. Il sera placé de telle sorte que le soleil levant ne puisse frapper les yeux, troubler le sommeil et provoquer les reflexes qui amènent les rêves. En hiver, on fera du feu dans sa chambre de manière à en chasser l'humidité et à y maintenir la température à 16° environ.

Pour éviter le froid, surtout celui des pieds, on aura recours aux tissus de coton, de soie, de flanelle, appliqués directement sur le corps, qu'on changera quand ils auront été traversés par la sueur. Les vêtements en toile devront être absolument délaissés.

Traitement de la diathèse urique. — La diathèse urique qui n'a pu être prévenue par le régime sera combattue par les médicaments : le colchique pendant l'attaque articulaire, le salicylate de soude contre la goutte chronique, les alcalins dans l'intervalle des attaques (Lécorché).

Toutes les préparations de colchique sont bonnes contre l'attaque de goutte. Le vin, à la dose de 2 à 4 grammes, administré en une seule fois dans une potion contenant du carbonate et du sulfate de magnésie (Garrod), et qu'on abaisse peu à peu jusqu'à 50 et 60 centigrammes à prendre en deux ou trois fois dans les 24 heures. Dans les exacerbations de la goutte chronique, le même auteur administre encore le colchique, mais avec plus de prudence. Galtier-Boissière, qui fut un type de goutteux, ne donnait le colchique que tous les deux jours en teinture à la dose de 32 gouttes prises en 4 fois à 2 ou 3 heures d'intervalle dans du thé ou du café. Il augmentait chaque fois la dose d'un quart, jusqu'à ce qu'elle eut atteint 6 grammes. Lécorché donne de 2 à 4 grammes de teinture ; 0,15 à 0,20 centigrammes de poudre ; 0,05 à 0,10 centigrammes d'extrait dès le début de l'attaque, pour cesser ou diminuer le médicament quand elle est terminée et qu'il veut combattre la diathèse par les alcalins et le salicylate de soude. Les doses ne doivent, en général, produire ni sueurs, ni diarrhée, quoique ce médicament n'agisse qu'à cette condition sur certains sujets.

Le colchique, héroïque contre l'accès, peut encore être utile contre la diathèse et ses manifestations viscérales et graveleuses, car il entrave incontestablement la formation de l'acide urique.

Les alcalins employés contre la diathèse goutteuse sont la *lithine*, la *potasse*, la *soude*. La chaux, autrefois si réputée dans le remède de Mlle Stephens contre la gravelle, est aujourd'hui à peu près complètement délaissée. Même abandon pour les sels de magnésie. La seconde, cependant, forme la base des eaux de Carlsbad et de Marienbad, comme la première constitue celle des eaux de Vittel, Contrexeville, Capvern, Pougues.

La lithine est préférée par Garrod, parce que, de tous les alcalis, c'est celui qui dissout le mieux l'acide urique. Elle se donne sous forme de carbonate et de citrate, 2 à 3 grammes par jour, en une seule fois ou divisés en 2, 3 ou 4 doses, prises dans un verre d'eau de seltz. Malheureusement, cette quantité ne peut guère être atteinte, parce qu'elle provoque de la dyspepsie avec cardialgie (Charcot). Aussi se trouve-t-on dans la nécessité de n'en administrer que 10 à 30 centigrammes, ce qui est peu.

La potasse, qui vient après la lithine comme dissolvant de l'acide urique, est surtout employée par les Anglais. Mais, comme cette dernière, on ne peut l'administrer à fortes doses, à cause de son action sur le cœur. C'est du carbonate neutre dont on se sert le plus souvent à la dose de 25 centigrammes à 2 grammes. Cependant, on prescrit aussi le citrate à la dose de 5 grammes. l'un et l'autre dans 1 litre d'eau sucrée avec du sirop simple ou mieux des cinq racines.

Le pouvoir dissolvant de la soude sur l'acide urique est inférieur à celui des deux alcalis précédents. Mais ce désavantage est largement compensé par la facilité avec laquelle on peut en absorber de fortes doses sans effets fâcheux pour l'économie ; 5 à 10 grammes par jour seront facilement supportés pendant longtemps. Le mode d'administration le plus simple est d'en prendre 1 ou 2 cuillerées à café par jour; avant ou après le repas, dans un quart ou demi-verre d'eau. Celle-ci peut-être sucrée et aromatisée avec la teinture de cannelle ou de vanille.

L'administration des alcalins peut s'opérer encore sous beaucoup d'autres formes. Méhu donnait le phosphate acide de soude en solution à la dose de 4 à 5 grammes. Galtier-Boissière préférait les bases à acides organiques, citrates, malates, tartrates, et recommandait la formule suivante :

```
Tartrate de potasse. . . . . . . . . . . . . . . . . .  50 gr.
    —    de soude . . . . . . . . . . . . . . . . .  30 gr.
    —    de magnésie . . . . . . . . . . . . . .  20 gr.
```

Pulvérisez et divisez en 5 paquets, 1 ou 2 par jour.

Cette poudre rend les urines alcalines et produit une ou deux selles copieuses dans la journée.

Bouchardat préférait l'acide benzoïque qui transforme l'acide urique insoluble en acide hippurique soluble. Il donnait 1 gramme de cet acide dissous dans 1 litre d'eau à prendre dans la journée. L'acide benzoïque étant peu soluble, on l'a remplacé par un de ses sels. Le benzoate de soude à dose de 20 centigrammes à 2 grammes par jour en pilules ou en potion, ou le benzoate de chaux qui est encore plus soluble aux doses de 1 à 2 grammes en solution ou en pilules. On peut encore le prescrire uni au phosphate de soude :

```
Acide benzoïque . . . . . . . . . . . . . . .   1 à   2 gr.
Phosphate de soude . . . . . . . . . . . .       10 gr.
Eau distillée. . . . . . . . . . . . . . . . .   100 gr.
Sirop simple. . . . . . . . . . . . . . . . .     30 gr.
```

A prendre en trois fois.

Il n'y a aucun danger à prendre 5 à 6 grammes de ces médicaments. Malheureusement, à ces doses, si elles sont continuées, il se produit de la dysphagie, de la constriction et de la sécheresse de la gorge.

Enfin, il est un sel aujourd'hui oublié, quoique l'efficacité n'en soit pas douteuse. C'est celui de Seignette ou tartrate de potasse et de soude, dont on donne 5 à 10 grammes par jour dans 1 litre d'eau, de décoction de chiendent ou de queues de cerises, soit dans une macération de graines de lin.

Au régime, à l'hygiène, aux médicaments, vient s'adjoindre, contre la diathèse urique, le traitement hydrominéral dont les bienfaits sont ici d'une efficacité incontestable.

Les eaux minérales qu'on administre contre les maladies qui nous occupent diffèrent avec l'âge de la diathèse, l'état général de l'individu ou celui de quelques-uns de ses organes particulièrement atteints. Elles peuvent, dans tous les cas, être divisées en plusieurs classes : les *bicarbonatées sodiques et calciques;* les *sulfatées alcalines et calcaires;* les *chlorurées sodiques;* les *indifférentes;* les *ferrugineuses.*

C'est, comme on le voit, à presque toute la série des eaux minérales qu'on doit avoir recours pour bien les approprier au cas de chaque malade.

Parmi les premières, sont celles de Vichy, Vals, Royat, Saint-Nectaire.

Les eaux de Vichy conviennent au goutteux graveleux pléthorique, avec manifestations articulaires franches et acidité de l'estomac. Elles sont contraires aux cardiaques et aux pulmonaires, et leur usage contre la goutte viscérale doit être très circonspect.

Chimiquement, elles neutralisent les acides et produisent l'aglobulie.

Leur ingestion en boisson ou en bains commence par provoquer une excitation générale qui se calme bientôt et parfois une pesanteur de tête qu'il faut surveiller. Elles augmentent l'appétit, mais provoquent de temps à autre une diarrhée qui force à en suspendre l'emploi.

Sur les reins, la cure de Vichy cause de la pesanteur et même de la douleur. Leur sécrétion s'accélère et devient alcaline. Le sable diminue d'abord, puis du rouge passe au jaune et au blanc, indice de sa disparition prochaine.

Ceux qui rendent des graviers de temps à autre, en

expulsent plusieurs au début du traitement, pour cesser
d'en rejeter pendant longtemps et jusqu'à ce qu'ils
aient repris leur ancien genre de vie ; d'autres, qui
souffrent en dehors de la cure, ne rendent des graviers
que sous son influence.

Pour quelques malades, les eaux augmentent la
gravelle et ne la guérissent qu'après l'expulsion beaucoup plus abondante de sables ou de graviers, accompagnée de coliques d'intensité variable. On en a vu
expulser dans une seule miction jusqu'à 300 graviers probablement accumulés dans les calices et
les bassinets, et dont l'eau avait dissout les adhérences.

Vichy, en général, prévient les coliques néphrétiques et les éloigne (1). Mais si, par hasard, les eaux
en donnent à un malade qui n'en a jamais souffert, il
faut y renoncer. Si elles en provoquent chez celui qui
y est sujet, il faut les interrompre, comme s'il se manifeste une attaque de goutte franche. Mais, si la colique
revient encore avec la reprise des eaux, c'est le signe
ordinaire qu'elles ne conviennent pas. Il importe, d'ailleurs, de ne pas confondre la colique néphrétique
avec les douleurs de la masse sacro-lombaire contre
lesquelles les douches sont ordinairement souve-
raines.

On doit débuter par la *Grande-Grille*, la plus chaude,
la plus sapide, la plus stimulante et la plus rapide à
digérer, qui agit surtout sur l'estomac et aide à digérer les autres.

La source de l'*Hôpital*, de température moyenne, est

(1) Voyez *Nouveau Dictionnaire de médecine et de chirurgie pratiques*, art. *Vichy*.

la moins excitante. Son action est surtout stomacale, bien que la matière organique qu'elle renferme en rende la digestion difficile.

L'eau des *Célestins* a une action élective sur les voies urinaires et l'excrétion rénale par laquelle elle élimine les produits azotés. Mais elle doit être administrée avec prudence, car son absorption en trop grande quantité pourrait être suivie d'hématurie Aussi, s'il y a néphrite chronique, est-ce la source du *Parc* qu'on préférera, de même qu'on choisira *Mesdames*, qui est ferrugineuse, pour les anémiques.

Les eaux de *Vals*, bicarbonatées sodiques comme les précédentes, sortent de sources nombreuses dont la richesse en bicarbonate de soude, variable de 1 à 9 grammes par litre, permet de les administrer en graduant exactement les doses. En second lieu, contrairement à beaucoup de sources de Vichy, elles sont froides et ne produisent, par conséquent, pas l'excitation générale et la congestion de ces dernières. Aussi, les réservera-t-on aux irritables, aux congestifs, à ceux qui, tout en étant forts, ne le sont pas autant que les justiciables de Vichy.

Les sources *Marie* et *Saint-Jean* sont de véritables eaux de table que leur abondant acide carbonique rend agréables au goût, tout en facilitant la digestion. On les administre à hautes doses, ainsi que la *Pauline*, pour expulser les graviers, modifier les urines sédimenteuses, quelques catharres vésicaux, suite de la gravelle, tandis que la *Rigolette*, la *Précieuse*, la *Magdeleine* sont employées contre la dyspepsie acide et les manifestations de la goutte à son début.

Les sources *Constantine* et *Marquise* seront choisies

de préférence, si quelque organe important, comme le foie, est menacé.

La disparition de la fluxion dans la goutte, la diminution de l'acide urique dans la gravelle, la baisse du taux de l'urée commandent de changer les précédentes soit contre les bicarbonatées sodiques faibles, comme Ems ou Soulzmatt, soit contre les eaux bicarbonatées mixtes comme Royat, Saint-Nectaire, ou les bicarbonatées calcaires telles que Pougues.

Les eaux d'*Ems* renferment moitié moins de bicarbonate de soude que celles de Vichy, mais plus d'acide carbonique et surtout une quantité inusitée de chlorure de sodium. D'une activité inférieure à celles de Vichy, elles sont sédatives au lieu d'excitantes. Aussi, s'emploient-elles dans les cas où l'action énergique de ces dernières serait nuisible; dans ceux de goutte avec engorgement, de gravelle avec congestion ou catarrhe rénal, y eût-il même complication pulmonaire.

Les eaux de *Soulzmatt* sont des bicarbonatées sodiques faibles, très chargées d'acide carbonique. Comme elles sont froides, on ne les administre qu'en boisson, surtout contre les dyspepsies douloureuses qui sont calmées par leur acide carbonique et contre celles dont sont affectés les malades qui vident mal leur vessie. On y administre, en outre, les principes résineux des bourgeons de sapin sous forme *d'eau d'Arnold*, boisson d'un goût assez agréable, efficace contre les maladies des voies urinaires et consistant en une décoction de bourgeons de sapin mélangée à l'eau de Soulzmatt.

Les eaux de *Wildungen* sont des bicarbonatées so-

diques moyennes, très riches en acide carbonique.
Mais ce qui constitue leur originalité, c'est la grande
quantité de chaux et de magnésie qu'elles renferment.
Comparables à celles d'Évian, elles sont diurétiques,
purgatives, très faciles à digérer. D'un autre côté, leur
richesse en acide carbonique, 1 gramme par litre, les
rend très efficaces contre la gravelle urique compliquée de pyélite (Lécorché).

Les eaux de *Royat* sont des bicarbonatées sodiques
mixtes, parce que, outre le bicarbonate de soude,
elles renferment une assez forte proportion de fer.
Elles s'administrent en bains et en boissons ; mais, sous
cette dernière forme, leur acide carbonique doit être
préalablement évaporé, car son abondance causerait
des étourdissements. Elles font disparaître les congestions entretenues par les dépôts d'acide urique, assou-
plissent les raideurs des jointures, calment les douleurs et combattent avantageusement l'inflammation
catarrhale des reins produite par l'acide urique. Leur
fer fortifie les individus débilités et justifie leur emploi
contre les pertes séminales et l'incontinence nocturne
d'urine des enfants. Elles forment un trait d'union entre
les eaux de Vichy et de Vals d'une puissante activité
et celles de Saint-Nectaire que leur bicarbonate de
soude, leur chlorure de sodium et leur fer rendent salutaires aux malades dont la diathèse urique passe à
l'état chronique et qui, loin de redouter les reconsti-
tuants, les exige au contraire.

Parmi les eaux bicarbonatées calcaires, celles de
Pougues sont, à juste titre, les plus renommées, et cela
depuis plusieurs siècles, puisque, dès 1585, Henri III y
faisait un séjour pour guérir ses coliques néphrétiques

et deux ulcérations périnéales. On les administre contre la dyspepsie acide et pituiteuse particulière aux grands mangeurs et grands buveurs et contre la colique néphrétique compliquée de catarrhe des voies urinaires qu'elles combattent avec un indéniable succès. En effet, l'eau froide de *Saint-Léger* qui contient 1,50 gramme de bicarbonate de chaux par litre pouvant être prise en grande quantité est éminemment propre par sa base au traitement de cette colique compliquée de desquamation épithéliale, d'ulcération des reins, des calices et des bassinets et même d'hématurie. Les eaux de Pougues agissent, d'ailleurs, contre la gravelle urique elle-même en faisant cesser la dyspepsie qui la produit. Cette dernière guérie, l'appétit réparaît en même temps que les digestions redeviennent régulières.

Par leur action sur les éléments catarrhaux, glandes et épithéliums de l'estomac et de l'arbre urinaire, elles justifient leur emploi contre les vieilles blennorrhées cantonnées à l'urèthre, ou ayant gagné les voies urinaires supérieures sous forme de catarrhe vésical ou de pyélo-néphrite, compliqués de productions phosphatiques.

Les eaux d'*Évian,* bicarbonatées calciques, comme les précédentes, possèdent la même température, sont très peu riches en acide carbonique et renferment de la glairine qui leur donne une certaine analogie avec quelques eaux sulfureuses faibles. Leur légère minéralisation les rend inermes, comme disait Gubler, ou indifférentes et explique leur manière d'agir.

Diurétiques, elles conviennent aux goutteux dyspepiques dont le foie est engorgé ; contre la gravelle urique ou phosphatique légère et le catarrhe de vessie provenant d'une inertie causée par l'hypertrophie de la prostate ou une affection médullaire commençante. Leur peu de richesse minérale les rend applicables aux individus irritables qui souffrent de douleurs, de spasmes du col pathologiques ou consécutifs à une opération, la lithotritie en particulier.

Les eaux sulfatées alcalines et calcaires dont les unes renferment des sulfates de soude et de magnésie ; les autres, du sulfate de chaux, sont, au moins les premières, purgatives, ce qui les rend efficaces contre le catarrhe de l'estomac et de l'intestin dont elles modifient les épithéliums, débarrassent les glandes et expulsent les gaz. Leur action sur les cellules n'est pas douteuse puisque, sous leur influence, le chiffre de l'urée s'abaisse. C'est la raison pour laquelle elles sont contre-indiquées par la goutte ancienne. En somme, les eaux bicarbonatées sodiques conviennent aux dyspepsies acides ; les sulfatées sodiques et magnésiennes, au catarrhe gastro-intestinal compliqué de congestion hépatique ; et les sulfatées calciques, aux goutteux affaiblis rendant une urine très peu acide (Lécorché).

Les sulfatées sodiques et magnésiennes de Carlsbad possèdent, grâce à leur température, 30° à 75°, une très grande énergie et ne doivent être administrées qu'avec la plus extrême prudence. A la fois purgatives et très diurétiques, elles excitent, en outre, le système vasculaire. Elles conviennent aux goutteux vigoureux et obèses, devenus malades non par hérédité, mais par excès de table, et dont le cœur et le cerveau sont sains ; à ceux qui souffrent de catarrhe gastro-intestinal compliqué de congestion hépatique, de dyspepsie flatulente, d'hémorrhoïdes. Chez ces mêmes sujets si souvent atteints de gravelle urique, compliquée de catarrhe vésico-rénal, elles modifient les voies urinaires.

Les eaux de *Marienbad* contiennent une plus forte proportion de sulfate de soude que les précédentes et, en outre, de l'acide carbonique qu'il faut évaporer pour éviter les étourdissements; mais, par contre, elles sont froides et, par conséquent, moins énergiques. On les prescrit comme les eaux de Carlsbad aux goutteux et graveleux gros mangeurs et hémorrhoïdaires, souffrant de catarrhe gastro-intestinal ou urinaire compliqué de congestion du foie.

Les eaux sulfatées calciques sont très nombreuses en France : Contrexeville, Vittel, Martigny, dans l'Est; Capvern, dans les Pyrénées; Aulus dans l'Ariège. Toutes sont efficaces contre la gravelle du rein et de la vessie. Elles détachent les calculs rénaux, les dissocient, les entraînent et expulsent souvent ceux de la vessie.

L'eau de *Contrexeville* se prend en se promenant de 5 à 8 heures du matin, à la dose de 8 à 15 verres. Il n'est pas douteux que cette énorme quantité de liquide n'agisse mécaniquement et, comme on l'a dit, en lessivant et râclant le rein, les calices et les bassinets dont elle entraîne l'acide urique et les graviers, dissolvant même la couche externe des calculs.

Une telle quantité d'eau ne peut être administrée, cela tombe sous le sens, qu'à des malades exempts d'irritation de l'appareil urinaire, de rétention, ou même de stagnation urineuse, car, une fois absorbée, il faut la rendre, Mais, si la miction s'opère régulièrement, ces eaux se montreront efficaces contre la gra-

catarrhe phosphatique, en opérant un véri-
vage des voies urinaires.

leur effet mécanique, elles possèdent une
ntime, qui, à l'encontre de celles de Vichy, les
iles contre la goutte viscérale, les dépôts
s, les engorgements veineux de l'abdomen des
la constipation.

ux de *Vittel*, froides comme celles de Contrexe-
'en diffèrent que par une proportion moindre
te de chaux. Elles s'emploient, d'ailleurs, dans
es circonstances, à toutes les périodes de la
urique. Les doses en doivent être considé-
our laver l'appareil urinaire et chasser la
urique et même blanche. La cystite subaiguë
nique légère, avec ou sans engorgement pros-
ne contre-indique pas son emploi, pourvu
besoins d'uriner ne soient ni fréquents, ni
ts et qu'il n'y ait pas menace de rétention.

ux de Vittel étant non seulement diurétiques,
atives, car ce sont les plus riches de la région
e magnésie, possèdent une véritable efficacité
a lithiase biliaire.

aux de *Martigny*, analogues aux deux précé-
renferment une petite quantité de fer. Celui-ci
plus excitantes, mais en même temps plus
tes. On les emploie, d'ailleurs, dans les mêmes
ances : diathèse urique, goutte, gravelle, ca-
ésical, indépendant de la stagnation d'urine,
hépatique.

ern. Les eaux de cette station, fortement
iennes contrairement aux précédentes, sont
. De ses deux sources, le Hount-Caout se-

rait excitante ; celle de Bourde, hyposthénisante.

Sous l'influence de la première, l'appétit renaît, devient très vif, la digestion s'accomplit rapidement et, au bout de quelques jours, se déclare une diarrhée bilieuse qui fait cesser la constipation. Cette source est, en outre, un diurétique des plus puissants qui provoque un flux d'urine tellement abondant qu'il peut fatiguer le malade. De ces effets, on peut conclure à leur efficacité contre la gravelle urique provenant de la dyspepsie par atonie et compliquée d'engorgement du foie.

Elles guériront en chassant l'acide urique du rein, en améliorant la nutrition et en rendant les digestions régulières par un juste équilibre entre l'assimilation et la désassimilation. Outre cette action intime, elles en possèdent une mécanique, comme le fait très bien remarquer le Dr Delfau, car, pouvant être prises en grande quantité, elles désagrègent le mucus par lequel les graviers qu'elles chassent sont agglomérés et que le malade rend en grande quantité.

Les eaux d'*Aulus*, tout à fait comparables à celles de Contrexeville, s'administrent comme elles en boissons. Purgatives, elles donnent d'excellents résultats dans la goutte compliquée de constipation. Apéritives, elles excitent l'appétit ; diurétiques, elles chassent les sables. D'un autre côté, elles agissent incontestablement sur la cellule puisqu'elles font baisser le chiffre de l'urée, de l'acide urique, ce qui les rend efficaces contre la gravelle.

Les eaux de *Cransac* possèdent deux sources : la basse, riche en sulfate de chaux et de magnésie, purgative ; la haute, contenant de la magnésie et du fer, tonique. Elles conviennent aux malades anémiés par une ancienne maladie des voies urinaires ou atteints d'hématurie néoplasique.

Les eaux de *Saint-Alban* sont des Vichy faibles, car le bicarbonate de soude qu'elles renferment y est en proportion moyenne. Elles contiennent, en outre, du fer et une quantité telle d'acide carbonique qu'elles ont servi à l'installation du premier établissement français de traitement par cet acide. Diurétiques par leur bicarbonate de soude, toniques par leur fer, digestives par leur acide carbonique, ce sont d'excellentes eaux de table qui raniment les fonctions digestives alanguies par les traitements mercuriel et ioduré.

Prises sur place, leur puissance diurétique est telle qu'on est contraint de la modérer en activant les fonctions de la peau par des bains prolongés.

Les eaux de *Néris*, sulfatées sodiques indifférentes, sont sédatives et employées dans le traitement des maladies des voies urinaires, contre les névroses d'origine rhumatismale de la partie profonde de l'urèthre et du col de la vessie.

Les eaux de la *Preste*, sulfurées sodiques dégénérées, à juste titre délaissées dans le traitement de la goutte et de la gravelle urique, sont, au contraire, des plus efficaces contre les néphrites et les cystites chroniques douloureuses et compliquées par la formation de phosphates simples ou ammoniaco-magnésiens. Elles calment les cuissons causées par le catarrhe et, en général, toutes les douleurs des voies urinaires. C'est à cause de leur action sur le catarrhe qu'on les administre contre les pertes séminales consécutives à une vieille inflammation de la prostate ou de l'urè-thre profond.

Pour prévenir la formation de *l'oxalate de chaux* dans l'urine, on suivra les règles hygiéniques et on observera le régime alimentaire que j'ai décrit à propos de la gravelle urique. Mais, ce qu'il faut avant tout éviter, ce sont les nombreux aliments renfermant de l'acide oxalique ou un oxalate, source unique des calculs muraux. Or, parmi ceux-ci, les végétaux en sont si particulièrement riches que leur excès peut être cause de la gravelle oxalique, comme celui de la viande l'est de la gravelle urique. De tous les végétaux, les plus redoutables sont : l'oseille, l'oxalis, la rhubarbe, les tomates, les épinards. Magendie rapporte qu'un homme ayant mangé un plat d'oseille chaque matin pendant un an à son déjeuner, fut atteint au bout de ce temps d'un calcul d'oxalate de chaux. J'ai vu le même résultat chez un végétarien qui mangeait une botte de radis à son déjeuner et à son dîner. Au bout de dix-huit mois de ce régime, je devais lui enlever un calcul d'oxalate de chaux. Après les végétaux précédents, viennent le navet, le céleri, la pomme, le panais, les groseilles rouges, la carotte, les oranges, le raisin de Malaga conservé, mais non desséché.

Pour renseigner plus exactement le lecteur, nous donnons ici la liste des végétaux contenant de l'acide oxalique. Son poids est celui contenu dans 1 kilogramme de ces substances, telles qu'elles sont livrées au commerce (Esbach).

1° *Épiceries et condiments.*

Thé noir total	3 gr.	750
— Infusion de 5 minutes. .	2	060
Cacao en poudre. . . . . 3 gr. 500 à	4	500˙
Chocolat.	0	900
Chocolat, une tablette	0	038
Poivre pur.	3	250
Chicorée café	0	795
Café (mélange d'amateurs)	0	127
Cerfeuil.	0	035
Persil.	0	006

2° *Farineux.*

Haricots blancs.	0 gr.	312
Fèves de marais	0	158
Céleri-rave.	0	135
Pommes de terre	0	046
Pain bonne qualité.	0	047
Croûte du même.	0	130
Mie du même	0	020
Farine de blé noir (sarrasin).	8	171
— d'orge.	0	039
— de maïs	0	033
Sarrasin, graine entière.	beaucoup.	
Froment —	un peu.	
Son de froment.	0 gr. 848	

Le pain dit « de son » bien entendu.

3° *Mets végétaux et herbes cuites.*

Oseille. . . . . 2 gr. 740 à	3 gr.	630
Épinards . . . . 1 gr. 910 à	3	270
Rhubarbe en branches	2	466
Choux de Bruxelles	0	020
Choux blancs	0	003
Betterave	0	390
Haricots verts. . . . . 0 gr. 060 à	0	212

Salsifis	0	070
Tomate . . . . 0 gr. 002 à	0	052
Carotte	0	027
Céleri en branches	0	025

4° Salades.

Chicorée sauvage	0 gr. 103	
Barbe de capucin	0	045
Escarole	0	017
Mâche	0	016

5° Fruits.

Figues sèches	0 gr. 270	
Groseilles en grappes	0	130
Pruneaux	0	120
Groseilles (grosses dites à maquereau)	0	070
Prunes	0	070
Framboises	0	062
Orange	0	030
Citron	0	030
Cerise	0	025
Fraise	0	012

D'une façon générale, on se gardera de charger l'estomac, et on n'y introduira que des aliments en rapport avec l'âge de celui qui doit les digérer. On évitera la coutume du paysan qui bourre son enfant de pommes de terre, alors qu'il ne devrait lui donner que du lait, et du citadin qui, sous prétexte de le fortifier et de lui plaire, lui fait boire du vin ou manger des sucreries. On évitera les vins légers, acides ou mousseux et les bières fortes ou chargées d'acide carbonique.

Il faut savoir, en effet, que l'absorption de l'acide oxalique est favorisée par l'acidité de la sécrétion gastrique, l'état soluble de l'oxalate de chaux, la division des aliments, la vacuité de l'estomac.

Pour combattre l'acidité oxalique de l'urine, on s'adresse, comme pour l'acidité urique, aux eaux minérales alcalines et calcaires qu'on ira prendre sur place, si c'est possible.

La gravelle phosphatique, d'origine générale (la phosphaturie), est toujours mélangée en plus ou moins grande proportion à du carbonate de chaux. Elle ne se montre guère que chez les sujets profondément débilités : les cuisiniers, les ma'ades atteints de la diarrhée de Cochinchine et chez ceux qui ont fait abus des alcalins. Pour combattre cette gravelle, ce n'est plus à ces derniers qui seraient plus nuisibles qu'utiles, mais aux toniques, à l'acide chlorhydrique 5 à 8 gouttes à chaque repas et aux eaux minérales ferrugineuses, qu'il faudra recourir.

Quant à la gravelle phosphatique, d'origine locale, elle n'exige d'autre traitement que celui du catarrhe vésical précédemment décrit.

CHAPITRE VI

SYMPTOMES COMMUNS A BEAUCOUP DE MALADIES DES VOIES URINAIRES

Dans ce chapitre, nous passerons en revue :

1° La *tuberculose urinaire et génitale* ; 2° L'*hématurie* ; 3° *Rétention d'urine complète et incomplète* ; 4° L'*anurie* ; 5° L'*incontinence d'urine symptomatique* ; 6° L'*herpès génital* ; 7° La *fièvre urineuse*.

I. — Tuberculose urinaire

Tous les organes génito-urinaires sont exposés à la tuberculose, dont le traitement doit être à la fois général et local.

Le meilleur moyen de la prévenir est l'hygiène qui se résume en une alimentation substantielle, mais sobre de boissons, un sommeil réparateur et un exercice bien réglé, pendant lequel on se préservera des refroidissements. Une indication spéciale que le prédisposé devra s'efforcer de remplir consistera à ne pas congestionner ses voies urinaires et génitales. Pour atteindre ce but, il évitera tout excès de coït, les chocs et, par suite, l'équitation et le vélocipède. Il fera même en sorte de ne pas rester longtemps sur un siège trop mou ou trop dur, froid ou humide.

La limite entre les vieux écoulements simples ou tuberculeux étant souvent difficile à établir, et les premiers engendrant fréquemment les seconds, il y aura intérêt majeur à s'opposer par tous les moyens à la prolongation de la blennorrhagie, d'autant plus qu'à la longue elle expose à des orchites de nature douteuse.

Enfin, le froid en général, et celui des pieds et des lombes en particulier, devra être évité et combattu.

TRAITEMENT LOCAL. — *Testicule*. — Quand il y a tuberculose sans abcès, le traitement local doit se réduire au port d'un bon suspensoir pour le préserver des chocs, des frottements, des tiraillements, causes occasionnelles trop fréquentes de la suppuration et même de la granulation. Le suspensoir sera aussi

léger que possible, en soie, par conséquent, et muni
de sous-cuisses qui le maintiennent bien en place et
empêchent son bord postérieur de serrer les bourses
de testicule en arrière. C'est seulement dans le cas
douloureux qu'on le doublera d'une couche de belle
ouate fréquemment renouvelée.

En cas d'abcès, il faut ouvrir aussitôt en avertissant
le malade de la longue durée probable de la suppuration qu'on s'efforcera de tarir par les antiseptiques.
La teinture d'iode pure, à moitié ou au tiers aura la
préférence. On l'appliquera aussi profondément que
possible dans les trajets fistuleux avec un pinceau,
un bourdonnet d'ouate monté sur une baleine, ou en
injection avec une grande seringue de Pravaz. On
doit bien prendre garde de n'en pas répandre sur la
peau des bourses, car elle y provoque une cuisson des
plus pénibles. La teinture d'iode peut être remplacée
par des insufflations d'iodoforme finement pulvérisé
ou tenu en suspension dans de la vaseline liquide ou
dissous dans l'éther.

Contre les suppurations prolongées, répétées et
multiples, qui font du testicule un organe non seulement inutile, mais gênant et difficile à porter, on a
proposé la *castration*, l'ablation du testicule infecté
par le bacille devant préserver d'une infection générale. Malheureusement, ce moyen radical n'est pas
un préservatif absolu contre le bacille, parce que la
certitude que les autres organes génito-urinaires sont
indemnes n'existe pas. Aussi, m'appuyant sur ce fait
incontestable, je donne la préférence au débridement,
au grattage, et, si c'est nécessaire, à la cautérisation
ignée des abcès et des trajets fistuleux.

Quand la tuberculose s'est localisée sur la *prostate*, l'*orifice uréthro-vésical* ou le *trigone*, c'est aux anesthésiques locaux : cocaïne, morphine et atropine qu'on demandera de calmer la douleur et, par suite, les envies d'uriner, sans toutefois avoir en eux une confiance trop aveugle. On les appliquera en suppositoires, en instillations, sous ces deux formes simultanément ou en injections sous-cutanées.

> Sulfate de morphine . . . . 0 gr. 01
> Extrait de belladone . : . . . . 0 gr. 02
> Beurre de cacao . . . . 4 gr.
> Cire blanche . . . . Q. S.

pour un suppositoire ; 1, 2 ou 3 par jour.

On peut remplacer le sulfate de morphine par le chlorhydrate de cocaïne ou la cocaïne pure.

> Cocaïne ou chlorhydrate de cocaïne . . . 0 gr. 05.
> Beurre de cacao. . . . . 4 gr.
> Cire blanche . . . . Q. S.

pour un suppositoire ; 1 à 3 par 24 heures.

Pour instiller ces médicaments sur le col et le trigone, on se servira de solutions telles que les 20 gouttes qu'on y déposera contiennent 1/2 milligramme d'atropine ou d'hyosciamine, 1 centigramme de morphine 0,05 à 0,10 centigramme de chlorhydrate de cocaïne. Ces instillations pourront être renouvelées plus ou moins souvent, mais en se souvenant que la vessie ulcérée absorbe énergiquement.

Si le canal, trop sensible, ne laisse pas introduire l'instillateur ou que la vessie trop irritable rejette la moindre quantité de liquide, on introduira la morphine l'atropine ou la cocaïne sous la peau : sulfate neutre

d'atropine 0,01 centigramme, eau distillée 20 grammes, chlorhydrate de morphine 0,10 à 0,20 centigramme, eau distillée 20 grammes ; chlorhydrate de
cocaïne 0.50 centigramme, eau distillée 20 grammes ;
ou encore, sulfate d'atropine 0,01 centigramme, et
chlorhydrate de morphine 0,10 centigramme, eau distillée 20 grammes. 20 gouttes de chacune de ces solutions par injection au pubis, plus ou moins répétées
selon les indications.

Si, en dépit des anesthésiques, le malade est tourmenté par d'intolérables douleurs ; si son sommeil
est troublé par d'incessants besoins d'uriner, le médecin sera incontestablement autorisé à ouvrir la vessie.
Cette ouverture annihilant les contractions vésicales
causes de la douleur, celle-ci disparaîtra avec elles et
l'urine s'écoulant au fur et à mesure de son arrivée
dans la vessie ne provoquera pas de besoin; par conséquent, ni spasme, ni effort. Reste la question de
savoir par quelle région, hypogastre ou périnée, cet
organe devra être ouvert. Pour la résoudre, il suffit de
savoir que ce n'est pas une fistule curative, mais pal-
liative qu'il s'agit de créer ; que cette fistule devra
être entretenue longtemps, peut être même toujours ;
qu'elle est, en un mot, destinée à devenir permanente.
Dès lors, c'est le point par où l'écoulement de l'urine
se fera avec le moins d'inconvénient pour le malade
qu'il faudra choisir. Or, ce point est incontestablement le périnée, parce qu'il est déclive et postérieur.
L'urine s'en écoulera donc avec plus de facilité, et
tombera perpendiculairement sans souiller l'hypogastre, le pubis, les aines, comme en sortant par l'hypogastre. Un avantage non moins précieux de la fistule

périnéale, c'est d'admettre un urinal, impossible avec la fistule hypogastrique. Enfin, les instruments nécessaires à un grattage pourront aussi bien être portés dans la vessie par une ouverture périnéale qu'hypogastrique.

La tuberculose urétérale et rénale provoque des douleurs analogues à celles de la colique néphrétique et produites par la fonte des produits caséeux cheminant vers la vessie. L'urine charrie du pus et présente tous les caractères extérieurs de celle de l'urétéro-pyélo-néphrite. Dans le dépôt qu'elle abandonne, on trouve, en outre, le bacille révélateur de la nature de la maladie.

Contre les douleurs d'urétéro-pyélo-néphrite tuberculeuse, les piqûres de morphine constituent le meilleur et, pour ainsi dire, l'unique remède. Contre la congestion, compagne inséparable d'un tel processus, les ventouses sèches, les larges cataplasmes sinapisés, les pointes de feu sur la région lombaire sont nos seules armes.

En cas de souffrances insupportables, de rétention des produits caséo-purulents, de tumeur pyélo-néphrétique, l'ouverture du rein par la néphrotomie fournirait une ressource précieuse en permettant la libre sortie du pus, des matières caséeuses et le grattage de la poche. Malheureusement, les deux reins étant pris d'ordinaire, une double incision deviendrait nécessaire et compliquerait l'opération dont le pronostic s'aggraverait d'autant.

Le *traitement général* doit n'avoir qu'un but : entretenir ou rétablir la régularité de la nutrition. Pour l'atteindre, tous les moyens de l'hygiène thérapeutique et pharmaceutique seront mis en œuvre.

Le tuberculeux urinaire, comme le tuberculeux pulmonaire, recherchera la vie au grand air qui sera pour lui le premier des médicaments. Il ne le craindra pas, même dans nos climats, en hiver ou au printemps, pourvu qu'il se préserve du froid et de l'humidité. Aussi devra-t-il, autant que possible, ne pas abandonner ses affaires. A défaut d'occupations précises, il voyagera pour s'abstraire de son mal. Dans ce dernier cas, s'il ne craint pas l'isolement, l'éloignement des siens ou de ses relations habituelles et, par conséquent, l'ennui, il trouvera avantage à passer la mauvaise saison et une partie du printemps dans une des stations si renommées que la France possède : Pau, Arcachon, Dax, Amélie-les-Bains et même Biarritz. Ces stations, dont l'air est humide et suffisamment chaud, lui conviendront mieux que celles du littoral méditerranéen où l'atmosphère sèche et agitée par les vents du nord les obligerait à pisser plus souvent.

L'alimentation sera aussi riche que possible. En dehors des viandes rôties ou grillées de bœuf, de mouton, de volailles, de gibier, qui en formeront la base, on préférera les aliments gras et phosphorés : laitances et œufs de poissons frais, d'écrevisses, de langoustes, de homards, ceux conservés d'esturgeons dit caviar ; cervelles de mouton et de veau, frites ou à l'huile.

On insistera sur le beurre, principalement salé, la crème de lait, les graisses animales, gras de jambon, foies gras, jus de lèchefrites, les sardines conservées dans l'huile, dont on activera la digestion par beaucoup d'exercice.

Comme tous les tuberculeux, ceux dont nous nous

occupons prendront deux ou trois bols de lait par jour, deux le matin comme premier déjeuner, le troisième à quatre heures. Ce lait, aussi près que possible de la traite, ne sera pas bouilli. Comme, d'autre part, le sel augmente ses propriétés digestives et nutritives, on additionnera chaque bol d'un quart de cuillerée à café de sel marin. On obtiendra plus efficacement le même résultat en salant la nourriture des animaux qui doivent le fournir. Pour cela, on choisira des sujets jeunes : vaches, chèvres ou ânesses bonnes laitières, prenant de l'exercice, et on additionnera leurs aliments de 12 à 15 grammes de sel, pour augmenter de 5 grammes tous les cinq jours, jusqu'à 30, 60, 100 grammes, selon le poids de l'animal.

Au chlorure de sodium, on pourra ajouter des os râpés, 60 à 100 grammes, de manière à obtenir un lait à la fois chloruré et phosphaté.

Non seulement le lait est précieux dans la tuberculose génito-urinaire par ses propriétés nutritives, mais encore en agissant sur l'arbre urinaire à la façon d'un diurétique émollient qui balaie et entraîne avec toute la douceur possible les produits caséeux.

Les œufs très frais sont, comme le lait, pour tous les tuberculeux, un aliment de choix, dont le jaune, mélangé avec du vin d'Espagne, forme un corps gras d'une assimilation facile.

Parmi les féculents, le pain de son qui contient des phosphates ; les lentilles, des phosphates et du fer ; le maïs, des matières grasses ; parmi les herbacés, les salades et, en particulier, celles de cresson et de céleri ; parmi les coquillages, les huîtres seront des aliments de choix.

L'amaigrissement, s'il survient, sera combattu par la viande crue, très finement pulpée avec l'appareil peu coûteux et si commode de Galante. Cette viande sera mélangée à de la confiture de prunes ou de groseilles, à du bouillon, du tapioca léger, à des œufs brouillés, des purées de pommes de terre, des épinards.

Si la viande crue répugne au malade, on tentera de la remplacer par la poudre de viande administrée sous forme de grog, préparé de la façon suivante : dans un bol, versez deux cuillerées à bouche de poudre de viande, puis deux cuillerées à bouche de sirop de punch et la quantité de lait nécessaire pour un mélange très liquide que le malade boit en plusieurs fois. L'alcool irritant les voies urinaires, on le supprime et on mélange, dans du lait, parties égales de poudre de viande, de sucre vanillé, de chocolat ou de cacao pulvérisé que le malade prend comme le grog à la viande (Dujardin-Beaumetz).

Si l'anorexie vient mettre un obstacle invincible à la nutrition, l'alimentation forcée est la seule et dernière ressource. Dans un grand bol, jetez 100 à 150 grammes de viande crue très finement hachée et quatre œufs ; mélangez le tout intimement dans 500 grammes de lait et introduisez-le dans l'estomac par le tube de Faucher. Vous pouvez ajouter au mélange quatre ou cinq cuillerées de peptones, de la pepsine, de la pancréatine, de l'huile de foie de morue 100 à 200 grammes. L'important est de verser par le tube, en même temps qu'on le retire, de 250 à 500 grammes de lait qui servent à le nettoyer et à débarrasser l'œsophage des parcelles alimentaires qui pourraient l'irriter et produire, en se décomposant, un goût désagréable (Dujardin-Beaumetz).

La boisson habituelle du tuberculeux urinaire sera l'eau rougie avec du vin de Bordeaux ou la bière dite de Strasbourg (pas d'ale ni de porter) qui, toutefois, ne dispensera pas d'une certaine quantité de vin. Il s'abstiendra d'alcool et de liqueurs. Le café et le thé lui seront, au contraire, permis et même utiles, à condition cependant qu'ils ne provoquent pas de trop fréquentes mictions.

Si les mictions étaient très fréquentes, il faudrait remplacer le vin par le lait.

L'alimentation, si bien réglée et choisie soit-elle, ne dispensera pas de médicaments et, en particulier, du plus efficace d'entre eux, l'huile de foie de morue. On prendra la blonde, pendant quinze jours, chaque mois à la dose d'une à deux cuillerées à soupe aux repas dans du café noir, du vin de quinquina au Malaga qui sont ses meilleurs auxiliaires ou au moyen d'une cuillère à long bec munie d'un couvercle. Durant les quinze jours suivants, on la remplacera par le phosphate de chaux gélatineux, l'hypophosphite de chaux, le lacto-phosphate en sirop à la dose de deux cuillerées à soupe avant chaque repas principal.

Dujardin-Beaumetz prescrit les phosphates sous la forme suivante, et il en donne un verre à liqueur à la fin de chaque repas principal.

Phosphate de soude . . . .   6 gr.
   —   de potasse. . . . .   3 gr.
Vin de Banuyls . . . .   200 gr.
Sirop d'écorces d'oranges amères. . . . . .   60 gr.

Si le malade se nourrit bien, on lui donne de l'arsenic, comme conservateur, 3 à 6 granules de Dioscoride, 5 à 15 gouttes de liqueur de Fowler.

Pidoux l'administre sous la forme suivante :

```
Sirop de goudron. . . . . . . . . . . . . . . . .   250 gr.
Liqueur de  Fowler. . . . . . . . . . . . . . .      3 gr.
Teinture de noix vomique . . . . . . . . . .          3 gr.
```

Une cuillerée à soupe avant chaque repas.

On pourra essayer de petites doses de créosote selon la formule suivante :

```
Créosote de hêtre. . . . . . . . . . . . . . . .      3 gr.
Alcool. . . . . . . . . . . . . . . . . . . .. . . . .   100 gr.
Vin de Banuyls . . . . . . . . . . . . . . . . .     300 gr.
Sirop de sucre . . . . . . . . . . . . . . . . . .    100 gr.
```

Matin et soir, une cuillerée à bouche dans un verre d'eau édul-corée avec du sirop de groseille (D.-B.).

Comme médication hydro-minérale, les eaux chlorurées sodiques sont les seules applicables à la cure de la tuberculose génito-urinaire, celle du testicule, en particulier. Elles favorisent la nutrition en général, c'est-à-dire l'assimilation des aliments jusque dans l'intimité des tissus et agissent sur l'élément sanguin dont elles combattent la congestion.

Parmi ces eaux, celles de Salies-de-Béarn occupent incontestablement la première place. Qu'il y ait ou non suppuration, on y fera deux séjours par an : au mois d'avril ou mai et en septembre ou octobre.

Tel est, rapidement exposé, le traitement de la tuberculose génitale et urinaire. En s'y conformant rigoureusement, le malade la combattra avec avantage ; qu'il se souvienne toutefois, comme le dit Dujardin-Beaumetz, qu'il n'y a pas plusieurs médications de la tuberculose, mais une seule, celle qui s'adresse à la nutrition ; les autres devenant dangereuses quand elles troublent un seul instant les fonctions digestives. Enfin, qu'on n'oublie jamais le précepte si judicieux de Peter, *qu'il faut entourer de soins pieux l'estomac des tuberculeux.*

II. — Hématurie

Dans l'hématurie ou pissement de sang, ce liquide peut provenir de l'urèthre, de la vessie, des urétères ou des reins.

Quand il provient de l'urèthre, c'est une uréthrorrhagie, dont les caractères diffèrent suivant que son lieu d'origine est en avant ou en arrière de l'aponévrose périnéale moyenne. Quand il est en avant, c'est du sang pur qui s'écoule goutte à goutte, en suintant par le méat ou même en un filet plus ou moins volumineux. Cette hémorrhagie résulte d'une érosion par blennorrhagie ou par coït, d'un cathétérisme brusque ou maladroit, d'une rupture de l'urèthre dans la chaudepisse cordée ou pendant le coït, d'un traumatisme : choc, compression, torsion, coupure de la verge ou de l'urèthre. De peu d'importance quand la muqueuse n'est qu'éraillée, elle peut devenir extrêmement abondante à la suite d'une rupture ou d'un traumatisme. Dans ce dernier cas, il se peut qu'elle ne se montre pas immédiatement après l'accident, mais seulement au moment de la miction dont l'urine se trouve alors mélangée de sang. L'uréthrorragie est parfois tenace et sujette à récidive. Quand elle est légère et constituée par un simple suintement, elle s'arrête le plus souvent d'elle-même et, dans tous les cas, sous l'ac-

tion de quelques applications de compresses résolutives
froides. Si son abondance devenait inquiétante, on la
combattrait en plaçant une sonde un peu volumineuse en gomme dans l'urèthre, qu'on comprime au
besoin dessus avec une bande.

Quand l'hématurie a pour origine la partie de l'u-
rèthre, postérieure à l'aponévrose moyenne, elle peut
être le résultat d'une inflammation. L'écoulement de
sang est alors léger et peut apparaître au commencement de la miction avec le premier jet d'urine ; mais
la chose est rare et c'est ordinairement à la fin, quand
le malade expulse les dernières gouttes d'urine qu'il
apparaît. Ce sang est pur ou mélangé à du pus. Pur,
il résulte de la turgescence et du boursouflement de la
muqueuse du col sous l'influence de la congestion du
canal. Mélangé à du pus glaireux dans lequel il apparaît sous forme d'un pointillé rougeâtre, il indique une
cystite du col. Dans les deux cas, le traitement est le
même et consiste dans des instillations de nitrate d'argent au 1/50, 20 gouttes tous les jours ou tous les deux
jours.

Du sang en petite quantité peut encore être rendu
avec du pus à la fin de la miction dans la cystite tuberculeuse. Ce sang ne forme plus alors dans le pus
un pointillé, mais des stratifications minces caractéris·
tiques. Dans certains cas de tuberculose vésicale,
toute l'urine est colorée en rouge et ressemble à de
l'eau rougie par du sirop de groseilles, mais un peu
trouble. L'hématurie de la tuberculose urinaire en est
presque toujours un symptôme initial disparaissant
avec les progrès de la maladie. Contre cette cystite, il
faut se garder d'employer les instillations de nitrate

d'argent et s'abstenir même, en général, de toute instrumentation. La médication interne, telle que nous l'avons décrite en traitant de la tuberculose urinaire, suffit. Cependant, on pourra essayer avec beaucoup de prudence des injections de 2 à 4 grammes d'une solution bichlorurée au 1/4000 ou d'iodoforme, 5 grammes suspendus dans 100 grammes de vaseline liquide.

Un calcul vésical provoque aussi une hématurie caractérisée par quelques gouttes de sang expulsées à la fin de la miction. Cette hématurie, provoquée par le mouvement, s'accompagne de douleur et coïncide avec des envies fréquentes d'uriner pendant le jour, tandis que l'hématurie tuberculeuse s'accompagne plutôt d'envie d'uriner la nuit. Le remède, on le comprend, consiste dans l'extraction du calcul.

L'hématurie de la partie profonde de l'urèthre, quand elle est abondante, reflue dans la vessie. Elle est la conséquence d'un traumatisme sur le périnée par instrument tranchant, contondant, choc; d'autres fois, elle résulte d'un cathétérisme maladroit. Contre cette hématurie, la compression et le froid doivent surtout être mis en usage. La compression s'exerce en tamponnant le périnée avec des serviettes roulées qu'on peut, au préalable, avoir trempées dans l'eau froide et dans l'intérieur desquelles on enferme au besoin des fragments de glace. Ce tamponnement pourra être remplacé par une vessie remplie de glace. On se trouvera bien aussi, dans les cas de cette espèce, d'injection d'ergotinine de Tanret, 3 à 5 gouttes matin et soir dont l'efficacité est réelle. Enfin, il ne faudra pas négliger la sonde à demeure.

Quand l'hématurie de la partie profonde suit un

cathétérisme, elle résulte souvent d'une fausse route prostatique. Dans ce cas, le sang sort par le méat, la prostate ordinairement hypertrophiée, s'opposant à son reflux dans la vessie. Parfois abondante, elle n'est ordinairement cependant pas dangereuse et même, dans certaines circonstances, elle est un dégorgement salutaire pour la glande. Si l'hémorrhagie prostatique est spontanée et peu abondante, le sang est rejeté au début ou à la fin de la miction.

L'hématurie vésicale est le plus souvent la conséquence d'une congestion, résultant elle-même d'une rétention d'urine d'origine prostatique. Dans ces cas, les vaisseaux se rompent spontanément et laissent exsuder du sang qui se mêle à l'urine et sort avec elle. Dans d'autres cas, la vessie se remplit de sang à la suite d'une évacuation trop rapide et trop complète.

Dans ces deux cas, le traitement est le même, et consiste à évacuer la vessie et à la laver. Pour l'évacuer, la plus grande prudence, une extrême lenteur et une minutieuse propreté seront nécessaires. On n'évacuera le premier jour qu'une partie du contenu de la vessie pour en retirer chaque jour un peu plus et n'arriver que petit à petit à une évacuation complète.

Après chaque cathétérisme, une petite partie du liquide enlevé sera remplacé par un même volume d'eau boriquée saturée. A la fin, la vessie ne sera jamais laissée complètement à sec et, toujours, avant de retirer la sonde, on y injectera 50 à 100 grammes d'eau boriquée qu'on y laissera.

Dans le cas où des caillots remplissant la vessie refuseraient d'en sortir, il faudrait les aspirer avec une seringue pourvue d'un large embout adaptée à la sonde, laver la vessie avec de l'eau boriquée dont on laisserait encore 50 à 100 grammes.

Si l'hématurie persistait, il faudrait, après avoir vidé la vessie, la laver avec une solution tiède (jamais d'injections froides) de tannin à 1 ou 2 0/0 dont on abandonnerait la même dose dans sa cavité avant de retirer la sonde. Ne pas injecter du perchlorure de fer qui forme des caillots.

Si des caillots se sont formés dans la vessie et y sont retenus, ne pas trop s'en inquiéter, car, ne renfermant pas de fibrine, ils sont facilement dissous par les diurétiques : lait et eau de Contrexeville qu'il faut toujours administrer en pareil cas.

Quand une hématurie vésicale survient sans cause appréciable et qu'elle se reproduit à intervalles indéterminés, elle est le résultat probable d'une production néoplasique contre laquelle, à part l'exérèse, il n'y a rien à faire. Toute tentative de cathétérisme est alors ordinairement une faute qui risque de provoquer une hémorrhagie et d'infecter la vessie : l'abstention doit être absolue.

Néanmoins, contre ces hématuries néoplasiques, de même que contre toutes les hématuries vésicales, les topiques froids : sac de glace sur l'hypogastre, le périnée, fragments de glace dans le rectum, seront efficaces pourvu qu'ils ne soient pas la cause d'un refroidissement préjudiciable au malade.

D'une manière générale, le repos calme l'hématurie des calculeux, le lit augmente celle des prostatiques. Il en est de même de la distension vésicale et du froid pour ces derniers.

L'hématurie rénale est difficile à distinguer de celle

de la vessie. Cependant, dans certains cas, le sang se dépose en petits grumeaux très fins qui indiquent son origine. Sans revêtir cette forme particulière, il est généralement plus intimement mélangé à l'urine que celui fourni par la vessie. Dans ce dernier cas, si on sonde le malade, les dernières portions de l'urine sont plus sanglantes et plus colorées que les premières et enfin, si après avoir vidé la vessie on y fait un lavage jusqu'à ce que l'eau ressorte claire, le sang reparaît presque aussitôt s'il vient de ce dernier organe; s'il se coagule, l'hématurie vésicale est certaine.

S'il y a eu douleur lombaire, colique néphrétique, ou que le sang n'étant pas en grande quantité on le trouve mélangé à de l'acide urique, des urates ou de l'oxalate de chaux, il n'y pas de doute, il vient du rein. D'un autre côté, un gravier arrêté dans l'urétère peut donner lieu à une hématurie importante et persistante. S'il se présente sous forme de caillots vermineux, la même origine est encore probable, quoique moins positive. Une semblable origine est certaine quand l'hématurie apparaît à la suite d'un traumatisme de la région lombaire, blessure, choc, pression, ou dans le cas de tumeur manifeste du rein.

Pour différencier l'hématurie rénale de celle de la vessie, il faudra tenir compte de la douleur, qui, si elle est fixée dans les lombes, surtout d'un côté, indique l'origine du sang. Les hématuries rénales sont généralement séparées par de longs intervalles. A vrai dire, il en est bien un peu ainsi de celles de la vessie. Cependant, le sang s'écoule ordinairement d'une manière plus continue de ce dernier organe.

Si, d'autre part, le sang alterne dans une même

journée avec de l'urine parfaitement claire, c'est que l'hématurie est rénale.

Quand le sang vient du rein, l'urine renferme des cylindres hémorrhagiques et fibrineux, et, comme il est le plus souvent la conséquence d'une tumeur, on la sentira par le palper ou le ballotement rénal.

Contre l'hématurie rénale consécutive à l'expulsion d'un gravier, c'est au lait et à l'eau de Contrexeville qu'il faudra recourir. Contre la même affection causée par un traumatisme, le repos, les hémostatiques : eau de Rabel 10 à 15 ou 20 gouttes, limonade sulfurique, ratanhia 4 grammes d'extrait dans une potion sucrée avec du sirop de grande consoude, injections d'ergotinine 5 à 10 gouttes, sont indiqués ; mais parfois ce sera à la néphrotomie ou à la néphrectomie qu'il faudra recourir.

Au début de l'albuminurie aiguë, les urines sont souvent rougies par du sang. Contre cette hématurie, c'est aux ventouses sèches ou scarifiées sur les lombes, au perchlorure de fer 15 à 20 gouttes par jour dans de l'eau sucrée et au lait en boisson qu'il faut recourir.

D'une façon générale, il faut, chez l'hématurique, éviter les congestions, et, pour cela, la fatigue, les excès de boissons et de coït, la station assise ou le décubitus prolongé, le froid, la rétention d'urine.

La congestion acquise sera combattue par de nombreuses ventouses sèches ou même scarifiées et de larges cataplasmes sinapisés sur la région lombaire. Ces derniers pourront être remontés dans le dos et appliqués aussi sur la poitrine.

Contre les contractions vésicales, causes si fréquentes d'hématurie, on emploiera le laudanum 15 à 20 gouttes en lavement et les injections de morphine.

Dans les cas d'hématurie chronique néoplasique ou autre, les frictions sèches au gant de crin et l'hydro-thérapie donneront de bons résultats.

Comme médicament surtout préventif (Guyon), on prescrira l'essence de térébenthine 3 à 6 capsules par jour, pourvu qu'elle soit bien tolérée. Pendant la crise, on donne le tannin 50 centigrammes à 1 gramme uni à 2 grammes de quinquina jaune ou à 4 grammes d'extrait mou en pilules ou en potion. A la suite, le perchlorure de fer 5 à 10 gouttes à chaque repas dans de l'eau sucrée.

III. — Rétention d'urine

On désigne ainsi l'impossibilité d'évacuer normale-ment l'urine acumulée dans la vessie.

La rétention est *complète*, quand il n'en est pas émis une seule goutte ; *incomplète*, quand, malgré ce qui en sort, la vessie reste plus ou moins pleine.

Rétention complète. — Les causes en sont nombreuses et siègent dans les voies urinaires ou en dehors d'elles.

Parmi ces dernières, sont : les maladies générales et en particulier la fièvre typhoïde ; les affections du système nerveux central : moelle ou cerveau ; les opé-rations pratiquées sur des régions n'ayant aucun rap-port avec les voies urinaires ; les émotions violentes.

Ces différentes causes sont communes aux deux sexes et à tous les âges. Mais il en est d'autres parti-culières à l'homme, à la femme, à l'enfant, et qui ont ordinairement pour siège les organes génito-urinaires.

Chez ce dernier, la rétention peut être la conséquence d'une oblitération de l'urèthre ou du prépuce, d'un calcul, de la première dentition, d'ascarides.

Chez la femme, l'accouchement est de beaucoup la cause la plus fréquente de la rétention ; puis viennent les affections de l'utérus : déplacements, tumeurs ; enfin, celles des voies urinaires ; polypes, tumeurs hypertrophiques de l'urèthre : cystite, inertie musculaire, anesthésie de la muqueuse, cystocèle.

Chez l'homme, les maladies des voies urinaires sont la cause de presque toutes les rétentions d'urine. Parmi celles de l'urèthre, les rétrécissements occupent la première place ; puis viennent la blennorrhage ou un gravier engagé dans le canal, quelquefois une atrésie du méat ou du prépuce. C'est par une congestion compliquant son hypertrophie ou par une simple inflammation que la prostate amène la rétention ou par un spasme dû à son inflammation que le col empêche la sortie de l'urine. Quant à la vessie, l'impuissance de sa couche musculaire sclérosée ou l'anesthésie de sa muqueuse produit le même résultat.

Ces diverses causes de rétention se manifestent toujours par les mêmes symptômes : gêne dans le bassin, tension et lourdeur de l'hypogastre, puis épreintes douloureuses et impossibilité, malgré les efforts, de rendre une seule goutte d'urine. Les envies augmentant avec l'accumulation de l'urine, le patient s'appuie avec les mains pour augmenter ses efforts. Sous l'influence de la contraction des muscles de l'abdomen et du diaphragme, la tête se congestionne, la face se couvre de sueur, la verge entre en demi-érection et les matières fécales s'échappent involontairement. Aussi voit-on les malades s'accroupir pour ne pas se souiller et faciliter la sortie de l'urine. Chez l'enfant, l'expulsion des matières fécales se complique de chute du rectum.

Si l'urine continue à n'être pas rendue, les douleurs s'irradient aux lombes, aux aines, aux cuisses, et les épreintes, se succédant incessamment, amènent l'agitation, l'anxiété, le délire.

Si, ce qui n'arrive presque jamais, le malade n'urine pas, il meurt par atrophie rénale et urémie ou par rupture vésicale et péritonite suraiguë.

La rétention d'urine ne se montre pas toujours, tant s'en faut, avec d'aussi sombres symptômes. Ainsi, chez le vieillard, on observe souvent un calme surprenant, en dépit d'une distension vésicale énorme. C'est que, chez lui, la vessie est déjà souvent habituée à la plénitude. De même chez la femme qui, après l'accouchement, ne sent même pas le besoin d'uriner.

Dans tous les cas, l'œil constate une saillie de l'hypogastre qui même, au bout d'un certain temps, soulève toute la paroi abdominale pouvant faire croire à une toute autre affection. C'est que la vessie peut contenir jusqu'à 15 litres d'urine.

Par instant, surtout chez les malades vigoureux, la saillie hypogastrique est animée de mouvements ondulatoires dus aux contractions de la vessie. La rénittence de cette saillie est en raison de la distension, mais augmente pendant les contractions.

Chez l'enfant, chez l'adulte dont la prostate n'est pas développée, le doigt dans le rectum, ou dans le vagin chez la femme, sent parfaitement la projection formée par la vessie distendue. La même constatation est, d'ailleurs, possible chez beaucoup de vieillards dont le bas-fond vésical, très creux, tombe dans le rectum.

Le traitement de la rétention diffère avec sa cause. Dans les maladies générales, la fièvre typhoïde, l'érysipèle en particulier; dans celle du système nerveux : myélite transverse, mal de Pott, ataxie locomotrice, hémorrhagie cérébrale; dans l'hystérie grave, le cathétérisme ne demande pas de manœuvres spéciales. On le pratique avec une sonde en caoutchouc vulcanisé n° 15, enduite de vaseline liquide phéniquée à 5 0/0. Si, comme il arrive quelquefois, un spasme s'oppose à son passage, on la remplace par une sonde en gomme de même diamètre. Dans toutes ces affections, le cathétérisme devant être répété souvent et l'urine ayant grande tendance à s'altérer, la plus minutieuse propreté est de rigueur. Aussi les lavages à l'eau boriquée 4 0/0 et souvent phéniqués à 1 0/00 sont-ils de rigueur.

La même conduite devra être suivie contre la rétention consécutive aux opérations, aux blessures, aux émotions morales. Mais ici la rétention cesse généralement vite, en sorte que les lavages ne sont pas toujours nécessaires.

Chez l'enfant, la rétention d'urine peut exister pendant la vie intra-utérine quand, comme je l'ai déjà dit, l'urèthre ou le prépuce est oblitéré, et devenir une cause de dystocie. Pour terminer l'accouchement, il faut aspirer, par l'intermédiaire d'un trocart plongé dans l'hypogastre du fœtus l'urine contenue dans la vessie. Il est évident qu'aucune règle fixe ne peut être donnée sur la manière de faire, et que c'est au chirurgien de s'inspirer des circonstances.

Que l'accouchement se soit terminé après la ponction ou en dépit de la rétention, il faut, bien entendu, faire disparaître la cause de cette dernière. Si le prépuce est imperforé, on l'incise et on le dilate après la cicatrisation, comme nous le dirons en parlant du phimosis. L'oblitération de l'urèthre n'est quelquefois due qu'à une simple membrane qui obture le méat et on ne peut plus facile à inciser. Quand l'obstacle siège dans l'intérieur du canal, il est ordinairement plus épais et occupe un point quelconque de son trajet, même le col de la vessie. Pour le traverser, on a recours au cathétérisme forcé avec une petite sonde d'argent dans laquelle on introduit un mandrin pour la rendre plus solide. Celle-ci est poussée jusqu'à la vessie, en même temps qu'on maintient la verge fixement et qu'on guide son bec avec la main sur le périnée ou le doigt dans le rectum.

Dans la première enfance, la rétention résultant d'une étroitesse ou d'une longueur exagérée du prépuce n'est pas tout à fait rare; mais sa dilatation, telle que nous la décrirons, la guérit rapidement et sûrement.

Dans la rétention calculeuse, il est évident que le seul remède radical consiste à enlever le calcul. Mais, en attendant l'opération et avant de sonder le malade, il suffit quelquefois de le coucher en relevant et renversant fortement son bassin pour la faire cesser.

La destruction des ascarides par un paraciticide guérit la rétention provoquée par leur présence. Une très légère couche d'onguent mercuriel simple étendue sur le périnée, les bourses et dans le rectum, suffit à l'obtenir.

Si la rétention résulte d'un feu de dents, le bromure de potassium (25 centigrammes à 1 gramme), très bien supporté par les enfants, et les bains tièdes quotidiens d'un quart d'heure, aidés d'un débridement des gencives la guériront ordinairement sans la sonde.

Chez l'adulte, en dehors d'un calcul engagé dans l'urèthre et qu'il faut extraire avec une pince, par le broiement ou l'incision, la blennorrhagie suraiguë est une cause de rétention qu'on observe de temps à autre. Pour la faire cesser, il faut, autant que possible, s'abstenir de la sonde, parce qu'elle est douloureuse, qu'elle souille de pus contagieux les parties saines du canal et que les antiphlogistiques la rendent le plus souvent inutile. Il suffit, en effet, d'une application de sangsues au périnée (8 à 12); de grands bains tièdes prolongés et de petites quantités de boissons émollientes pour faire couler l'urine.

La cystite aiguë, consécutive à la blennorrhagie, peut, comme elle, amener la rétention. Le même traitement lui est, d'ailleurs, applicable. Cependant, le cathétérisme offre ici moins d'inconvénient que dans la blennorrhagie, et procure souvent un très grand soulagement. Je dirai même que dans la cystite aiguë du col ou du corps de la vessie, il faut toujours penser à une rétention d'urine plus ou moins complète.

Mais, de toutes les causes de rétention d'urine chez l'adulte, la plus fréquente de beaucoup est le rétrécissement de l'urèthre.

Si les antiphlogistiques et les bains ne sont pas inutiles contre elle, leur insuffisance rend trop souvent le cathétérisme nécessaire.

Le malade étant couché, le chirurgien prend entre

le pouce et l'index droits une bougie proportionnée à l'étroitesse de la stricture dont il a eu soin de façonner la pointe en tire-bouchon ou en baïonnette, et qu'il pousse dans l'urèthre, la tournant sur son axe, en même temps qu'il la retire de quelques centimètres pour la repousser de nouveau jusqu'à ce qu'il la sente s'engager dans la stricture. Faute d'y parvenir, il pratiquera le cathétérisme *appuyé, en faisceau* ou *hydraulique*.

Chez le vieillard, c'est la perte de la contractilité de la vessie par sclérose de sa couche musculaire qui cause à peu près toutes les rétentions d'urine. Les sondes béquilles, bi-coudées ou à grande courbure, étant les plus propres à surmonter l'obstacle prostatique, c'est d'elles dont on se servira pour évacuer la vessie et de la manière qui a été dite au traitement de la transformation sénile de la prostate. Ces sondes ayant échoué, c'est au cathétérisme *sur conducteur* ou *à la suite* qu'on devra avoir recours.

Chez la femme, la rétention d'urine peut, comme chez l'homme, provenir d'un calcul engagé dans l'urèthre, d'une cystite; tout à fait exceptionnellement d'un rétrécissement dont l'urèthre de la femme n'est presque jamais atteint. Ces maladies exigent, d'ailleurs, chez elles, un traitement identique. Quand la rétention a pour cause une déviation utérine ou une tumeur, on la guérit en redressant l'une et en enlevant l'autre.

La rétention d'urine est surtout fréquente chez la femme pendant la grossesse et après l'accouchement. La pression exercée sur la vessie par la tête du fœtus paraît en être la cause. Quand on sonde ces malades, il faut se rappeler que l'urèthre a chez elle perdu sa direction normale. Pendant la grossesse et au début du travail, dont la rétention peut entraver la marche, l'urèthre est allongé, et attiré en haut et en avant, de telle sorte qu'il décrit une courbe à concavité antérieure. Il faudra donc, pour le cathétérisme, se servir d'une sonde assez longue et légèrement courbe en gomme élastique, qu'on introduira de bas en haut. A la fin du travail, le canal a, au contraire, été attiré en bas de telle sorte que le col vésical peut être entraîné au-dessous du méat et que, pour arriver dans la vessie, la sonde doit être poussée de haut en bas.

Après l'accouchement, la rétention est si commune que le médecin ne doit jamais manquer, dans les premières heures et les premiers jours qui suivent la parturition, de s'informer si la malade a uriné. Lui rappeler la nécessité de le faire, suffira souvent, car, si elle n'urine pas, c'est qu'elle n'en sent pas le besoin et non parce que sa vessie est paralysée. Dans tous les cas, rien de plus facile ici que le cathétérisme.

Chez les vieillards, la vessie sclérosée ne peut recouvrer sa contractilité. Il est donc inutile, après une rétention, de recourir, chez eux, à un traitement médical ou à l'électricité. Mais il n'en est pas de même chez l'enfant ou l'adulte dont la vessie tarde à reprendre ses fonctions. On leur administrera d'abord le seigle ergoté, sous forme d'ergotinine, en injections sous-cutanées, derrière le gland trochanter, une à cinq gouttes par jour suivant l'âge. Simultanément ou isolément, on pourra recourir à l'électricité faradique.

Pour l'appliquer, la vessie étant préalablement vidée, on y introduit une olive de diamètre proportionné en maillechort vissée sur un mince faisceau flexible de fils de laiton recouvert de gomme élastique. Ces fils sont réunis par un crochet à l'un des pôles de l'appareil, dont l'autre communique avec une grosse olive introduite dans le rectum. Si on veut électriser les parois abdominales, on remplace l'olive rectale par un tube dans lequel on introduit une éponge mouillée qu'on promène sur l'abdomen.

Les séances, qui ne doivent jamais durer au delà de dix minutes, peuvent être renouvelées chaque jour. Avec de la persévérance, quand l'inertie ne résulte pas d'une affection des centres nerveux, on obtient ordinairement un résultat favorable.

Ponction de la vessie. — Quand toutes les tentatives de cathétérisme ont échoué, il ne reste, pour vider la vessie, qu'à la ponctionner. Pour cela, on se sert d'un aspirateur armé d'un fin trocart. Celui-ci est plongé dans la saillie hypogastrique à une profondeur suffisante pour atteindre le liquide.

La seule précaution à prendre en dehors de la propreté du trocart, c'est de maintenir le vide quand on le retire, de manière à ce que pas une goutte d'urine ne tombe dans le tissu cellulaire prévésical ou dans l'épaisseur de la paroi. Moyennant cela, la ponction peut être répétée trois fois par jour, pendant plusieurs jours.

Grâce à la ponction qui, en vidant la vessie, fait cesser la pression que son globe distendu exerce sur les vaisseaux du bassin, rétablit la circulation veineuse et fait cesser, par conséquent, la congestion des organes urinaires; le cathétérisme devient souvent facile par les voies naturelles, et les tentatives infructueuses auparavant réussissent ordinairement à sa suite.

La ponction peut être encore utile dans certains cas où le cathétérisme par le méat a été rendu impossible par une lésion grave, récente ou ancienne. En la pratiquant avec un trocart un peu volumineux par lequel on introduit une bougie dans la vessie, on peut tenter le *cathétérisme rétrograde*, c'est-à-dire pousser une sonde de l'orifice uréthro-vésical au méat. En tâtonnant et avec de la patience on traverse souvent un obstacle insurmontable par la route ordinaire.

La rétention d'urine *incomplète* est le triste privilège du vieillard atteint de transformation sénile de la prostate ou de sclérose urinaire. Celui qui en souffre commence par être réveillé par le besoin d'uriner dans la seconde moitié de la nuit, vers trois et quatre heures du matin. Les besoins, après avoir augmenté, pendant un certain temps, se font sentir aussi le jour. Le malade ne sent plus, après la miction, la satisfaction du besoin accompli. A la longue, il perd l'appétit et les forces, jusqu'à ce qu'enfin apparaissent tous les signes et toutes les complications de la fièvre urineuse.

Chez un tel malade, l'indication du cathétérisme est formelle, mais pas dès le début. On attendra, pour cela, l'apparition des envies d'uriner diurnes, et on ne pratiquera d'abord le cathétérisme qu'une fois par jour : le soir au moment du coucher. Plus tard, on sondera, en outre, le matin au réveil et même au milieu du jour ou dans la nuit, si c'est nécessaire, et on recommandera au malade de ne pas rester étendu pour pisser pendant la nuit, mais de se lever au moins sur les genoux, la vessie se vidant mieux dans la station debout. Quand une quantité d'urine, suffisante à la *distendre*, reste dans la vessie, le malade urine *par regorgement*. Cette distension constitue, pour le médecin, un avertissement et une indication. L'avertissement, c'est que le malade en est à la dernière période de son affection ; l'indication, c'est qu'il ne faut appliquer la sonde qu'avec la plus extrême circonspection et peut être même s'en abstenir complètement. Si le malade présente tous les signes de l'intoxication urineuse, et en particulier des troubles digestifs prononcés, l'abstention est de rigueur ; le cathétérisme, en effet, compromettrait le médecin, sans profit pour le sujet. Dans le cas contraire, quand surtout les forces se relèvent sous l'influence des toniques, du quinquina en particulier, le cathétérisme doit être tenté parce qu'il a des chances de sauver le malade. Seulement, précaution capitale et indispensable, on ne laissera couler l'urine que par un mince filet ou goutte, à goutte, et surtout on ne videra pas la vessie d'un seul coup. Ayant retiré lentement 250 grammes d'urine le premier jour, on en retirera chaque jour 100 ou 150 grammes de de plus, jusqu'à ce qu'on l'ait vidée complètement.

Chaque fois, on remplacera une partie de l'urine évacuée par 25 ou 30 grammes d'eau boriquée saturée ou phéniquée à 2 0/00 et, quand on sera arrivé à la fin, 100 à 150 grammes des mêmes solutions seront laissés dans la vessie qui ne devra jamais rester vide.

Je terminerai ce que je viens de dire sur la rétention d'urine par la recommandation expresse de ne pas sonder debout celui qui en est porteur, une syn-

cope grave et même mortelle pouvant suivre le vide
produit dans la vessie par le cathétérisme.

Enfin, ce ne sera jamais, à moins d'indications
spéciales, avec une sonde d'argent, mais en caoutchouc vulcanisé ou en gomme élastique conique olivaire ou à béquille qu'on pratiquera le cathétérisme
évacuateur ; plus commodes pour le médecin, ces instruments seront moins dangereux pour le malade.

IV. — Anurie

On désigne ainsi la suppression de la *sécrétion* urinaire, la rétention n'étant que la suppression de l'*excrétion* de l'urine. Dans cette dernière, la sonde trouve
de l'urine dans la vessie, tandis que, dans la première,
elle n'en rencontre pas.

L'anurie, chez l'homme, résulte ordinairement de
la chute d'un gravier dans l'urétère; chez la femme,
d'un cancer de l'utérus, très rarement d'un myome,
d'une rétroversion, d'un prolàpsus, de la gravidité.
Dans les néphrites parenchymateuses, on l'observe
aussi bien chez l'homme que chez la femme, au début
ou à la fin, mais tout à fait exceptionnellement.

Dans l'anurie *calculeuse*, l'un des reins ayant été
d'abord oblitéré à la suite d'une première colique néphrétique, une colique subséquente bouche l'autre à
son tour.

Le calcul oblitérant tombe du rein consécutivement
à un mouvement brusque, forcé, à une fatigue, une
chute, un choc, un coup sur la région lombaire, une
émotion morale violente; causes occasionnelles qui
ne sont autres que celle de la colique néphrétique.

L'anurie calculeuse se manifeste, outre le manque d'urine, par une douleur vive ou sourde de la région lombaire. Subite dans le premier cas, l'anurie est insidieuse dans le second et cause de la pesanteur dans la vessie et des picotements dans le bout de la verge.

L'anurie calculeuse peut durer plusieurs jours, sans provoquer d'accidents sérieux, le caractère dominant de cette affection étant la tolérance. Cette période de tolérance permet les allées et venues, l'alimentation, le travail et dure sept à huit jours (Merklen).

Vers le quatrième ou cinquième jour toutefois, il y a enduit saburral de la langue, des nausées, des éructations, de la constipation, du météorisme. Le malade est pris de lassitude, son sommeil est interrompu ou supprimé.

Au septième jour, la respiration s'embarrasse, une sensation de barre épigastrique oppresse le thorax. Des épistaxis, de l'œdème des malléoles et des membres inférieurs, de l'anasarque, de l'ascite, des sueurs d'odeur urineuse apparaissent; des démangeaisons à la peau se font sentir. Tous ces symptômes se compliquent de vomissements abondants, de tympanisme, de constipation, très rarement de diarrhée (Merklen).

A la fin, on observe des trésaillements musculaires, du rétrécissement des papilles, un affaiblissement progressif, une intolérance croissante du tube digestif et le malade meurt en pleine connaissance, quelquefois au milieu d'une conversation; plus rarement dans le coma précédé d'hallucination, de délire, de crise convulsive du dixième au douzième jour.

La mort n'est pas fatale, et la guérison peut se produire du huitième au onzième et même au vingtième jour. Cette guérison est annoncée par de la polyurie, l'expulsion de gravier, de caillots, de gaz, de matières fécales.

L'anurie est, du reste, rarement absolue, et pendant la période de tolérance le malade rend de quelques gouttes à quelques verres d'urine. Parfois il y a des rémissions, caractérisées par des accès de polyurie. Dans tous les cas, l'urine est très peu dense 1006 à 1008.

L'anurie par *cancer* utérin survient à la dernière période de la maladie, qu'elle termine par la mort dans presque la moitié des cas.

Elle est insidieuse à ce point, qu'un cancer utérin ignoré, cause de mort subite, a pu faire croire à un empoisonnement. Les accidents auxquels donne lieu cette espèce d'anurie sont, à part une horrible fétidité de l'haleine, très peu marqués et durent ordinairement de trois à six jours.

L'anurie consécutive au *cathétérisme* s'accompagne généralement d'une fièvre intense, de diarrhée et de vomissements. La marche en est rapide et terminée par le coma au bout de trois ou quatre jours.

L'anurie hystérique est purement fonctionnelle, c'est-à-dire qu'elle ne s'accompagne d'aucune lésion. Elle détermine des vomissements avec élimination supplémentaire d'urée et, par suite, absence d'accidents urémiques. Elle complique toujours d'autres accidents urémiques : convulsions, hémiplégie, paraplégie, pulvipéritonite. Cette anurie, rarement de longue durée, alterne avec de la polyurie et n'est grave que par ses récidives et l'indice qu'elle est d'une hystérie grave.

Contre l'anurie calculeuse, on employera les diurétiques : le lait mélangé d'un tiers d'eau de Contrexeville, les bains chauds, les larges cataplasmes sinapisés, les ventouses sèches multipliées et les frictions sur la région lombaire. On s'est bien trouvé de l'application sur la même région des courants continus.

La digitale sous toutes ses formes, de l'acétate de potasse, comme nous l'avons dit à propos de l'albuminurie, devront être administrés hardiment.

Dans l'anurie par néphrite parenchymateuse, le traitement sera le même.

S'il y a colique néphrétique, il ne faudra pas craindre la morphine en injection sous-cutanée. En calmant la douleur, elle résout le spasme des urétères et rend, par conséquent, plus facile la marche du gravier vers la vessie.

Enfin, dans l'anurie calculeuse, l'ouverture du rein devrait être tentée. Elle permettrait, en effet, soit d'extraire le gravier soit de le pousser jusqu'à la vessie.

L'anurie hystérique sera traitée par les moyens mis en usage contre la grande névrose qui la cause.

V. — Incontinence d'urine

On dit qu'il y a incontinence quand le malade urine sans en avoir conscience.

L'incontinence d'urine dont il s'agit ici, comme la rétention que nous venons de décrire, n'est qu'un symptôme et diffère, par conséquent, de l'incontinence essentielle qui fera l'objet d'un article spécial.

Elle peut se montrer chez l'homme et chez la femme l'enfant, l'adulte et le vieillard.

Chez l'enfant, elle résulte ordinairement de la présence d'un calcul qui s'engage dans l'orifice uréthro-vésicale et dont le volume, sans être assez considérable pour l'obturer complètement et produire la rétention d'urine, empêche son occlusion en permettant à l'urine de s'échapper au fur à mesure de son arrivée dans la vessie. Contrairement à l'incontinence d'urine essentielle, celle dont nous parlons se produit pendant le jour; le décubitus dorsal de la nuit, ramenant le calcul en arrière, la fait cesser.

Il est entendu que le remède à cette incontinence est l'ablation du calcul; mais l'ablation elle-même, quand le calcul est volumineux et qu'on l'opère par le périnée peut avoir comme conséquence une incontinence d'urine. Elle résulte alors de la surdistension du col, de la déchirure et consécutivement de la sclérose de ses fibres musculaires.

A la puberté, l'incontinence d'urine se présente dans les mêmes circonstances que chez l'enfant. A cet âge toutefois, en présence d'une incontinence d'urine subitement survenue, le médecin doit penser à un corps étranger introduit dans l'urèthre et parvenu jusqu'au col qu'il irrite par sa présence.

Chez l'adulte, la cystite provoque souvent des envies d'uriner si répétées et si impérieuses que le malade, ne pouvant se retenir, pisse à chaque instant; mais, dans ce cas, l'incontinence est fausse, puisque le malade, sentant le besoin d'uriner n'est qu'impuissant à y résister. Le remède à un pareil état consiste à vider la vessie si elle retient de l'urine et à pratiquer sur le col des instillations au nitrate d'argent.

L'incontinence d'urine de l'adulte est ordinairement

le résultat d'un rétrécissement. Quand il est très étroit et qu'il a exigé de grands efforts des muscles de la vessie, ceux du col distendus perdent leur contractilité et le laissent entr'ouvert, de telle sorte que l'urine s'écoule au fur et à mesure de son arrivée.

L'uréthrotomie interne possède, contre cette sorte d'incontinence, une efficacité absolue et la guérit promptement et radicalement.

Les rétrécissements sont quelquefois compliqués de poches urineuses. Celles-ci, situées en arrière de la stricture, se remplissent, à chaque miction, d'urine qui mouille les vêtements du malade quand il a remis la verge dans son pantalon. C'est une fausse incontinence, puisque l'urine, dans ce cas, ne sort pas de la vessie. Le traitement en est encore l'uréthrotomie interne, et, si la poche était considérable, la section périnéale externe.

Les ulcérations tuberculeuses et les néoplasmes du col et du trigone vésical sont quelquefois la cause d'une incontinence. Contre les premières, la taille hypogastrique n'a pas grande chance de succès, mais elle est plus efficace contre les secondes, et il ne faudrait pas reculer devant elle, quoique la guérison radicale en soit bien rarement la conséquence.

L'incontinence produite par des ulcérations simples ou granuleuses de la muqueuse du col et de la prostate, n'exige, pour sa guérison, que des instillations plus ou moins énergiques sur le col.

Dans la vieillesse, l'incontinence n'est pas très rare et résulte d'une déformation du col par l'hypertrophie prostatique. Elle débute ordinairement la nuit pour se montrer quelquefois ensuite simultanément le jour.

Il ne faut pas confondre cette incontinence avec la miction par regorgement. Dans cette dernière, la vessie est pleine, le col distendu et l'urine ne jette que son trop-plein. Dans la seconde qui est rare, elle est vide, l'urine sortant au fur et à mesure de son arrivée par suite d'une tumeur prostatique qui empêche l'oblitération du col

Contre cette incontinence, le remède est malheureusement difficile. Peut-être, comme la maladie dépend d'une tumeur prostatique qui, insinuée dans le col, l'empêche de se former, faudrait-il l'enlever par la taille hypogastrique. Chez la femme, l'incontinence d'urine résulte de l'extraction par l'urèthre d'un corps étranger trop volumineux ou de sa distension dans un but chirurgical. Aussi celle-ci ne devra-t-elle jamais dépasser 2 centimètres de diamètre et être faite sous chloroforme et en procédant avec beaucoup de lenteur.

Une seconde sorte d'incontinence, qui se montre surtout le jour, est celle qui résulte d'une cystocèle quelquefois même très peu prononcée et contre laquelle le meilleur remède est la colporaphie.

On a vu aussi l'incontinence se montrer comme symptôme prémonitoire des kystes de l'ovaire, alors que celui-ci, tout à fait à son début, s'est logé dans le cul-de-sac de Douglas. Cette incontinence, comme celle par surdistension du col, est continue, c'est-à-dire aussi bien diurne que nocturne. L'ablation du kyste est son seul remède.

VI. — Herpès génital

Affection du jeune homme et de l'adulte, l'herpès génital a été, néanmoins, observé chez les très jeunes enfants.

Contrairement au chancre simple, elle n'est pas antoinoculable.

On lui donne pour cause prédisposante : l'arthritisme, la dartre, l'obésité, les chaleurs de l'été, mais beaucoup nient l'influence des causes générales.

Les causes occasionnelles sont les excès du coït et la violence pendant l'acte vénérien, la masturbation ; l'irritation produite par les secrétions vaginales et utérines, la malpropreté. Viennent ensuite : les excès de table, la fatigue, les veilles.

Mais, de toutes les causes déterminantes, les plus certaines et les plus évidentes sont les maladies vénériennes ; la syphilis d'abord, puis le chancre mou et la blennorrhagie.

L'herpès est *discret* ou *confluent*.

L'herpès *discret* se rencontre surtout chez l'homme, et, comme il se reproduit souvent, on dit qu'il est *récidivant*.

Son apparition est annoncée par des démangeaisons, des picotements, des élancements, généralisés d'abord à l'ensemble des organes génitaux, pour se localiser ensuite aux points où vont apparaître les vésicules, et d'une durée variable.

L'éruption s'annonce par une plaque d'érythème de quelques millimètres à 1 centimètre de diamètre, sur laquelle ne tardent pas à apparaitre les petites vésicules transparentes constituant l'herpès, isolées ou groupées par cinq ou six, qui se réunissent pour constituer une grosse vésicule.

Les groupes, uniques ou isolés chez l'homme, sont nombreux chez la femme.

Les vésicules se dessèchent sans crever ou après s'être colorées.

L'ulcération, quand elle provient de plusieurs vésicules est polycyclique et microcyclique, très superficielle, à fond plat, rouge, brillant. Elle suinte pendant sept ou huit jours, pour se rétrécir et se guérir ensuite.

Chez la femme, cet herpès siège sur la muqueuse vulvaire, la face externe des grandes lèvres, le tiers supérieur et la face interne des cuisses, le pubis, le col de l'utérus, l'anus, la partie inférieure du vagin. Chez l'homme, sur le prépuce, le gland, le fourreau de la verge, l'anus, mais de préférence sur la face interne du prépuce et la rainure du gland.

L'herpès discret ne donne lieu à aucun retentissement général, mais devient gênant par ses récidives qui éternisent les démangeaisons qu'il provoque.

L'herpès *confluent* ne s'observe que sur la femme. Son étendue est telle qu'elle force la malade au repos et donne lieu à un retentissement général consistant en une sorte de courbature et d'état gastrique fébrile. La vulve, les grandes et les petites lèvres, sont, d'ailleurs, indurées, volumineuses et quelquefois d'aspect monstrueux, sous l'influence de la multiplicité et de la confluence des vésicules dont la rupture découvre une vaste exulcération et dont la secrétion constitue une sorte de pseudo-membrane. Cette exulcération guérit, d'ailleurs, sans laisser de cicatrice.

Il est une troisième sorte d'herpès, dite *névralgique*, à cause de l'intensité des douleurs et des élancements dont l'apparition des vésicules est précédée; élancements qui se font sentir dans l'urèthre et le col de la vessie, en sorte qu'ils peuvent donner le change et être attribués à tout autre cause. La poussée herpétique elle-même est très faible et ne présente aucun signe particulier dans sa marche. Il y a là, suivant Mauriac, une sorte de zona du plexus sacré.

L'herpès discret guérit spontanément avec la plus grande facilité, pourvu qu'on protège les vésicules contre les frottements du vêtement ou des parties voisines. Pour cela, il suffit de les envelopper d'ouate. Quand les vésicules se crèvent en laissant une ulcération, on lavera ces dernières avec de l'eau légèrement astringente (1 gramme tannin pour 500 grammes) ou boriquée à 3 0/0. Saupoudrer avec de la poudre d'amidon après les avoir séchées et les protéger par une couche d'ouate.

Contre l'herpès confluent, il faut employer les grands bains de son ou d'amidon prolongés; laver les ulcérations deux ou trois fois par jour avec de la liqueur de Labarraque coupée avec trois fois son poids d'eau chaude, puis, après les avoir séchées, saupoudrer avec une poudre composée par moitié d'oxyde de zinc et d'amidon. Si les douleurs sont vives, on remplace cette poudre par des cataplasmes de fécule de pomme de terre.

A l'intérieur, on donne du bromure de potassium et on pratique des injections de morphine si elle sont nécessaires.

Contre l'herpès névralgique, Ch. Mauriac (1) emploie les cautérisations modérées avec une solution de nitrate d'argent au 1/10. Après la cautérisation, il enduit les

______

(1) Ch. Mauriac, *Leçons sur les maladies vénériennes.* Paris, 1883-1890, 2 vol.

parties de vaseline au calomel 3/30. A l'intérieur, il administre les alcalins et les purgatifs légers. Contre les récidives, il emploie les eaux chlorurées sodiques sulfureuses d'Uriage.

Ce sont ces dernières qui réussissent le mieux contre l'herpès récidivant. On les donne en bains à l'extérieur, et à l'intérieur à dose purgative deux fois par semaine et à petites doses les autres jours.

Mais c'est surtout à l'observation rigoureuse de l'hygiène consistant à éviter les fatigues, les excès, les écarts de régime qu'on devra plus sûrement la guérison.

VII. — Fièvre urineuse

On désigne ainsi la fièvre provoquée par les maladies des voies urinaires, et qui a pour cause l'intoxication produite par la pénétration ou la rétention dans le sang d'une urine septique.

Je dis septique, car l'urine normale ne paraît nuisible que si elle déchire les tissus, en y pénétrant; elle ne les infecte pas et n'est novice que par le traumatisme dont elle est cause.

Pour devenir nocive par simple contact, l'urine doit avoir, au préalable, été infectée, le plus souvent par un cathétérisme malpropre. Celui-ci l'ensemence de microbes multiples, dont le principal paraît être le *bacterium pyogenes* (Albarran et Hallé).

Peut-être cette multiplicité est-elle la cause des différents types de la fièvre urineuse? Toujours est-il que celle-ci se présente sous trois formes distinctes :

1° Fièvre à accès aigu, unique ou double; 2° fièvre

à accès multiples avec ou sans rémission; 3° fièvre continue avec ou sans exacerbation.

1° La première forme se manifeste avec tous les caractères d'un accès franc de fièvre intermittente, compliqué de rétention plus ou moins complète d'urine. Cet accès se renouvelle, quelquefois, à un ou deux jours d'intervalle; mais, une fois terminé, il laisse le malade dans son état normal.

2° Dans la seconde forme, les accès sont moins francs. Généralement la température ne redevient pas complètement normale et, dans tous les cas, remonte chaque soir pendant quinze ou vingt jours, au bout desquels le malade guérit le plus souvent.

3° Dans la troisième forme, il n'y a plus d'accès, mais une température persistante de 38 à 40°. Cette fièvre continue s'accompagne d'amaigrissement et de troubles digestifs, caractérisés par la perte de l'appétit, des digestions pénibles, compliquées de vomissements et de constipation. La langue, chargée d'abord d'un enduit saburral épais et humide, devient ensuite rouge, luisante, sillonnée de bandes noires; elle se sèche comme toute la bouche, et se raccornit en rendant la déglutition difficile. La soif est ardente.

Pour prévenir la fièvre urineuse, on évitera tout cathétérisme septique, en ne se servant que d'instruments très propres. C'est là une précaution primordiale que le médecin doit prendre le premier, mais surtout répandre et imposer à ses malades et à leur entourage.

Les sondes dont on se servira devront être baignées immédiatement avant le cathétérisme dans une solution de sublimé à 1 0/00 ou de biodure à 1 pour 10.000

si elles sont molles ou phéniquées, à 5 0/0 si elles
sont métalliques, et essuyées avec de la gaze boriquée
ou phéniquée. Introduites encore humides, elles offen-
seraient le canal. Pour les graisser, on les trempe dans
l'huile phéniquée à 5 0/0 fréquemment renouvelée.
De son côté, le gland sera lavé avec de l'ouate imbibée
de l'une des solutions précédentes et le canal copieusement injecté avec une seringue remplie d'une solution boriquée à 4 0/0.

Le cathétérisme terminé, la sonde sera lavée à l'eau
chaude et essuyée, puis trempée dans l'une des solutions précédentes et enfin enveloppée dans de la gaze
antiseptique.

Dans une clinique ou un hôpital, les instruments
de cathétérisme doivent être désinfectés dans un au-
toclave au moyen du gaz acide sulfureux.

Les cystites blennorrhagiques, les rétrécissements,
les rétentions d'origine prostatique seront combattus
le plus tôt possible; les calculs, enlevés sans retard;
toutes ces causes pouvant contribuer non seulement
à l'infection de l'urine, mais encore enflammer et, par
suite, atrophier le rein. C'est surtout dans les cathé-
térismes multipliés. exigés par les rétrécissements et
encore plus par l'hypertrophie prostatique, que les
précautions antiseptiques devront être prises minu-
tieusement. Si, en dépit des soins les mieux entendus,
l'urine devient neutre, alcaline et surtout ammoniacale, il faut, par des lavages vésicaux avec une solution
de nitrate d'argent au 1/500 et, au besoin, au 1/300,
d'acide borique à 3 ou 4 0/0, s'efforcer de modifier les
parois vésicales. En même temps, on administrera à
l'intérieur soit de l'acide benzoïque, soit du benzoate de

chaux ou de soude à la dose de 3 à 6 grammes par jour en cachets, un à chacun des trois repas. Cette dose de 6 grammes est incontestablement efficace mais cause souvent de l'ardeur dans l'œsophage, de l'acidité de l'estomac, de la sécheresse de la gorge. Aussi ne peut-on pas l'atteindre la plupart du temps. On se contentera donc de 1 ou 2 grammes qui sont encore salutaires.

On a conseillé dans le même but l'acide borique, 2 à 3 grammes; le biborate de soute 6 à 12 grammes. Malheureusement, ces deux médicaments assez efficaces sont très mal supportés par l'estomac. Dans tous les cas, l'urine sera, autant que possible, diluée par des tisanes: chiendent, orge, graine de lin ou du lait, une urine chargée de sels étant plus particulièrement nuisible.

Pendant l'accès, tout l'effort doit tendre à abréger le stade de froid et à accélérer l'apparition de la chaleur et surtout de la sueur. Pour y parvenir, on enveloppera le malade dans des couvertures de laine préalablement chauffées et on lui placera aux pieds et de chaque côté du tronc et des membres inférieurs des boules chaudes. A l'intérieur, on lui administrera la potion de Todd et, comme tisane, du thé au rhum chaud. Reliquet remplace le rhum par du vin de quinquina. L'accès terminé, on donnera 1 gramme de sulfate de quinine dans un cachet, ou, s'il y a vomissement, en lavement :

Sulfate de quinine . . . .   1 gr.
Jaune d'œuf.   n° 1.
Eau . . . .   200 gr.
Laudanum de Sydenham . . . .   10 gout.

Au besoin, dans un cas pressé, compliqué de vomissements, on pourrait essayer les injections sous-
cutanées de sulfate de quinine : une seringue de Pravaz
d'une solution de 1 gramme pour 5 grammes d'eau
acidulée par l'acide sulfurique en arrière du grand
trochanter.

L'accès disparu, il faut continuer le sulfate de quinine, 25 à 50 centigrammes matin et soir pendant
deux ou trois jours ; faciliter les selles par un purgatif léger donné le matin à jeun avant le sulfate de
quinine : sulfate de soude, 30 grammes, mélangé à
3 grammes de bicarbonate de soude dans du bouillon
d'herbes. Si les purgatifs n'étaient pas tolérés, ils seraient remplacés par des lavements au miel de Bretagne, deux cuillerées à bouche, ou de mercuriale,
20 à 30 grammes dans 500 grammes d'eau.

Certains médecins anglais, soit pour prévenir le
frisson, soit pour le calmer, ont conseillé la morphine
en injection sous-cutanée qui peut être essayée sans
danger. D'autres administrent le chloroforme au début du frisson.

Contre la seconde forme de fièvre urineuse, la médication sera la même : boissons chaudes et alcooli-
liques, sulfate de quinine, purgatifs auxquels on ajoutera des ventouses sèches sur la région lombaire.
Celles-ci ont l'avantage de pouvoir être répétées souvent et, pour ainsi dire, journellement et de combattre
efficacement la congestion rénale. On soutiendra les
forces avec l'extrait mou de quinquina, 4 grammes
par jour et, comme nourriture, on donnera du lait.

Dans la troisième forme, c'est surtout l'amélioration de l'état général qu'il faut poursuivre ; pour y

parvenir, le meilleur moyen sera de régulariser les
fonctions digestives. Contre la constipation, les grands
lavements, avec une longue canule, tels que nous les
avons décrits à propos de la cystite chronique, seront
répétés chaque jour, si c'est nécessaire. Composés
d'eau de guimauve additionnée de miel ou de glycérine, ils seront suspendus de temps à autre et remplacés par un laxatif léger composé de sel neutre et
de bicarbonate de soude. S'il y a de l'embarras gastrique, des nausées, des vomissements, on ne reculera
pas devant un vomitif, 2 à 3 grammes d'ipéca, en
trois doses. Contre la soif, la macération de quinquina
jaune constituera une excellente boisson. Ce dernier
médicament sera, en outre, administré sous forme
d'extrait mou en potion ou en pilule. On ne négligera
pas les ventouses sur la région lombaire, l'alcool, le
champagne au cas où la température viendrait à
baisser. L'acide chlorhydrique, 8 à 10 gouttes fortement étendues d'eau à la fin de chacun des deux
principaux repas, constituera souvent, à cette période, un remède efficace contre la dyspepsie qui
modifiera le suc gastrique et, par suite, la sécrétion
rénale. A ce moment aussi les peptones sous toutes
leurs formes seront utiles pour parfaire la digestion.

CHAPITRE VII

TRAITEMENT DE L'INCONTINENCE NOCTURNE D'URINE DITE ESSENTIELLE

Pour se faire une idée exacte du mécanisme de l'incontinence nocturne d'urine essentielle qui est l'apanage désagréable et à peu près exclusif de l'enfance, il est indispensable de bien connaître celui de la miction.

Or, l'appareil urinaire a deux fonctions à remplir : *La production de l'urine et son expulsion après un séjour plus ou moins prolongé dans la vessie.* La première n'ayant point rapport au sujet qui nous occupe, nous ne parlerons que de la seconde, qui constitue la *miction*.

Dans l'état normal, l'urine qui remplit la vessie ne peut refluer en arrière par les urétères, parce que la manière dont leurs orifices s'ouvrent dans sa cavité fait qu'ils sont fermés par une sorte de clapet dont l'occlusion est d'autant plus hermétique que l'organe est plus plein.

D'un autre côté, la vessie, quand elle est pleine, se contracte sans que nous en ayons conscience et, en comprimant son contenu contre l'orifice uréthro-vésical qu'elle distend, donne lieu à la sensation, bien connue, du besoin d'uriner.

L'urine, ne pouvant refluer en arrière, va-t-elle s'écouler en avant ? Non, et voici pourquoi. D'abord, la tonicité des fibres musculaires lisses du sphincter vésical et de l'orbiculaire uréthral suffisent à la maintenir dans la vessie, quand le besoin n'est pas pressant. Ensuite, si celui-ci s'accentue et que nous voulions y résister, la contraction des muscles de Guthrie et de Wilson vient, sous l'influence de la volonté, renforcer les muscles involontaires, et maintenir l'urine dans la vessie. Dans le cas contraire, nous faisons, d'une part, un léger effort qui, en contractant le diaphragme, appuie les intestins sur la vessie et en aide les contractions; d'autre part, nous relâchons les muscles volontaires (de Guthrie et de Wilson) de la partie profonde de l'urèthre, en sorte que les muscles involontaires n'étant plus soutenus, l'urine ne peut qu'être expulsée.

Il y a donc, et ceci est capital pour le sujet dont nous nous occupons, à l'état physiologique, *opposition* entre l'action de la vessie et celle de l'urèthre : la contraction de celui-ci étant indispensable à la distension de celle-là, pendant sa réplétion; le relâchement uréthral devant, au contraire, s'effectuer volontairement, quand la vessie se contracte pour uriner. Si peu que l'équilibre soit rompu entre ces deux forces, l'uréthrale qui retient l'urine et la vésicale qui l'expulse, la première devenant trop faible ou la seconde trop forte, il y a incontinence.

Or, chez le petit enfant, jusqu'à quinze à dix-huit mois, cet équilibre est absent, la contractilité de la vessie étant très énergique, alors que celle des sphincters uréthro-vésicaux n'existe pas : les fibres involontaires étant trop faibles et la volonté encore incapable de faire contracter les muscles volontaires. Aussi, dans la première enfance, l'incontinence est-elle *normale* et *diurne* aussi bien que *nocturne*.

Qand l'incontinence se prolonge au delà de deux ans et demi à trois ans, elle est anormale et, chez un enfant de quatre ans, elle est déjà une infinité. Seulement, elle cesse ordinairement alors d'être diurne pour rester uniquement nocturne. Toutefois, cette prolongation anormale d'un état normal n'est pas constamment l'origine de l'incontinence nocturne et, assez souvent, on voit des enfants, devenus propres à trois ou quatre ans, recommencer à faire pipi au lit vers sept ou huit ans.

Pourquoi l'incontinence cesse-t-elle le jour chez la plupart des enfants qui en sont atteints la nuit? Parce que, dans l'état de veille, la volonté intervient en contractant les muscles uréthraux soumis à son influence. Aussi l'observe-t-on chez les dormeurs profonds que la sensation du besoin d'uriner est impuissante à réveiller. Chez eux, cette sensation monte vers la moelle, qui la conduit, comme toujours, jusqu'au cerveau; mais celui-ci, rendu insensible par le sommeil, ne la perçoit pas et, par conséquent, ne commande pas la contraction des muscles volontaires. Mais, la moelle, qui perçoit les sensations et y répond aussi bien pendant le sommeil que la veille, relâche les fibres musculaires lissses qui lui sont soumises; en sorte que le col n'étant plus fermé ni par les unes, ni par les autres, laisse échapper l'urine, qui s'écoule, dès lors, sans que celui qui la rend en ait conscience. Ceci est si vrai que, chez les enfants de cette catégorie, c'est à l'heure du sommeil le plus profond que l'émission de l'urine a lieu, soit le plus souvent dans la première, soit quelquefois dans le seconde moitié de la nuit. Trousseau cite, à ce propos, un exemple frappant; celui d'une jeune fille qu'on avait beau réveiller dans la première moitié de son sommeil et qui n'en urinait pas moins au lit dans la seconde, parce que, comme elle le disait elle-même, c'était celle pendant laquelle elle dormait le mieux; ce qui était vrai, car on avait, à ce moment, toutes les peines du monde à la réveiller (1).

Chez beaucoup d'incontinents urinaires, la contraction vésicale est si énergique et si prompte que l'urine sort presque avant qu'ils aient été prévenus du besoin de la rendre et sans qu'ils puissent en arrêter le cours. Aussi, pendant le jour, si par paresse ou distraction, ces enfants n'obéissent pas au premier avertissement qui les invite à rendre leurs urines, pressés bientôt par le besoin, ils les laissent quelquefois couler dans leurs vêtements. L'équilibre est rompu, la force expulsive de la vessie étant augmentée, tandis que la force retenante de l'urèthre est restée la même ou s'est affaiblie. C'est si vrai que si vous faites uriner devant vous quelques-uns de ces enfants, au moment même du besoin, vous voyez l'urine projetée par une violente impulsion. En outre, si, ayant introduit une sonde jusque dans la vessie, vous y poussez doucement une injection, vous la voyez ressortir avec force par l'instrument que vous n'aviez eu, d'ailleurs, aucune peine à introduire ; ce qui prouve expérimentalement la puissance vésicale et la faiblesse sphinctérienne.

Dans certains cas d'incontinence d'urine, le sommeil est normal ; mais la sensation du besoin d'uriner paraît si faible qu'elle est impuissante à faire contrac-

(1) Trousseau, *Clinique médicale de l'Hôtel-Dieu*, 7ᵉ édition. Paris, 1885, t. II.

ter les sphincters. Dès lors, le même résultat se produit et l'enfant urine sans s'éveiller.

Dans cette espèce d'incontinence, l'urine s'écoule parfois involontairement pendant le jour, mais sans que le jet en soit plus énergiquement lancé qu'à l'état normal. On peut s'en assurer en introduisant une sonde dans la vessie pleine d'urine; celle-ci en sort presque en bavant.

Qu'elle soit le résultat de contractions vésicales trop énergiques ou d'une impuissance du col, le sommeil trop profond ou la faiblesse de la sensation ne sont pas les seules causes occasionnelles de l'incontinence. Une urine trop dense produit le même effet, parce que son acidité excite la contractilité vésicale et rend les envies d'uriner plus vives et, par conséquent, plus pressantes. Cette sorte d'urine est facile à reconnaître, même sans pèse-urine, car, ordinairement limpide, quelquefois nébuleuse, au moment de l'émission, elle s'épaissit au fur et à mesure de son refroidissement, en laissant déposer, au fond du vase, une sorte de boue, prise parfois pour du pus, mais constituée par des urates. On le reconnaît à ce que l'urine s'éclaircit quand on la chauffe dans un tube ou une cuiller.

Les oxyures vermiculaires qui habitent le rectum et en sortent la nuit, pour se promener sur les organes génito-urinaires, provoquant, par leurs allées et venues, une irritation qui fait naître les besoins d'uriner et contracter la vessie, agissent à la manière de l'urine acide.

Un prépuce ou un méat trop étroits sont souvent accompagnés d'incontinence d'urine. Mais ici le mé-

-canisme en est différent. C'est généralement une incontinence par regorgement, là vessie est pleine, le petit malade se retenant d'uriner à cause de la douleur que lui cause la miction, en sorte que l'urine s'échappe de temps à autre malgré lui et que, si vous le sondez aussitôt après, il en sort beaucoup par la sonde.

L'inflammation de la partie profonde de l'urèthre produit le même résultat; tandis que celle de la vessie ne permet pas à l'urine de s'accumuler dans l'intérieur de cet organe qui l'expulse aussitôt arrivée.

Toutes ces causes ont, en outre, l'inconvénient de provoquer des rêves pendant lesquels l'enfant laisse aller son urine, parce qu'il croit uriner dans son pot ou contre un mur.

Je ne parlerai pas de ces enfants qui pissent au lit par paresse, parce que leur incontinence toute relative n'est pas une maladie, puisqu'elle cesse quand ils le veulent.

Quant à l'état général, a-t-il une influence sur l'incontinence d'urine? les uns le soutiennent, les autres le nient.

Les enfants délicats y sont plus sujets que les autres. Mais une cause indéniable, c'est l'*hérédité*. Les enfants de parents nerveux ou atteints d'affections nerveuses y sont, en particulier, certainement plus prédisposés. Cette prédisposition nerveuse ne doit, d'ailleurs, pas surprendre pour une maladie qui n'est, après tout, quelle que soit l'idée qu'on se fasse de son mécanisme, qu'une névrose de la sensibilité ou de la motilité.

L'incontinence nocturne d'urine cesse ordinairement avec la puberté, mais il ne faut pas compter absolument sur les changements physiologiques qui s'opèrent à cette époque de la vie pour la voir disparaître, car il n'est pas tout! à fait rare d'observer des jeunes gens de vingt à vingt-cinq ans qui en sont encore atteints, au moins de temps à autre. Elle n'a, du reste, d'autre inconvénient que celui si désagréable, au surplus, de mouiller les draps et d'entretenir autour du sujet une humidité qui enflamme les parties, les imprègne d'une odeur urineuse des plus désagréables et peut avoir pour conséquence, l'hiver surtout, des rhumes et des bronchites.

On oppose à l'incontinence nocturne d'urine deux médicaments principaux : *la belladone*, quand elle résulte d'une contraction exagérée de la vessie ; la *noix vomique*, quand elle provient de la faiblesse des muscles périuréthraux.

Trousseau commençait par donner une pilule de 1 centigramme d'extrait de belladone le soir, au moment du coucher, pendant plusieurs jours ; puis, sans se laisser arrêter par la cessation ou la persistance de la maladie, il augmentait progressivement les doses du médicament, qu'il poussait jusqu'à 6, 7, 8, 9, 10 et même 15, 20 centigrammes, et cela, pendant un mois ou deux, quand bien même la guérison était obtenue et si cependant il n'y avait pas intolérance. Trousseau (1) a quelquefois remplacé l'extrait de belladone par l'alcaloïde de cette plante, *l'atropine*, médicament dangereux qu'il donnait en sirop, et qu'il vaut mieux laisser de côté.

(1) Trousseau, *Clinique médicale de l'Hôtel-Dieu*, 7ᵉ édition. Paris, 1885, t. II.

16.

Si les pilules de belladone ne pouvaient être avalées, on les remplacerait avantageusement par le sirop suivant, dont la formule est due à Jules Simon :

Sirop de belladone et sirop de tolu, 60 grammes de chaque. A un enfant de quatre ans, 2 cuillerées à café, une le matin et une le soir.

La belladone agit en produisant la diminution de la sensibilité, la paresse du mouvement, la résolution musculaire et le ralentissement de la sécrétion urinaire, double action qui concourt à la guérison.

Malheureusement, la belladone n'étant pas toujours supportée, parce qu'elle provoque une sorte d'ivresse, de l'insomnie et de la congestion de la face et des yeux, on est forcé de la remplacer. On peut alors avoir recours au bromure de potassium, qu'on administre en solution, en sirop ou en poudre. Étant admis qu'une cuillerée d'eau pèse 15 grammes et une cuillerée de sirop 20 grammes, on compose la solution ou le sirop de telle sorte qu'une cuillerée de l'une ou de l'autre renferme 25 centigrammes de bromure pour un enfant de quatre ans et 50 centigrammes pour un enfant de douze ans. On administre une, deux, trois et même quatre cuillerées du médicament qui n'est, d'ailleurs, pas dangereux, en surveillant l'effet, de manière à ne pas trop déprimer l'individu. Le bromure peut aussi être divisé en paquets qu'on fait dissoudre et prendre dans du bouillon, ce qui constitue un mode facile d'administration.

La noix vomique s'administre, chez les enfants, en sirop contenant en dissolution l'*alcaloïde* de ce médicament sous forme de sel, le *sulfate de strychnine*. On prescrit :

Sulfate de strychnine 5 centigrammés, sirop de sucre 100 grammes. qui contiennent *à peu près* 20 cuillerées à café, chaque cuillerée à café renferme à peu près 2 miligrammes 1/2 ; une cuillerée à dessert, qui en est le double, 5 milligrammes et une cuillerée à bouche 1 centigramme de sulfate de strychnine, puisqu'elle contient 4 cuillerées à café ou 2 cuillerées à dessert.

Chez les enfants de cinq à dix ans, on commence, le premier jour, par administrer deux cuillerées à café, une le matin, une le soir, pendant deux jours. Si cette dose est bien supportée, on laisse deux jours de repos et on augmente d'une cuillerée à café, c'est-à-dire qu'on donne trois cuillerées à café pendant encore deux jours ; puis, après un nouveau repos de deux jours, on administre quatre cuillerées à café et, ainsi de suite, jusqu'à six, mais en ayant soin d'espacer exactement les intervalles séparant l'administration des cuillerées.

Cette dose atteinte, on substitue une cuillerée à dessert à une cuillerée à café et, en suivant les mêmes règles, on arrive à six cuillerées à dessert (60 grammes de sirop, 3 centigrammes de sulfate de strychnine). Enfin on remplace une cuillerée à dessert par une cuillerée à bouche, en augmentant de la même façon, de manière à donner 50, 60, 80, 120 grammes de sirop, c'est-à-dire 3, 4 et jusqu'à 6 centigrammes de sulfate de strychnine.

Au-dessus de dix ans, on commence par la cuillerée à dessert et on arrive de la même manière jusqu'à 200 grammes de sirop, c'est-à-dire 10 centigrammes de principe actif.

La strychnine a pour propriété d'augmenter les actions réflexes. Celles-ci étant plus vives les mouvements ou contractions qui en résultent deviennent plus énergiques. Aussi le sujet auquel on administre ce médicament devient-il bien plus sensible aux phénomènes extérieurs qui produisent sur lui une impression des plus vives, surtout si les doses ont été fortes et longtemps continuées. Dans ces circonstances, il peut se manifester des spasmes, des convulsions que le moindre attouchement, le moindre bruit suffisent à provoquer.

La plus grande attention présidera à l'administration de la strychnine, qu'on doit interrompre souvent si surtout le malade se plaint d'un peu de raideur dans les mâchoires et les muscles du cou, de mal de tête, de troubles de la vue ou de vertiges.

Il y a des susceptibilités particulières pour ce médicament et certains enfants ne le supportent pas, même à petites doses. Du reste, encore une fois, il faut en surveiller très attentivement l'effet. Il a, en outre, la propriété de *s'accumuler*, c'est-à-dire de ne donner lieu à aucun phénomène pendant les premiers temps de son administration, pour se révéler ensuite tout à coup par des manifestations inquiétantes. Aussi, je le répète, faut-il de temps à autre en interrompre l'usage pour lui laisser le temps de s'éliminer.

On a justement abandonné la strychnine pour lui substituer le seigle ergoté, qui a, comme elle, la propriété de faire contracter la fibre musculaire et, dit-on, en particulier, celles du col de la vessie. On le donne en poudre, 20 centigrammes matin et soir, délayé dans de l'eau sucrée ou enveloppé dans du pain azyme ou des confitures, pour un enfant de quatre ans, et on augmente les doses avec l'âge ; 25 centigrammes à cinq et six ans; puis 30 et jusqu'à 50 centigrammes, matin et soir, pour un enfant de quatorze à quinze ans. Ces doses peuvent être continuées pendant dix ou quinze jours et reprises, après interruption de quelques jours, et cela pendant un mois, temps au bout duquel le médicament a produit tout son effet.

L'ergotinine d'Yvon ou de Tanret en injections sous-cutanées, 1 à 4 gouttes, suivant l'âge, pourra remplacer la poudre de seigle ergoté ou l'ergotinine.

La poudre de seigle ergoté pourrait être remplacée par l'ergotine en pilules de 10 centigrammes, dont on ferait prendre 2, 3 et même 5 par jour, à intervalles égaux.

Dans certains cas, où l'augmentation de la contractilité vésicale paraît concorder avec une faiblesse des muscles de l'urèthre, on peut très bien associer la strychnine ou mieux le seigle ergoté à la belladone.

Je ne dois pas passer sous silence, à propos de l'incontinence par atonie, *l'eau de Contrexeville*. Des exemples ne sont pas tout à fait rares, en effet, d'enfants de quatre à cinq ans que l'usage de cette eau, à la dose d'une demi-bouteille par jour, soit à la source, soit en ville, a guéri complètement en quelques jours.

Le moyen le plus employé actuellement et probablement le plus efficace contre l'incontinence par insuffisance des muscles uréthraux, est l'*électricité* sous la forme de courants induits. Les deux pôles peuvent être appliqués à l'extérieur, l'un au périnée, l'autre sur l'hypogastre ou dans le rectum. En cas d'échec, on introduit l'un des pôles dans la région membraneuse de l'urèthre, l'autre restant sur l'hypogastre, le périnée ou dans le rectum. Le conducteur du courant est une tige mince et flexible, formée de cinq ou six fils très fins en laiton recouverts d'un tissu en gomme élastique terminée à l'une de ses extrémités, par un crochet également en laiton ; à l'autre, par une olive de même métal et d'un volume proportionné au diamètre du canal. Le pôle qu'on applique à l'extérieu r est formé par une plaque de laiton recouverte de peau ou une grosse olive de même métal si on doit l'introduire dans le rectum et fixé au crochet. L'électricité est produite par petite machine d'induction, de préférence à chariot.

L'olive étant introduite dans la région membraneuse, tandis que la plaque métallique de l'autre pôle est appliquée sur l'hypogastre ou le périnée, ou l'olive introduite dans le rectum , on fait passer le courant pendant deux à cinq minutes en ayant soin de ne pas précipiter les interruptions et on recommence ainsi tous les jours ou tous les deux jours.

Cette méthode pourra effrayer les enfants et leurs parents, mais à tort ; car elle n'est pas douloureuse. Son effet, quand elle doit guérir, est presque immédiat et, si elle échoue, elle soulage le plus souvent,

Le *fer* est un médicament à administrer simultanément avec le seigle ergoté, la strychnine, l'électricité ; car si ces agents tonifient spécialement la fibre musculaire, celui-ci fortifie l'individu tout entier en reconstituant les globules sanguins.

L'*hydrothérapie*, comme le fer, est un tonique puissant, mais qu'on doit administrer avec prudence (1).

(1) Voyez E. Duval, *La pratique de l'hydrothérapie*. Paris, 1891.

A côté de l'hydrothérapie, se placent les bains de mer pour les sujets lymphatiques ou scrofuleux, et les bains sulfureux pour les enfants nerveux.

Si l'incontinence paraît être le résultat d'une inflammation de la vessie, le meilleur moyen de la faire disparaître serait d'injecter dans cet organe quelques gouttes d'une solution de nitrate d'argent de 1/25 à 1/50.

Les boissons délayantes ou le bicarbonate de soude conviendraient aux urines trop denses ou trop acides.

Ai-je besoin d'ajouter qu'on devra faire manger le soir les enfants de bonne heure, et les empêcher de boire en trop grande quantité.

On cherchera à se rendre compte exactement de l'heure à laquelle ils font pipi au lit, de manière à les réveiller en temps opportun. Dans le jour, on aura soin de les faire uriner aux mêmes heures, en espaçant les mictions le plus possible, de manière à habituer la vessie à maintenir l'urine pendant longtemps.

Enfin, si l'enfant urine par paresse, on lui administrera, sans crainte, quoique prudemment, une correction. C'est un moyen des plus efficaces et dont Trousseau cite un exemple probant, celui d'une grande jeune fille à laquelle le fouet appliqué par une mère énergique produisit plus d'effet que tous les médicaments.

CHAPITRE VIII

SPERMATORRHÉE. — IMPUISSANCE

I. — Spermatorrhée

Le testicule, l'épididyme, le canal déférent, les vésicules séminales ont pour fonction l'élaboration du sperme dont l'élément essentiel et indispensable à la fécondation est le *spermatozoïde*. Produit unique du testicule, celui-ci en sort, complètement développé, pour entrer dans la queue de l'épididyme et le canal déférent. En ce point, le sperme, de consistance crémeuse, d'un blanc mat, opaque, parfois jaunâtre, sans odeur, se mélange à un liquide brunâtre ou gris jaunâtre avec lequel il pénètre dans les vésicules séminales. Celles-ci sécrètent en abondance un liquide crémeux, non visqueux, gris jaunâtre ou blanchâtre, quelquefois brunâtre dans lequel, chez les vieillards et ceux qui n'ont pas coïté depuis longtemps, on trouve des hématies assez nombreuses pour colorer en rouge le sperme éjaculé. Mélangé à cette nouvelle sécrétion, le sperme en prend la couleur, mais, au moment de l'éjaculation, il se mêle à de nouveaux liquides : celui de la prostate, des glandes bulbo-uréthrales et de Littre.

·Le premier est alcalin, inodore, pas visqueux, de couleur laiteuse, opaline, contenant de très fines granulations et des gouttelettes graisseuses ; mais jamais

de leucocytes ou de cellules épithéliales prismatiques,
à moins qu'elles n'aient été détachées, en pressant sur
la prostate, par le rectum. C'est à ce liquide que le
sperme doit sa couleur blanchâtre. Aussi, quand plusieurs éjaculations successives l'ont épuisé, celui-ci
devient plus grisâtre, parce que le produit des vésicules séminales prédomine. Le liquide prostatique ne
se rencontre jamais dans celui des écoulements uréthraux.

La sécrétion des glandes bulbo-uréthrales ou de
Cowper, filante, visqueuse, parfaitement hyaline, s'é-
tire comme du verre filé. Elle apparaît au méat dans le
prélude du coït ou quand la continence a été prolongée ;
consécutivement à une blennorrhagie surtout de longue
durée ; elle est hypersécrétée avec ou sans picotement,
mais, dans ce dernier cas, elle est rendue opaline par
les cellules épithéliales et les leucocytes qu'elle renferme, constituant une sorte de goutte militaire contre
laquelle les instillations argentiques sont souvent impuissantes et même nuisibles.

Les glandes de Littre, disséminées dans les portions
membraneuse et spongieuse, sont semblables à celles
agglomérées de la prostate, et leur sécrétion très peu
abondante doit en être rapprochée. Celle-ci se présente sous la forme de flocons ou de filaments finement
striés, se gonflant dans l'eau sans s'y dissoudre, se
crispant sous l'influence de l'acide acétique qui n'en
exerce aucune sur le liquide sécrété par les glandes
bulbo-uréthrales.

Le sperme contenu dans les vésicules séminales en
est expulsé par l'*éjaculation*, précédée elle-même, à
l'état normal, par l'*érection*. L'érection et l'éjaculation

ne peuvent, d'autre part, se produire sans l'action des centres nerveux : cerveau et moelle épinière, cette dernière possédant seule, dans sa région lombaire, le pouvoir d'exécuter les réflexes nécessaires à l'accomplissement de ces deux actes. Et, en effet, isolez, par une section complète, la région lombaire de la moelle et vous pourrez produire, en excitant les organes génitaux, des érections, des mouvements lascifs du bassin. Quelques animaux même sont capables, après cette section, de se livrer au coït. Que, par contre, l'action médullaire ne puisse plus s'exercer, le cerveau aura beau commander, ses désirs resteront impuissants, il n'y aura ni érection, ni éjaculation.

Est-ce à dire que la moelle étant intacte, le cerveau soit sans influence sur deux actes aussi nécessaires à la propagation de l'espèce, aussi indissolublement liés aux sentiments les plus intimes de l'humanité et les plus chers à l'homme? Évidemment non, car, sous l'influence d'une idée, d'une pensée, d'une impression provoquée par la vue, le souvenir, une lecture, le *moral*, c'est-à-dire le cerveau, par celles de ses fibres faisant suite aux cordons antéro-latéraux de la moelle, influence le *physique*, c'est-à-dire la moelle elle-même. Inversement, d'ailleurs, une sensation des organes génitaux pourra se transmettre au cerveau par la substance grise de la moelle, y faire naître un désir et, par suite, l'érection. De ceci résulte un fait capital, c'est que si la moelle peut sans le cerveau, celui-ci ne peut rien sans elle.

Quoi qu'il en soit, l'érection s'étant produite, une sensation des organes génitaux : attouchement, frottement, coït, suffit à l'éjaculation.

Les organes que nous venons de décrire et leurs fonctions, endormis jusqu'à la puberté, s'éveillent alors tout à coup, faisant naître en nous un besoin nouveau et impérieux, celui de la *reproduction* qui engendre l'amour (1). Sous l'influence de cette fonction nouvelle, le physique se transforme comme le moral. La barbe apparaît, le pubis se couvre de poils, la voix mue, les envies d'uriner augmentent en même temps que les testicules deviennent pesants et quelquefois douloureux. Avant ou en même temps que ces phénomènes, le jeune homme éprouve une sensation de malaise et un sentiment d'inquiétude et de tristesse. Puis arrivent les rêves érotiques et enfin des désirs dont la non satisfaction normale peut entraîner la masturbation ou des idées mystiques, quelquefois des aberrations du sens génésique (Malescot).

Heureusement, la nature vient au secours du continent en rejetant le trop-plein des vésicules séminales par des *pollutions nocturnes*, d'autant plus fréquentes qu'il est plus vigoureux. Ces pollutions, *absolument normales*, sont un soulagement pour le sujet qui se sent le lendemain plus dispos de corps et d'esprit.

Elles s'expliquent parce que, pendant le sommeil, le cerveau perdant son rôle modérateur des réflexes de la moelle, celle-ci répond à la plus légère sollicitation de son centre génital. Aussi suffit-il, alors, pour provoquer l'érection et l'éjaculation, de l'excitation la plus légère et, en particulier, de celle produite par la distension des vésicules séminales sur les nerfs qui s'y rendent.

(1) Voy. Dav. Richard, *Histoire de la génération chez l'homme et chez la femme*. 2ᵉ édition, Paris, 1889.

Les hommes très ardents, nerveux, impressionnables, privés de rapports sexuels depuis longtemps, peuvent, à la suite d'une idée, d'une lecture lascive, du contact d'une femme, d'une impression, d'une émotion même tout à fait étrangère à l'autre sexe, avoir une éjaculation. Je sais, pour ma part, tel médecin des plus distingués, auquel pareil accident est plus d'une fois arrivé dans l'ardeur des concours. De cet accident qui ne lui enlevait rien de sa puissance physique ou intellectuelle, il ne s'inquiétait guère. C'est, qu'en effet, il est passager et physiologique comme les pollutions nocturnes dont j'ai parlé tout à l'heure.

Une cause de grave inquiétude pour les continents, ce sont les quelques gouttes de sperme qu'ils expulsent pendant la défécation quand ils sont constipés. C'est là, cependant, une conséquence tout à fait normale de la contraction du releveur de l'anus. Celui-ci, sous l'influence des efforts, soulève le sphincter anal et la partie correspondante du rectum en comprimant le bol fécal sur les vésicules séminales dont il exprime le contenu. Le liquide ainsi rendu est parfois projeté en deux ou trois jets avec une certaine jouissance. Ce liquide diffère de celui des pollutions précédentes. qui est du sperme complet, en ce qu'il n'en a pas l'odeur. Ce liquide, gris-clair, non visqueux, contient peu de spermatozoaires, mais beaucoup de cylindres muqueux qui en renferment quelques-uns ainsi que des cellules prismatiques du vérumontanum.

Une autre spermatorrhée normale des continents est celle qui se produit pendant la miction. Elle résulte de l'accumulation et de l'agglutination des spermatozoaires dans le mucus de la portion membraneuse.

Aussi, en examinant les filaments de ce mucus, rendus avec l'urine, peut-on juger de la durée de l'abstinence par le nombre de spermatozoaires qu'ils contiennent.

Quand l'abstinence se prolonge, sans pollutions nocturnes, le malade rend quelquefois au début, mais beaucoup plus souvent à la fin de la miction, du sperme mélangé aux dernières gouttes d'urine. Celles-ci n'ont pas la couleur du sperme, mais sont grisâtres parce qu'elles ne renferment ni liquide prostatique, ni liquide bulbo-uréthral. L'expulsion de cette petite quantité de sperme résulte de la contraction des muscles qui compriment les vésicules séminales en chassant les dernières gouttes d'urine.

Il me reste à parler de la *spermatorrhée pathologique*. J'en écarterai le tableau effrayant qu'en ont peint Lallemand (1) et ses disciples. Car, comme le dit si justement Malécot, rien de plus extraordinairement rare, pour ne pas dire de plus faux, que cette spermatorrhée de Lallemand et de ceux qui l'adoptent encore.

A en croire ces auteurs, les pollutions nocturnes, d'abord éloignées, se rapprocheraient bientôt pour se répéter chaque nuit, accompagnées de cauchemars effrayants et d'un vague du cerveau annihilant toute aptitude au travail. Elles se compliqueraient bientôt de pollutions diurnes suivant la moindre émotion, le plus léger ébranlement physique et enfin d'émission de sperme pendant la miction. L'urine contiendrait des granulations molles, semblables à des grains de semoule, des corpuscules brillants et des spermatozoaires arrêtés dans leur développement.

(1) Lallemand, *Des pertes séminales involontaires*. Paris, 1836-1842.

Ces pertes troubleraient les fonctions digestives et finiraient par les annihiler, d'où amaigrissement du spermatorrhéique qui, perdant son énergie physique et morale, deviendrait impuissant, vertigineux, triste, pour finir par la folie.

Or, si laissant de côté les troubles de la nutrition, de la motilité ou de l'intelligence, nous examinons les granulations contenues dans l'urine et regardées comme signe de spermatorrhée, nous voyons qu'elles sont constituées par des agrégats de cellules épithéliales et purulentes et que les corpuscules brillants sont constitués par des cristaux aciculaires de phosphate de chaux. Quant aux spermatozoaires, ne subissant jamais d'arrêt de développement, ils se produisent ou ne se produisent pas, en sorte que tout corps n'en ayant ni l'aspect, ni la forme n'en est pas un.

Loin d'être l'effet de la spermatorrhée, les troubles et les lésions nerveuses en sont plutôt la cause. Ne voyons-nous pas au début de l'ataxie locomotrice, de l'aliénation mentale, de la paralysie générale, des malades être pris d'une véritable fureur génésique. Les hystériques, les épileptiques, certains idiots ne se livrent-ils pas avec frénésie à la masturbation ? N'at-on pas vu, d'autre part, des phénomènes d'éréthisme terminés par le spasme cynique chez des enfants atteints de méningite ? des contusions cérébrales, chez l'homme et le cheval, être suivies d'éjaculation et même d'atrophie du testicule. Qui ne sait enfin que chez les pendus, dont la bulbe et la moelle sont distendus, il y a érection et même éjaculation.

Il existe enfin une spermatorrhée *imaginaire*, et c'est certainement la plus fréquente (Malécot). Parmi ceux qui s'en plaignent, les uns ont une goutte filante le matin, plus ou moins blanche ou opaline, qu'ils prennent pour du sperme ; les autres, conservant, comme les précédents, un reste de blennorrhagie, rendent, dans leur urine, des fils plus ou moins longs, plus ou moins minces et striés, avec ou sans renflement à leur extrémité, qu'ils prennent pour des agglomérations d'animalcules spermatiques. Si leur urine est troublée dans sa masse ou dans ses dernières gouttes, ils l'attribuent encore au sperme, hypothèse d'autant plus fausse qu'aucun signe physique ne peut révéler la présence du sperme à l'œil privé de microscope et que toutes ces productions sont constituées par du pus enveloppé de mucus et roulé par l'urine ou provenant des glandules de l'urèthre.

En interrogeant ces malades, on arrive de suite à reconnaître qu'ils en sont venus, à force de s'examiner, à se croire affectés des symptômes dont ils ont lu la description dans certains livres.

La description précédente, absolument vraie, ne signifie pas que les spermatorrhées normales, celle en particulier caractérisée par les pollutions nocturnes des adolescents, ne doivent pas être surveillées. Par trop répétées, surtout chez les prédisposés par une incontinence nocturne de l'enfance, elles peuvent beaucoup fatiguer.

Le remède, facile à trouver, puisque c'est le coït, est d'une application délicate, car il se complique d'une grave question morale : Peut-on, doit-on conseiller les rapprochements sexuels, avec leurs dangers, à un jeune homme à peine sorti de l'adolescence ? Poser la question étant, ce me semble, la résoudre, le rôle du médecin devra se borner à constater l'état de nervosisme ou de faiblesse de l'individu, à se reporter à ce que nous avons dit des relations existant entre la moelle, le cerveau et les organes génitaux ; à maintenir ou à rétablir une harmonie parfaite dans leurs rapports et à rechercher enfin s'il n'existe pas localement dans l'un d'eux une lésion susceptible justement de troubler cette harmonie.

Contre le nervosisme, on administrera le bromure de potassium, en commençant par 2 grammes pour aller jusqu'à 3 et 4 grammes le soir en se couchant, dans du lait, de l'eau sucrée, du sirop de fleurs d'oranger ou du bouillon au moment du repas. On le continuera, un temps suffisant, en variant les doses et en le suspendant, au besoin, de temps à autre. A ce même névrosé, on fera prendre des bains tièdes de 28 à 30°, plus ou moins prolongés ou des douches en pluie à la même température.

S'il y a atonie, c'est-à-dire flaccidité dans les érections et que les pollutions nocturnes ne soient pas précédées de rêves lascifs et d'éréthisme génital, c'est au fer, au quinquina, à la caféine, à la kola, à la coca, aux bains sulfureux et à l'hydrothérapie froide qu'il faudra s'adresser.

Les préparations ferrugineuses varieront avec le sujet, toutes ne convenant pas au même individu qui devra être tâté à ce sujet. On aura le choix entre le carbonate de fer préparé selon la formule de Vallet :

Sulfate de fer.	0 gr. 10
Carbonate de potasse.	0 gr. 10
Miel.	Q. S.

pour une pilule 1 ou 2 à chacun des trois repas.

Le protochlorure de fer, 0,20 centigrammes par pilule, administré aux mêmes doses.

Le citrate de fer ammoniacal.

> Citrate de fer ammoniacal . . . .   7 gr. 50
> Eau distillée de menthe . . . .   10 gr.
> Sirop d'écorce d'oranges amères . . . . .   300 gr.

Une cuillerée à bouche matin et soir.

Le tartrate ferrico-potassique qui pourra remplacer le citrate dans la formule précédente.

Les sirops se digérant quelquefois mal, on pourra donner le citrate ou le tartrate en pilules, seuls ou associés à l'extrait de quinquina.

> Citrate ou tartrate de fer . . . .   0 gr. 20
> Extrait de réglisse . . . .   Q. S.

pour une pilule, en faire la quantité voulue dont on prendra 1 ou 2 à chacun des trois repas.

Si le fer n'est pas supporté, on aura recours au quinquina en vin ou en pilules.

> Extrait mou de quinquina. . . . .   0 gr. 20
> Poudre.   Q. S.

pour une pilule. 1, 2 ou 3 à chaque repas.

Le vin de quinquina pourra être remplacé par celui à la kola ou à la coca.

Dans les cas d'abattement complet, on n'hésitera pas à recourir au citrate de caféine en granules de 1 centigramme, dont on donnera cinq à dix et même vingt par jour ou en cachets de 15 centigrammes, trois à quatre dans le même temps.

Les bains sulfureux seront réservés pour l'hiver,

l'hydrothérapie étant gardée pour l'été. D'une température de 32°, les bains sulfureux ne seront pas prolongés au delà de vingt minutes. Quant à l'hydrothérapie, c'est en douches froides et courtes, suivies de frictions énergiques, qu'on devra l'administrer. Si le sujet est tombé dans l'hypocondrie, la douche écossaise, plus excitante, sera préférable.

Les spermatorrhées consécutives aux excès de masturbation ou de coït, aux vieilles blennorhagies et à toutes les excitations des organes génitaux peuvent, jusqu'à un certain point, être entretenues par une irritation de la partie profonde de l'urèthre. C'est alors qu'il faut compléter la médication précédente en la cautérisant.

Cette cautérisation s'effectue avec le nitrate d'argent solide ou dissous. L'action du nitrate solide est brutale aussi bien à cause de ses propriétés intrinsèques que de l'appareil instrumental qu'il exige. Cet appareil, appelé *porte-caustique*, diffère de forme avec son inventeur. Celui de Mercier, qui permet d'agir avec précision, doit être préféré.

La cautérisation dont nous venons de parler, ordinairement suivie d'une vive douleur, se complique souvent de difficultés de la miction, d'hématurie plus ou moins abondante et quelquefois de rétention d'urine complète.

Avec le nitrate d'argent dissous, les choses se passent plus simplement, l'opération consistant à injecter, avec l'instillateur, dans l'urèthre profond, une solution dont l'énergie varie avec la concentration et la quantité des gouttes injectées. Cette opération peut être répétée souvent, car, avec elle, ni rétention d'urine, ni orchite à craindre. De la douleur en urinant, quelques gouttes de sang à la fin de la miction quand les solutions sont concentrées, voilà tout.

Le traitement que nous venons d'exposer, judicieusement appliqué, suffit ordinairement, quoiqu'on y ait ajouté des médicaments dont l'action est, pour le moins, douteuse. La strychnine, qui augmente le pouvoir excito-moteur de la moelle, se donne sous forme de poudre de noix vomique, un ou deux cachets de 5 centigrammes; de gouttes amères de Baumé, 3 à 6 gouttes deux fois par jour; en teinture, deux fois, 5 à 10 gouttes; en extrait, par pilules de 25 milligrammes, quatre à six.

On peut enfin administrer le sulfate de strychnine en sirop. 20 grammes de cette préparation en contiennent 5 milligrammes. On commence par une cuillerée à café, pour terminer par une cuillerée à bouche. Le sirop peut être remplacé par des granules de 1 milligramme, 5 à 10. La strychnine a été administrée en injections sous-cutanées, en se servant de la formule suivante :

Sulfate de strychnine . . . .   0 gr 05
Eau distillée . . . . , ...   20 gr.

Chaque gramme contient 2 milligrammes 1/2 de sulfate de strychnine. On commence par 4 gouttes pour progresser jusqu'à 20.

On a aussi employé, dans le même but, le seigle ergoté pulvérisé, en cachets ou en pilules de 10 à 15 centigrammes, dont on prend 1 à 6 par jour.

Enfin, dans certains cas, il peut être utile de se se servir de l'avertisseur électrique de Minière. C'est une sorte d'anneau communiquant par des fils avec une pile munie d'un timbre. On l'adapte à la verge pendant la nuit, et, dès qu'une érection arrive, le courant passe et fait sonner le timbre qui réveille le sujet, avant l'éjaculation.

II. — Hémospermie, Aspermatisme, Dyspermatisme et Prospermatisme

Je crois devoir ajouter quelques mots sur certains phénomènes se produisant pendant le coït et qui sont, pour le sujet, un motif de préoccupation, d'inquiétude et de crainte.

Telle est l'*hémospermie* ou éjaculation sanglante. Celle-ci est normale ou pathologique. Dans ce dernier cas, elle résulte le plus souvent d'une inflammation de la partie profonde de l'urèthre, de la prostate, des vésicules séminales, voire même des canaux déférents et des testicules. Mais les vésicules séminales paraissent en être de beaucoup la source la plus fréquente. La tuberculose urinaire se complique rarement d'hémospermie qu'on observe, au contraire, quelquefois dans les cas de néoplasmes vésicaux.

D'autre part, on conçoit que le masturbateur ou celui qui abuse du coït et vide incessamment ses vésicules séminales sans leur laisser le temps de se remplir puisse voir son sperme se colorer de sang provenant de la congestion engendrée par ses manœuvres.

Opposée à cette hémospermie pathologique, il en existe une autre, d'autant plus curieuse qu'elle se voit chez des individus dont les organes génitaux sont normaux et qui n'en font pas abus. Elle s'observe, en effet, chez les continents, surtout après cinquante ans. Ces sujets sont tout étonnés et souvent tout effrayés de voir rougi de sang le sperme du premier coït ou de la première pollution consécutif à une longue continence. Ce sperme sanguinolent est éjaculé avec ou sans douleur et reprend, d'ailleurs, sa couleur normale aux coïts suivants, pourvu qu'ils se répètent sans excès. Cette hémospermie est donc normale et c'est à tort, par conséquent, qu'elle effraie ceux qui en ont été l'objet.

Dans l'hémospermie normale, le sang est plus ou moins abondant, mais toujours mélangé intimement au sperme; contrairement à celui de l'hémospermie pathologique qui marbre seulement de stries le liquide éjaculé.

Contre l'hémospermie normale, le coït régulièrement pratiqué est le seul remède. Contre l'autre, il est plutôt nuisible puisqu'il irrite les organes génitaux enflammés. C'est à tous les moyens que nous avons décrits en traitant des inflammations du fond de l'urèthre qu'il faudra recourir pour la guérir : cautérisations membrano-prostatiques modérées, suppositoires belladonés, bains, tisanes émollientes, lait.

L'éjaculation immédiatement consécutive à une continence prolongée peut être douloureuse sans rejeter pour cela un sperme souillé de sang, ce qui ne la rend pas moins digne d'intérêt. Cette douleur, désignée par Reliquet sous le nom bien trouvé de *colique spermatique*, peut être due à des *sympexions*, corps azotés de 1 à 5 millimètres de diamètre qui se sont formés dans la vésicule séminale et ont été rejetés avec le sperme. Dans d'autres cas, c'est le sperme lui-même trop épais et aggloméré en grumeaux par du mucus qui produit la douleur en sortant de la vésicule. Le traitement, ici encore, est le coït. Si, cependant, il persistait, en dépit de son accomplissement régulier, une gêne quelconque au moment de l'éjaculation, il faudrait, une sonde étant dans l'urèthre et l'index dans le rectum, comprimer entre l'un et l'autre les vésicules séminales pour en exprimer les productions qui les obstruent.

On conçoit que les produits dont nous venons de parler puissent causer non seulement de la douleur, mais s'opposer invinciblement à l'éjaculation. Dans ce cas, il y a *aspermatisme*, dont le remède est l'expression des vésicules séminales telle que nous venons de la décrire.

L'aspermatisme est plus souvent un résultat des progrès de l'âge. Chez le vieillard, il n'est pas rare, en effet, que les vésicules séminales s'atrophient ou qu'elles soient entourées d'un tissu fibreux épais qui les comprime et les oblitère. Dans d'autres cas, cette oblitération est le résultat de dépôts de phosphate de chaux dans la cavité des vésicules. Par contre, les vésicules séminales des vieillards sont énormément dilatées consécutivement à une inflammation chronique ou à une oblitération de l'orifice des canaux éjaculateurs. Dans les deux cas, il y a aspermatisme, les désirs vénériens n'existant plus. Si l'érection persiste encore, elle est plus gênante qu'utile, car elle cesse quand le sujet veut en profiter.

Les troubles de l'éjaculation ne vont pas toujours jusqu'à l'aspermatisme. Dans certains cas, il n'y a que *dyspermatisme*, c'est-à-dire éjaculation lente ou difficile.

Ce dyspermatisme peut être symptomatique (Guelliot); les désirs vénériens et l'érection sont normaux, mais le sperme est lancé sans force ou reflue dans la vessie.

Ce phénomène est le résultat d'une inflammation de la partie profonde de l'urèthre ou de la prostate qui, surtout chez les vieillards, a rétréci ou dévié les canaux éjaculateur. Le même résultat peut suivre des cautérisations trop énergiques.

Dans le dyspermatisme essentiel, il existe un spasme qui s'oppose à la libre expulsion du sperme ou un défaut d'action des muscles concourant à l'éjaculation (Guelliot), en sorte que le sperme peut faire complètement défaut.

Ces phénomènes sont la conséquence d'un trouble fonctionnel du système nerveux. Aussi voit-on les individus qui en souffrent entrer en érection et éjaculer avec une femme, alors qu'ils ne le peuvent pas avec une autre. D'autres, avoir des pollutions nocturnes normales, quoique incapables d'éjaculer avec une femme. Il en est, enfin, qui ne peuvent pratiquer un coït régulier quoiqu'il puissent éjaculer à la suite des manœuvres de la masturbation.

Il faudra contre un pareil état faire en sorte de régulariser les fonctions génératrices. S'il y a spasme, on aura recours au bromure, et contre la paralysie à la noix vomique. Enfin, dans tous les cas, l'hydrothérapie sera indiquée : chaude contre le spasme ; froide contre la paralysie (1).

Il est un dernier trouble de l'éjaculation dont je dois dire quelques mots, c'est le *prospermatisme* ou éjacu-

___

(1) Voy. Emile Duval, *La pratique de l'hydrothérapie*. Paris, 1891, p. 343.

tion précipitée. A peine le malade est-il en érection et a-t-il touché les parties génitales de la femme que le sperme s'échappe inondant les organes génitaux externes.

Cette éjaculation précipitée peut être la conséquence du trop-plein des vésicules sénimales chez un individu jeune, timide, se livrant rarement au coït. L'usage de la chose en sera le meilleur remède. Dans d'autres circonstances, le prospermatisme est évidemment la conséquence d'une inflammation des vésicules, des canaux éjaculateurs du fond de l'urèthre qui répondent dès lors trop vite à l'excitation. Contre un pareil état, les bains, les cataplasmes rectaux, les petits lavements d'eau de guimauve très épaisse qu'on gardera, les cautérisations légères de la partie profonde de l'urèthre constitueront le remède.

Le même phénomène peut se produire à la suite d'un désir ardent longtemps contenu et enfin satisfait, ou chez les individus nerveux, auxquels on pourrait administrer un peu de bromure et l'hydrothérapie chaude.

III. — Impuissance

L'impuissance est l'impossibilité de pratiquer le coït, c'est-à-dire d'entrer en érection et d'éjaculer.

Pour l'accomplissement régulier de ces deux fonctions, l'intégrité des organes génitaux est nécessaire et l'absence ou la simple imperfection de l'un d'entre eux pourra produire l'impuissance.

Quand il y a absence congénitale de la verge, comme on l'a vu dans quelques cas très rares (1), il

(1) Voyez *Nouveau Dictionnaire de médecine et de chirurgie pratiques*. Paris, 1878, t. XXVI, p. 479. Art. *Pénis*.

est évident que le coït est impraticable. Il en est de même quand cet organe est réduit à un mamelon insignifiant. Les désirs vénériens peuvent d'ailleurs persister, si les testicules sont sains. C'est ce que l'on a vu chez certains individus, dont la verge, réduite au volume d'un manche de porte-plume, pouvait cependant être introduite dans les organes génitaux. Une verge, si mince soit-elle, pourvu qu'elle atteigne une longueur suffisante sera, en effet, plus utile pour le coït qu'une verge de volume normal, mais déviée de son axe; d'autant plus que cette dernière ne peut être ordinairement redressée, tandis que, par l'exercice. la première arrive souvent à son développement complet.

Dans certain cas, l'homme est vigoureux, les testicules sont sains, et la verge bien conformée n'entre pas en érection par suite d'adhérence intime entre le prépuce et le gland, réunis par une véritable symphyse. C'est là, pour moi, une cause d'impuissance incontestable dont j'ai vu et dont on cite des exemples.

L'absence des testicules est une cause d'impuissance, puisque, dans ce cas, l'élément excitateur, le spermatozoaire n'existant pas, il n'y a ni érection ni éjaculation. Cependant, il faut distinguer suivant que cette absence est congénitale ou acquise.

Si l'absence des testicules est congénitale, il y a impuissance complète : non seulement pas d'éjaculation bien entendu, mais pas d'érection. Il en est de même quand la privation des testicules a eu lieu dès l'enfance.

Mais, quand le sujet n'a été privé de ses testicules qu'après l'âge de la puberté, il n'élabore certes plus, du moins au bout d'un certain temps, qu'un sperme insignifiant comme qualité et comme quantité, mais il peut encore entrer en érection comme les eunuques dont parle Juvénal qui satisfaisaient les femmes romaines sans les risques de la maternité.

Les testicules peuvent manquer congénitalement et qu'il y ait cependant érection, mais non éjaculation, quand les canaux déférents persistent.

Dans le testicule syphilitique et tuberculeux, il y a la plupart du temps persistance de l'érection de l'éjaculation et même de la fécondation.

En dehors des affections de la verge ou des testicules, celles de tous les organes génitaux pourront entraver l'érection et l'éjaculation : les indurations de la verge en gênant l'érection, les lésions de la prostate en nuisant à l'accumulation du sperme, celle des vésicules séminales, des testicules en livrant un sperme pathologique ayant perdu ses propriétés excitantes.

De même, un sang anémié, vicié, pourra être impropre à procurer au cerveau, à la moelle, au nerf ganglionnaire et aux corps caverneux et spongieux l'excitation nécessaire à l'érection.

Il en sera de même de certains états du sang contenant en excès des substances qui troublent ses facultés excitantes, comme l'acide urique et l'oxalate de chaux (1). Il est curieux, en effet, de voir certains hommes très bien constitués et doués d'une force physique supérieure à la moyenne dont la diathèse urique ou oxalique puisse seule expliquer l'impuissance.

Les maladies de l'encéphale et de la moelle sont, on le comprend, en s'en rapportant à ce que nous avons dit de leur rôle dans la production de l'érection

(1) Voy. Félix Roubaud, *Traité de l'impuissance et de la stérilité chez l'homme et chez la femme.* Paris, 1876.

et de l'éjaculation, des causes fréquentes d'impuissance. On conçoit, en effet, que le cerveau, centre des affections émotives, une fois malade, ne les perçoive plus qu'imparfaitement et par conséquent ne donne plus lieu à l'érection. De même, quand la moelle malade ne peut plus les conduire. Mais la période de collapsus est souvent ici précédée par une période d'excitation pendant laquelle, comme dans la paralysie générale et l'ataxie surtout les malades se livrent avec frénésie au coït. Les lésions du plexus sacré, en empêchant les organes génitaux de communiquer avec les centres nerveux ou en les privant de leur sensibilité, sont encore cause d'impuissance.

En dehors des lésions des centres nerveux, il existe des troubles fonctionnels qui rendent l'individu impuissant : la timidité ou une passion ardente. Certains sont puissants vis-à-vis d'une femme, impuissants vis à vis d'une autre. Il est, d'autre part, des sujets froids qui n'ont pas de passions. D'autres sont fatigués par les excès, le travail, quoique les occupations intellectuelles soient souvent un excitant du sens génésique.

Il est des médicaments qui procurent l'impuissance : l'iodure, l'arsenic, sont dans ce cas, quand ils sont longtemps prolongés, quoique l'iodure doive être donné copieusement contre le testicule syphilitique. Le plomb, l'antimoine, le haschisch sont dans le même cas. Il en est encore ainsi du bromure de potassium, du sulfure de carbone, de l'opium, du diabète, de l'asphyxie par l'oxyde de carbone, de l'onanisme, de la spermatorrhée.

Le traitement de l'impuissance dépend de la cause qui l'a produite. S'il y a syphilis, il faut administrer copieusement l'iodure de potassium et le mercure. S'il existe une lésion des nerfs, il faut essayer la noix vomique, le phosphore, l'huile phosphorée en capsules de 1 milligramme, 3 à 4 par jour, l'acide phosphorique, 20 à 30 gouttes plusieurs fois par jour dans un verre d'eau sucrée, la flagellation, les cataplasmes sinapisés sur la colonne vertébrale et même la verge qu'on retire aussitôt qu'ils piquent, les douches et le repos, les bains sulfureux ou de mer, la galvano-puncture; appliquant le pôle négatif sur une partie quelconque et l'aiguille positive sur le périnée, la base de la verge, le scrotum, les corps caverneux. On donnera des secousses d'abord légères, puis d'autant plus énergiques que l'impuissance est plus ancienne.

Dans l'impuissance par ataxie et par affection nerveuse, en général, on aura recours à la suspension.

Les préparations cantharidées ne doivent être prescrites et prises contre l'impuissance qu'avec prudence; elles n'agissent, d'ailleurs, que par leur action excitante sur l'appareil urinaire. On peut donner une cuillerée à café, puis à dessert du sirop suivant :

Teinture de cantharides............	5 gr.
Sirop simple	200 gr.

Comme type de préparation aphrodisiaque cantharidienne, nous avons le baume de Gilead de Salomon.

Cardamone	30 gr.
Cannelle.....................	30 gr.
Baume de la Mecque.	2 gr.
Teinture de cantharides.	1 gr.
Alcool à 21°..................	100 gr.
Sucre	250 gr.

Une cuillerée à café dans du vin généreux.

La strychnine dont l'administration doit être prudente aussi est cependant moins dangereuse et plus efficace :

Strychnine pure . . . . 15 centigr.

pour 36 pilules : 3 par jour.

On peut doubler la dose pour le même nombre de pilules à prendre aussi 3 par jour.

S'il y a érection sans éjaculation, aspermatisme, état spasmodique.

Assa fœtida . . . . 1 gr.
Castoreum. . . . . 1 gr.
Extrait gommeux d'opium . . . . 0 gr. 50
— ciguë. . . . . 0 gr. 50

15 à 20 pilules : 4 le matin.

Bains, bromure, morphine en injection.

S'il y a oblitérations de l'épididyme, par suite d'orchite, sangsues, frictions mercurielles.

Si c'est l'âge, on fera des frictions sèches, on conseillera l'hydrothérapie écossaise et la société des femmes ; et on cessera les travaux intellectuels, si c'est par suite de leur excès que le malade est devenu impuissant.

Enfin, si on soupçonne le malade d'être impuissant par défiance de lui-même, on lui affirmera qu'il est guéri et doit se présenter sans crainte.

Quelques heures avant une rencontre, il faudra donner par cuillerées à dessert à une heure ou demi-heure d'intervalle la potion suivante :

Eau de menthe . . . . 60 gr.
Sirop simple. . . . . , ... 30 gr.
Teinture de vanille. . . . . 4 gr.
Teinture de cantharides . . . . 4 à 20 gout.

Si le système nerveux est affaissé, il faut ajouter 4 à 10 gouttes de teinture de noix vomique.

CHAPITRE IX

MALADIES ENGENDRÉES PAR CELLES DES VOIES URINAIRES OU LIÉES AVEC ELLES

Dans ce chapitre, nous passerons en revue :

1° Les *tumeurs hypertrophiques des organes génitaux de l'homme et de la femme ou végétations ;* 2° La *balano-posthite ;* 3° Le *phimosis, dilatation, circoncision ;* 4° L'*oblitération du prépuce ;* 5° Le *paraphimosis ;* 6° L'*orchite ;* 7° L'*hydrocèle ;* 8° La *varicocèle ;* 9° Le *vaginisme.*

I. — Tumeurs hypertrophiques des organes génitaux de l'homme et de la femme, végétations

Ces tumeurs se présentent sous diverses formes ayant toutes pour origine une hypertrophie de la muqueuse du derme. Le plus souvent, ce sont des *végétations* constituées par des papilles qui s'allongent sous forme de houppes, de crêtes de coq, de choux-fleur très vasculaires atteignant parfois un volume énorme et aussi communes chez l'homme que chez la femme. Chez le premier, elles occupent le sillon balano-préputial et le gland ; chez la femme, les grandes et les petites lèvres, la fourchette, la marge de l'anus, le sillon génito-crural.

La seconde sorte de tumeurs hypertrophiques est constituée par le développement des *glandes mucipares* et donne lieu à des polypes muqueux chez la femme, très rares chez l'homme.

Enfin, une troisième espèce de tumeurs, qu'on observe chez la femme seulement, est produite par une *exubérance de la muqueuse* poussée par le derme qui la soulève sous forme de lobules sortant du méat en lui constituant une couronne plus ou moins complète de couleur lie de vin.

Contre les végétations, on a réussi avec la magnésie calcinée donnée à l'intérieur, à la dose de 50 centigrammes chaque matin.

La plupart du temps, toutefois, ce médicament ne guérissant pas, il faut les attaquer directement. On peut réussir à les détruire en les saupoudrant avec une poudre à parties égales de sabine, d'oxyde de fer et d'alun calciné. Cette poudre dessèche les végétations, qu'il suffit de gratter chaque jour pour les faire tomber. On peut encore les cautériser avec l'acide nitrique monohydraté ou le nitrate acide de mercure. Mais, il faut bien le dire, ces divers moyens restent souvent impuissants contre la ténacité de ces productions qu'on doit, après un badigeonnage à la cocaïne, enlever d'un coup de ciseaux en entaillant la muqueuse elle-même. Le sang est arrêté par de l'amadou et, au besoin, une cautérisation au nitrate d'argent. Le thermo et le galvano-cautère sont aussi efficaces, surtout quand les végétations sont disséminées et peu exubérantes. Il suffit alors de les toucher avec la pointe d'un de ces deux instruments pour les détruire. A défaut de ces instruments, on peut déposer sur les végétations une très légère couche de pâte de Vienne qu'on ne laisse en place qu'une minute ou deux et qu'on lave ensuite bien exactement avec de l'eau vinaigrée.

Les végétations de la grossesse ne doivent être traitées que par la propreté, car elles disparaissent avec elle. Si, comme il arrive quelquefois, elles persistaient, on les traiterait comme les précédentes.

Pour enlever les polypes muqueux, il n'y a que la ligature ou l'excision suivie de la cautérisation au thermo-cautère.

L'exubérance de la muqueuse sera excisée avec des ciseaux courbes et la plaie cautérisée avec le thermo-cautère au rouge sombre. Souvent même quelques attouchements avec ce dernier suffiront à lui faire reprendre son état normal sans qu'un rétrécissement consécutif soit à craindre.

II. — Balano-posthite

On désigne ainsi l'inflammation de la muqueuse du gland et de celle de la face interne du prépuce.

Si l'affection est légère, l'eau blanche, en lavages et en injections sous le prépuce, suffit. Quand elle est tant soit peu intense, c'est aux solutions de nitrate d'argent qu'il faut recourir. Si le malade décalotte, on trempe un pinceau dans une solution de cette substance au 1/5, on l'essorre; puis, le prépuce étant tiré en arrière, on badigeonne toutes les surfaces malades. Quinze secondes après, on neutralise le nitrate en excès par un lavage avec une solution d'eau saturée de chlorure de sodium. Le prépuce est alors ramené sur le gland recouvert d'une mince couche d'ouate ou de tarlatane fine boriquée.

Quand le malade ne décalotte pas, on se sert d'une solution au 1/25 de la manière suivante. Un fragment de sonde à bout coupé, 12 à 15 Charrière, étant poussé par l'orifice du prépuce, jusqu'au sillon balanique, on y adapte une seringue à injection ordinaire pleine de la solution qu'on injecte et dont on neutralise l'excès par un lavage à l'eau salée.

Deux ou trois badigeonnages ou injections à 24 heures de distance, aidées dans l'intervalle par quelques lotions d'eau boriquée à 3/100, suffisent à guérir, d'une manière certaine, les balano-posthites simples ou blennorrhagiques.

La balano-posthite chancreuse simple, si l'inflammation est modérée, doit encore être traitée par une solution de nitrate d'argent au 1/50 seulement. Mais, quand elle menace de devenir gangréneuse, il faut, sans hésiter, débrider ou mieux circoncire; car, si la gangrène annihile la virulence des produits chancreux, elle détruit aussi les tissus : gland et corps caverneux.

Avec le chancre induré, la complication précédente est moins à craindre. Seulement, ce n'est plus au nitrate d'argent, mais aux lavages et injections avec des liquides émollients : décoction de racine de guimauve, infusion de sureau tièdes, aidées du traitement général, qu'on aura recours. La guérison sera généralement facile. Du reste, si des complications exigent le débridement ou la circoncision, ces opérations seront bien moins redoutables qu'avec le chancre simple.

Si la balano-posthite est causée par l'herpès, le mercure devra être remplacé par l'arsenic : liqueur de Fowler 5 à 8 gouttes matin et soir et les émollients, par des lavages, des injections ou des pommades légèrement sulfureuses : polysulfure de potassium 1 gramme, eau distillée 150 grammes ou mieux soufre précipité 0,25 centigrammes, eau distillée 150 grammes ou soufre précipité 0,25 centigrammes, vaseline 15 grammes. Ici, la circoncision n'offrira aucune difficulté.

Contre la balano-posthite diabétique, pas d'opération, à moins qu'il n'y ait plus, depuis longtemps, de sucre dans l'urine. Traitement général et lavages ou injections sous-préputiales à l'eau saturée de borate de soude.

III. — Phimosis. — Dilatation. — Circoncision

Le phimosis *congénital* ou atrésie du prépuce ne résulte pas de l'étroitesse de la peau du prépuce; mais d'un resserrement de la muqueuse situé à quelques millimètres du limbe préputial. Aussi, pour le détruire, la muqueuse seule doit être élargie, résultat qu'on obtient avec la plus grande facilité, par la *dilatation*.

Pour la pratiquer, rien de plus facile, d'ailleurs. L'opérateur saisit, sur le côté, le limbe du prépuce, peau et muqueuse, entre le pouce et l'index gauches et l'attire en avant et en dehors pendant qu'un aide en fait autant du côté opposé. De la main droite, il pousse alors par son orifice et jusqu'au repli balano-préputial les branches d'un dilatateur trachéal à *deux branches* qu'il écarte latéralement et recommence aussitôt la même manœuvre perpendiculairement à la première; c'est-à-dire de haut en bas. Le prépuce est alors tiré en arrière, le gland découvert et les adhérences exactement détruites avec la sonde cannelée, jusqu'au repli balanique. Pour terminer, on enduit les parties de vaseline boriquée et on ramène le prépuce sur le gland. Cette dernière manœuvre : découvrir, enduire et recouvrir le gland devra être répétée chaque jour, pendant huit jours, par le chirurgien lui-même.

C'est là une excellente opération aussi efficace que peu douloureuse et facile à pratiquer, depuis la naissance jusqu'à quinze et vingt ans. La seule précaution est de ne pas introduire les branches dilatatrices dans l'urèthre et le divulser.

Cependant, si le prépuce épais, induré, à limbe fongueux, sillonné de ragades, recouvre une balano-posthite, le *débridement* ou la *circoncision* peuvent s'imposer. Il est prudent de ne pas pratiquer la seconde avant l'âge de quatre ou cinq ans.

Le procédé le plus expéditif, le plus simple, le plus sûr, car l'hémorrhagie n'est pas à craindre, est le *débridement*. Le prépuce étant allongé, comme pour la dilatation, par le chirurgien et son aide, un bistouri aigu, la pointe recouverte d'une boulette de cire, est poussé sur le dos du gland jusqu'au fond du prépuce. On retourne à ce moment le tranchant en haut et on abaisse le manche en transfixant le prépuce qu'on coupe en sciant. La muqueuse n'étant généralement pas incisée au même niveau que la peau, on l'achève avec des ciseaux. Il ne reste qu'à bien affronter la peau et la muqueuse qu'on maintient bord à bord par un grand nombre de serre-fines.

L'inconvénient de ce procédé est qu'après la cicatrisation, le prépuce qui n'a pas été enlevé se boursoufle, s'œdématie et prend un aspect disgracieux, mais cette difformité disparaît à la longue, en sorte que dans la suite on n'en voit plus trace.

Un procédé très simple, applicable surtout aux enfants, exempt de l'inconvénient précédent, à portée d'une main peu exercée, est le suivant, inventé par les Arabes.

Le prépuce est tendu par un aide, pendant que l'opérateur, refoulant exactement le gland, pose avec une ficelle une ligature exactement en avant de lui. Une ligature identique est placée à quelques millimètres en avant de la première et le prépuce sectionné entre les deux.

En dépit des précautions prises, ici comme, d'ailleurs, dans tous les procédés, on coupe plus de peau que de muqueuse. Aussi, pour pouvoir réunir l'une à l'autre, faut-il fendre avec des ciseaux sur le dos du gland et jusqu'à la peau la partie de muqueuse exubérante ou bien encore en exciser un anneau, et, dans les deux cas, la rabattre vers la peau.

Quand le frein trop court tire la verge en bas, il faut l'inciser longitudinalement, en rasant le gland avec des ciseaux ou un bistouri et suturer la plaie.

Si la peau et la muqueuse sont en coaptation parfaite, inutile de les réunir. Dans le cas contraire, on les maintiendra au contact soit avec des serre-fines, soit par des sutures. Les premières, préférables, selon moi, doivent être aussi nombreuses que possible et s'avancer loin du bord de section. On les surveillera à cause de l'œdème qu'elle produisent, et 8 à 12 heures après l'opération, on pourra enlever les premières, les autres l'étant au bout de 24. Avec les serre-fines, je conseille comme pansement d'envelopper la verge avec des compresses d'eau blanche, fréquemment renouvelées. Si on se décide pour les sutures, on les fera avec du catgut très fin, qu'on abandonnera dans la plaie.

Plusieurs accidents sont à redouter. L'hémorrhagie, d'abord quelquefois secondaire et très grave chez les enfants. Pour l'éviter, avant de rabattre la muqueuse, on attendra quelques minutes, les artères pouvant être tout d'abord contractées. Si elles donnent, on les liera avec du catgut double zéro.

Un second accident est l'œdème dû aux serre-fines qui est peu grave. Une autre sorte d'œdème, chez les enfants, envahit quelquefois la verge entière au bout de quelques jours produisant un gonflement énorme, mais passager et plus effrayant que sérieux.

Enfin, la circoncision, chez l'enfant, peut être suivie de rétention d'urine qui n'est presque jamais durable et cède spontanément à des compresses ou à des lavements froids.

La circoncision ne doit pas être faite sans chloroforme, surtout chez l'enfant dont le pénis est extrêmement sensible. Enfin, on aura soin de ne pas trop enlever de tissus, la couronnne du gland devant rester couverte après une opération parfaite. A ce point de vue, l'exubérance constante de la muqueuse sur la peau est une garantie.

IV. — Oblitération du prépuce

L'oblitération du prépuce ne demande qu'un coup de bistouri ou de ciseau. On le donne sur la membrane oblitérante, parfaitement visible et qu'on fend dans toute sa hauteur.

V. — **Paraphimosis**

Ou désigne ainsi l'étranglement du gland par un prépuce trop étroit pour être ramené en avant après avoir été attiré en arrière.

C'est un accident plus effrayant que grave et pour la guérison duquel les incisions sont inutiles. Chez les enfants surtout, même au bout de huit jours, un paraphimosis est très bien réduit.

Et d'abord, quelle est la situation respective des parties? Une anneau inextensible, formé par le prépuce renversé en arrière, étranglant un organe gonflé, constitué par le gland qui est compressible. Donc, pour faire repasser ce dernier au travers du premier, on le malaxera et on le comprimera, de manière à en diminuer le volume. Ceci fait, avec les trois premiers doigts de chaque main, on accrochera l'anneau préalablement recouvert d'une compresse de gaze iodoformée, pendant qu'avec les pouces on refoulera le gland en arrière.

Si la malaxation et la compression du gland avec les doigts ne suffisaient pas, on pourrait l'entourer et la verge avec lui d'une bande de caoutchouc maintenu un quart d'heure.

Le paraphimosis réduit est recouvert de compresses d'eau blanche.

VI. — **Orchite**

L'orchite est une expression impropre qui sert à désigner non pas l'inflammation du testicule, mais de l'épididyme. Elle se présente sous la forme *aiguë* ou *chronique*. L'*orchite aiguë* est une complication fréquente de la blennorrhagie.

Le premier remède, et le plus simple à employer contre elle, est le repos. Le malade étant couché et, autant que possible, immobile, on place, sur ses cuisses, une planchette mince et légère, entaillée dans son milieu et sur laquelle on fait reposer les bourses qu'elle soulève. Celles-ci sont recouvertes de cataplasmes de farine de graine de lin, de compresses trempées dans de l'eau de guimauve, de sureau tiède ou dans un liquide résolutif (eau blanche) froid.

L'orchite étant toujours accompagnée d'une constipation qui comprime les veines du bassin et entrave la circulation en retour, il faut administrer, dès le début, un purgatif salin qu'on renouvellera plusieurs fois si c'est nécessaire.

Ces moyens simples suffisent aux cas ordinaires. Mais, quand le gonflement est considérable et la douleur intense, d'autres indications s'imposent. Si le gonflement résulte de l'accumulation du liquide dans la tunique vaginale, il faut l'évacuer. Pour cela, le scrotum étant bien lavé, on le pique avec une lancette très propre. L'épaisseur des tissus oblige quelquefois à pénétrer profondément. Dans tous les cas, il est nécessaire d'agrandir l'incision en retirant la lancette. La lancette peut, avec avantage, être remplacée par une fine aiguille aspiratrice qui permet de multiplier les piqûres sans inconvénient.

Cette petite opération suffit, quand elle est justifiée, à faire disparaître le gonflement et la douleur qui l'accompagne. Mais celle-ci peut être aussi la conséquence de la congestion intense des parties qui sont dures, rouges, œdémateuses. Leur dégorgement par une application de 8 à 15 sangsues est alors indiqué. Exactement appliquées sur le trajet du cordon, au-dessus du pli de l'aine, elles ne produiront ni érysipèle, ni phlegmon, comme on les en a accusées.

Contre cette sorte de gonflement et la douleur qui en résulte, on a conseillé la réfrigération. Diday l'obtient avec une vessie de cochon remplie de glace et appliquée plusieurs jours sur le scrotum. Efficace dans certains cas, ce moyen est parfois douloureux au début. Du Castel remplace la glace par le chlorure de méthyle. Un gros tampon de coton bien tassé est imbibé de ce liquide qu'on projette sur lui et appliqué chaque jour matin et soir pendant 25 secondes sur le scrotum.

Plus tard, quand l'orchite décline, la compression ouatée est incontestablement salutaire. Son meilleur mode d'application est celui d'Horand. Il consiste en un vaste suspensoir de toile taillé de telle sorte qu'il peut être rétréci à volonté. Celui-ci, doublé d'une pièce de toile vulcanisée soutient une épaisse couche d'ouate immédiatement appliquée sur les bourses. Ce suspensoir agit en les maintenant très relevées, en les comprimant sans violence et en y provoquant une sudation qui agit à la manière d'un cataplasme. Pour combattre la macération de la peau par la sueur, il est bon, avant l'application du suspensoir, de la saupoudrer de lycopode.

La médication interne consiste à administrer le sulfate de quinine contre la fièvre, s'il y en a. Dans ces derniers temps, on a préconisé le salicylate de soude, 6 grammes par jour. Il semble agir efficacement contre la douleur. L'anémone pulsatile, en teinture, à la dose de 30 gouttes, est aussi très employée.

Contre le noyau épididymaire qui persiste, presque toujours, après la guérison de l'orchite, il faut, localement, continuer l'usage du suspensoir ouaté et, à l'intérieur, administrer l'iodure de potassium à la dose de 1 à 2 grammes par jour pendant longtemps, en ayant soin d'en suspendre l'usage de temps à autre.

L'*orchite chronique*, simplement inflammatoire, beaucoup plus rare, succède à la forme aiguë ou apparaît d'emblée après les contusions de la glande ou les affections de l'urèthre. Plus souvent, elle dépend d'une diathèse tuberculeuse.

VII. — Hydrocèle

L'hydrocèle est une tumeur formée par un amas de sérosité, soit dans le tissu lamineux du scrotum (hydrocèle externe) ou par infiltration, ou mieux œdème du scrotum, soit dans la tunique vaginale du testicule, (hydrocèle interne ou par épanchement), soit enfin dans la gaine du cordon spermatique (hydrocèle du cordon). C'est particulièrement à l'hydropisie de la tunique vaginale que s'applique la dénomination d'*hydrocèle* Celle-ci est dite *congénitale* quand elle résulte de l'accumulation de sérosité péritonéale dans le conduit vagino-péritonéal, persistant d'une façon anormale.

Le traitement de l'hydrocèle diffère chez l'enfant, l'adulte et le vieillard.

Celle de l'enfant ne doit pas être opérée, parce que des applications d'eau saturée de chlorhydrate d'ammoniaque suffisent à la guérir.

Une compresse de tarlatane, pliée en plusieurs doubles, d'une épaisseur convenable, trempée dans la dite solution, est appliquée sur les bourses qu'elle enveloppe exactement et recouverte d'ouate hydrophile maintenue par un bon suspensoir. Il suffit d'entretenir la compresse humide jour et nuit pour voir l'hydrocèle disparaître au bout de quelques jours. Si, ce qui n'est pas rare, cette application prolongée de chlorhydrate d'ammoniaque provoque de l'érytème, on la remplace par de la poudre de riz et des bains simples. La peau redevenue normale, on réapplique la compresse.

L'hydrocèle est fréquente chez l'enfant. Or, de Saint-Germain, qui emploie ce traitement, dont il est, d'ailleurs, le promoteur, n'en opère pas une par an à l'hôpital de la rue de Sèvres.

Chez l'adulte, ce traitement pourrait encore être appliqué, mais l'opération ayant pour lui moins d'inconvénient, on y a ordinairement recours.

Chez les vieillards, il vaut mieux ne pas opérer l'hydrocèle. Conséquence ordinaire d'une altération des testicules, produite elle-même par la transformation de la prostate, elle est rarement très gênante et, dans tous les cas, d'une grande tenacité. Du reste, des compresses imbibées de solution saturée de chlorhydrate d'ammoniaque peuvent, comme chez l'enfant, parvenir à la faire disparaître, ainsi que de Saint-Germain a pu le constater chez un des plus vieux médecins de Paris auquel il avait conseillé ce traitement.

S'il existe un corps étranger dans la tunique vaginale, si ses parois sont indurées, épaissies, réunies par des brides, il ne faut pas hésiter à l'ouvrir.

VIII. — Varicocèle

On désigne ainsi les varices du cordon ou mieux des veines spermatiques.

La varicocèle se développe à la puberté, s'observe jusqu'à l'âge de trente-cinq ans et paraît plus fréquente dans les pays chauds.

Elle est bi ou unilatérale ; dans le dernier cas, elle siège presque toujours à gauche, et, dans le premier, elle est plus volumineuse à droite qu'à gauche.

La varicocèle n'occupe qu'une partie des veines du cordon, celle de la partie antérieure de préférence, et coïncide souvent avec une hernie inguinale.

Une varicocèle de moyen volume n'exerce pas d'action sur le testicule ; mais quand elle s'est beaucoup et surtout rapidement développée cette glande diminue et se ramollit. Dans quelques cas, elle s'atrophie à peu près complètement.

La varicocèle a été attribuée à la minceur des parois des veines du cordon d'autant plus impuissantes à maintenir la haute colonne sanguine qu'elles renferment, que le tissu cellulaire dont elles sont entourées est très lâche, et que le testicule les tiraille. Ces causes intrinsèques agissent surtout quand il y a compression ou inflammation des veines, laxité du scrotum par suite de la chaleur, exercice violent, efforts, marche forcée, excès génésiques, station debout prolongée et que la faiblesse du système musculaire ne s'oppose pas à leur action. C'est peut-être à cette dernière cause qu'il faut attribuer l'hérédité de la varicocèle qui est incontestable et sa guérison spontanée par le progrès de l'âge.

Il résulte des causes précédentes que la varicocèle se rencontre le plus souvent sur les domestiques, les imprimeurs, les menuisiers, les cabaretiers, les sergents de ville et les jeunes soldats, en particulier.

La varicocèle peut se développer avec une très grande rapidité comme on le voit, par exemple, chez les militaires, les cavaliers principalement. Toutefois, son début est généralement insidieux et sa marche lente. Dans les deux cas, il a pour résultat d'augmenter le volume des bourses, d'en distendre et d'en amincir la peau. Celle-ci elle-même, soulevée par des varices, sue abondamment, s'excorie facilement, et la palpation permet d'y sentir et distinguer les veines enchevêtrées les unes avec les autres. Celles-ci peuvent être vidées de leur sang et, par conséquent, réduites par la compression. La varicocèle diminue sous l'action du froid et de la position horizontale ; elle augmente, au contraire, sous l'influence de toutes les causes que nous avons signalées.

Les inconvénients de la varicocèle et les souffrances dont elle est cause ne sont pas en rapport nécessaire avec son volume, une petite varicocèle étant quelquefois beaucoup plus douloureuse qu'une grosse, sans qu'on puisse, d'ailleurs, dire exactement pourquoi. Ceci est surtout vrai chez le vieillard. Mais, en général, la gêne causée par la varicocèle est en raison directe de son volume et de la rapidité de son évolution. La gêne et la lourdeur éprouvées dans le testicule se compliquent de malaise et de pesanteur, se propageant le long du cordon et jusqu'à la région rénale. Dans les cas plus graves, il existe une véritable douleur intense, à ce point, dans certains cas, que le malade demande la castration. Ces symptômes, qui cessent par le repos, augmentent avec toutes les causes qui gonflent la varicocèle en entravant la circulation veineuse. Enfin dans quelques cas, les symptômes sont tellement prononcés que toute occupation est entravée.

L'impuissance n'est que très rarement la compagne de la varicocèle; par contre, le coït soulage souvent le malade, et si quelquefois ce soulagement est suivi d'une exacerbation de la douleur, plus fréquemment il est durable. D'autre part, la varicocèle s'accompagne de temps à autre d'hypocondrie, par suite justement de la crainte de l'impuissance et de l'entrave qu'il apporte à l'exercice d'une carrière ou d'occupations journalières et nécessaires.

Chez le vieillard, la varicocèle n'a pas la mollesse de celle du jeune homme, les veines qui la constituent étant dures et indolentes.

La varicocèle coïncide souvent avec des hémorrhoïdes et un gonflement des veines périprostatiques, ce qui peut expliquer pourquoi celui qui en est atteint éprouve souvent des besoins fréquents d'uriner.

La varicocèle ne cause la mort que si les veines variqueuses viennent à s'enflammer, ce qui est excessivement rare, et n'arrive qu'à la suite d'une épididymite et surtout d'un traumatisme.

La plupart du temps, un bon suspensoir, en soie de préférence, parce que ce textile est moins hygrométrique et plus léger que le coton, pallie suffisamment les inconvénients de la varicocèle. Ce suspensoir sera d'ailleurs souvent changé pour être propre.

Mais il est évident que le malade porteur d'une varicocèle devra suivre une hygiène qui découle de ce que nous avons dit dans les lignes précédentes. Pas d'exercices forcés : danses, gymnastique, escrime, équitation, marches forcées. Le coït sera modéré et la constipation combattue par des laxatifs ou des lavements. Pas de bains chauds ou prolongés; pas de vêtement serrés à la taille. Par contre, l'hydrothérapie et les lotions froides sur toute la surface du corps seront très utiles par leur action tonique et révulsive.

Surtout, pas de bandages appuyant par une pelote sur l'orifice externe du canal inguinal; ils seraient plus nuisibles qu'utiles, car ils s'opposeraient au retour du sang par les veines, sans l'empêcher d'arriver par les artères.

Si, en dépit du suspensoir, les occupations étaient entravées par la gêne ou la douleur résultant de la varicocèle, il faudrait l'opérer, et, dans ce cas, l'opération d'Horteloup, consistant à exciser la partie de peau exubérante pour faire un suspensoir naturel, serait celle à laquelle on devrait avoir recours.

IX. — Vaginisme

On désigne sous ce nom une hyperesthésie de la vulve et du vagin compliquée de contracture des muscles qui entourent ces organes.

La cause en est dans une lésion de la vulve, du vagin, de l'utérus, de l'urèthre et même de l'anus : inflammation simple et plus souvent blennorrhagique, herpétique ou eczémateuse; déchirure consécutive au premier coït; végétations ou polypes de l'urèthre, fissure anale.

Les lésions de la vulve peuvent être une fissure, une

ragade, siégeant à la fourchette ou sur les bords de l'hymen. Plus souvent, ce sont des inflammations, des érosions de l'orifice des glandes mucipares et surtout vulvo-vaginales ou des débris de l'hymen. Les lésions peuvent n'être pas limitées à l'entrée du vagin et gagner dans sa profondeur, jusqu'à ses culs-de-sac. Quelquefois le vaginisme est dû à une simple ulcération folliculeuse du col utérin. Il est non moins évident que les inflammations ovariennes et péri-utérines peuvent causer une douleur telle pendant le coït qu'il en résulte, par action réflexe, un véritable vaginisme. Enfin, il n'est pas rare de voir celui-ci résulter du frottement du pénis sur la muqueuse vaginale indurée par une vieille blennorrhagie.

Dans quelques cas, la douleur provoquant le vaginisme doit être attribuée à une névralgie du plexus lombaire, car il est impossible de découvrir la moindre lésion.

Dans de telles conditions, il y a, comme dit Barnes, *désappointement de la nature*, puisqu'au lieu du plaisir et de la satisfaction de ses désirs la femme ne trouve que la souffrance dans la perpétration de l'amour. Aussi en arrive-t-elle à fuir et à détester le coït avec autant d'ardeur qu'elle l'avait attendu, et, si le mari veut passer outre à ses souffrances, elle se débat et le repousse avec une telle énergie qu'il ne peut la vaincre que par un rapprochement qui le rendra odieux.

De ce que nous venons de dire, il résulte que, si ce n'est dans les cas de fissures anales, de végétations et de polypes, le vaginisme doit guérir sans opération sanglante et que la dilatation forcée deviendra elle-même inutile quand on en aura trouvé l'origine.

Les cautérisations sont le plus souvent efficaces, car elles guérissent presque toujours les excoriations, les fissures et les déchirures vulvaires. Pour les pratiquer, on emploie la solution de nitrate d'argent au 1/10 avec laquelle on badigeonne le point malade tous les deux ou trois jours. Cependant, quelques cas tenaces exigeant l'usage du crayon argentique, on en touche plus ou moins fortement la partie et on neutralise ensuite avec le chlorure de sodium.

Les bains généraux, les injections d'eau boriquée à 3 0/0 seront très utiles en général.

L'arsenic sera employé contre l'herpès.

    Le bicarbonate de soude. . . . . 20 à 30 gr.
    Eau distillée. . . . .   30 gr.
    Sirop de saponaire. . . . .   300 gr.

Une cuillerée à bouche matin et soir contre l'eczèma sera, avec l'arsenic, efficace contre les ulcérations dont ces deux affections sont la cause.

Si le vaginisme résulte d'une inflammation des culs-de-sac, on les badigeonnera avec la solution au 1/25 de nitrate d'argent et on placera dans le vagin un tampon de diamètre approprié à l'iodoforme ou au tannin.

    Iodoforme . . . . 5 gr.

ou

    Tanin . . . . 10 gr.
    Glycérine . . . . 100 gr.

En cas de nécessité, il ne faut pas hésiter à exciser d'un coup de ciseaux, et après badigeonnage à la cocaïne, les caroncules myrtiformes qui portent bien souvent en elles la cause du vaginisme. De même, une déchirure profonde peut exiger un avivement dont on réunit ensuite les lèvres.

Si le vaginisme consécutif à une inflammation, une ulcération, une fissure, à une lésion visible et palpable en un mot, est relativement facile à guérir, il n'en est pas de même de celui causé par une névralgie. Il n'est justiciable que des calmants dont on badigeonnera la vulve et le vagin.

Extrait de belladone.	3 gr.
Vaseline.	30 gr.
Extrait de belladone.	3 gr.
Laudanum de Sydenham	3 gr.
Vaseline	30 gr.
Chlorhydrate de cocaïne.	2 gr.
Vaseline	30 gr.

On enduit une mince mèche de gaze d'un de ces topiques, qu'on remplace chaque jour par une autre imperceptiblement plus volumineuse.

Mais, comme le dit Gallard (1), ce qui est bien plus important que la guérison du vaginisme c'est sa prophylaxie. Celle-ci est entre les mains du mari, qui doit accomplir les premières approches de telle sorte qu'elles n'aient aucun résultat fâcheux. C'est, en effet, chez les femmes jeunes et nouvellement mariées qu'on l'observe habituellement, surtout quand elles sont nerveuses et lymphatiques.

Le premier coït ayant pour conséquence la rupture de la membrane hymen suivie de l'intromission du pénis a pour conséquence une douleur d'abord, une

(1) T. Gallard, *Leçons sur les maladies des femmes.*

sensation voluptueuse ensuite. Si cette dernière fait défaut, il ne reste que la première dont le souvenir fera redouter sa réapparition à une seconde tentative de rapprochement.

Mais si le premier coït a été incomplet, l'hymen plus ou moins dilacéré ne laissera que de la douleur, qui se renouvellera d'autant plus vive que chaque tentative aura pour conséquence d'enflammer les parties, de les irriter davantage et de rendre désormais l'intromission impossible.

Bien entendu, la femme souffrira d'autant plus qu'elle sera plus nerveuse et que son tempérament lymphatique s'opposera plus longtemps à la cicatrisation des éraillures et des excoriations.

Le mari devra donc faire les choses de telle sorte qu'elles produisent inévitablement la sensation voluptueuse, puisqu'il ne peut éviter de causer de la douleur. Pour cela, il devra ne point s'arrêter à la porte, mais, sans brutalité, sans brusquerie, pénétrer du premier coup jusque dans l'intérieur de l'appartement. Le meilleur peut-être pour y parvenir est de ne pas s'abandonner à une ardeur qui empêche de bien calculer son effet, et d'une intensité telle qu'elle ne peut être soutenue jusqu'au bout. Qu'en un mot le mari s'arrange de telle sorte que le plaisir de la fin fasse oublier les désagréments du début.

CHAPITRE X

DIABÈTE. — POLYURIE AZOTURIQUE. — FAUX URINAIRES

I. — Diabète

Le diabétique, urinant souvent et beaucoup, consulte fréquemment le spécialiste des voies urinaires; c'est la raison pour laquelle j'expose ici le traitement qui lui convient.

Pour guérir, ou au moins amoindrir le diabète, il faut exclure les aliments dont l'introduction dans l'économie produit du sucre, et mettre le foie dans l'impuissance d'en fabriquer. Le premier résultat, de beaucoup le plus important, s'obtient par le régime; le second, par des médicaments.

RÉGIME, ALIMENTS. — Les féculents devant être, autant que possible, exclus du régime des diabétiques; on les privera de pain ordinaire. Bouchardat, pour le remplacer, a eu l'ingénieuse idée de celui de gluten(1). Malheureusement, sa fabrication n'est pas toujours parfaite, puisque certains échantillons renferment jusqu'à 40 0/0 d'amidon. Lécorché vante celui de Budde de Copenhague, tandis que Bouchardat préférait le pain de gluten sec en tranche de Cordier. Dans

____

(1) Voyez Bouchardat, *Du diabète sucré ou glycosurie, son traitement hygiénique*. Paris, 1852, J.-B. Baillière,

tous les cas, le malade en mange peu à cause de son volume et de sa légèreté.

On a essayé, sans raison, de remplacer le gluten, par le son, car il ne peut jamais être débarrassé de son amidon.

Le pain d'amandes douces, mélangées d'œufs, par lequel on a voulu remplacer celui de gluten, ne renferme pas d'amidon, mais il est indigeste.

D'autres essais ont encore été tentés avec le soya, dont un habile chimiste, M. Le Cerf, a fabriqué un pain expérimenté avec succès, et la fromentine.

Mais, il ne faut pas se le dissimuler, à la longue toutes ces substances produisent du dégoût et deviennent indigestes. Aussi, doit-on les supprimer de temps à autre, et les remplacer par la pomme de terre, cuite au four ou à l'étouffée. C'est elle, en effet, qui, de tous les féculents, contient le moins d'amidon.

Si le malade ne veut pas se priver de pain ordinaire, il doit en user avec modération. Dans ce cas, la croûte est préférable à la mie, car, à poids égal, elle renferme moins de fécule, et la mastication l'imprègne plus intimement de salive. La croûte, par contre, quand les dents sont mauvaises, risque de déterminer des troubles digestifs.

Pour parer aux inconvénients des diverses variétés de pains, il est souvent avantageux de supprimer tous les féculents pendant quelques jours et de permettre ensuite le pain ordinaire.

On se gardera, et pour la même raison, des tiges ou des racines fournissant le sagou, le salep, le tapioca. Les céréales et certains légumes ne sont pas moins nuisibles que le riz, le maïs, le seigle, le froment, les lentilles, les pois, les haricots, les châtaignes, les topinambours. Ainsi devra-t-on proscrire les potages aux pois cassés, aux haricots, aux pâtes, les bouillies et les panades. La soupe aux pommes de terre et aux poireaux, les potages gras aux œufs pochés, ceux aux choux, aux oignons, à la julienne privée de navets et de carottes seront, au contraire, permis.

De même que les féculents, le sucre (de canne, miel, lactose) sera absolument interdit aux diabétiques. Par conséquent, ils s'abstiendront complètement de fruits. Le raisin, les cerises, les poires, les pommes, les prunes, les pêches, les abricots renferment de 2,5 à 4 0/0 de sucre et de dextrine, tandis que les fruits secs, figues et pruneaux, en contiennent jusqu'à 62 0/0. Une exception sera faite pour les groseilles.

La mannite, l'inosite ne semblent pas avoir d'effets fâcheux pour les diabétiques. Aussi, certains d'entre eux ne pouvant se passer de sucre, leur laissera-t-on user des substances précédentes. Toutefois, la glycérine, pour sucrer leur thé ou leur café, sera encore préférable. Mais la saccharine ou sucre de goudron, dont le pouvoir sucrant est considérable bien qu'elle ne soit pas un sucre, lui est bien supérieure. On l'emploiera à doses excessivement minimes associés à quantité égale d'un sel alcalin (bicarbonate de soude).

Contrairement aux féculents, toutes les viandes seront permises et prescrites aux diabétiques, depuis celle de boucherie, de volaille, de porc, de gibier, jusqu'aux poissons, mollusques et crustacés. Une exception sera faite pour le foie qui renferme une certaine quantité de sucre et de glycogène. Dans aucun cas, on n e les assaisonnera avec des sauces contenant de la farine, du lait, de la crème.

Non seulement on permettra la viande, mais on insistera particulièrement sur les graisses. Le diabétique, devant se priver des féculents, les remplacera ainsi par d'autres hydrocarbures, qu'il digère, d'ailleurs, avec la plus grande facilité : lard, jambon, boudin, saucisse, lèche-frite, sardines, caviar.

Les produits animaux, œufs, beurre, fromages, constituent pour lui d'excellents aliments, Le lait, toutefois, les observateurs en sont d'accord, doit être absolument proscrit, car il fait toujours monter le sucre dans l'urine, ce qui ne doit pas étonner puisqu'il en renferme de 4 à 5 0/0.

Le régime exclusivement animal étant mal supporté, quand on le prolonge, il faut le varier avec des légumes qui auront à la fois l'avantage de satisfaire le goût et d'introduire dans l'économie la potasse qui lui est nécessaire : épinards, cresson, choux, laitue, pissenlit et toutes les salades, celle à la russe exceptée. Par contre, les asperges, en dépit de Bouchardat, la betterave, la carotte, le navet devront être défendus. L'oignon, le poireau, l'artichaut cuit, seront pris avec modération.

Les boissons ne doivent pas être l'objet d'une moindre attention que les aliments solides : le diabétique ayant besoin de beaucoup de liquide pour étancher sa soif et empêcher la déshydratation de ses tissus.

Les infusions de thé et de café constituent pour lui d'excellentes boissons qu'il absorbera entre ses repas en remplaçant le sucre par la saccharine. A leur défaut, il aura recours aux macérations de quassia amara et de quinquina. Il s'abstiendra de boissons renfermant du cacao qui contient 18 0/0 de sucre et de dextrine.

En soi, l'alcool est bon. Malheureusement, la soif du diabétique étant intense, les petites doses répétées qu'il absorbe s'additionnent à la fin du jour en un total élevé susceptible de se transformer en acétone. Aussi, le mieux sera-t-il de s'abstenir complètement.

Aux repas, la meilleure boisson sera l'eau rougie avec du vin riche en tannin, le Bordeaux de cinq ans.

-Les vins sucrés de Malaga et de Chypre seront proscrits de la table du diabétique contrairement aux vins secs de Madère qui renferment de l'alcool.

La bière ne convient pas aux diabétiques, parce qu'elle renferme jusqu'à 41 0/0 de glucose et de dextrine. Cependant les bières anglaises fortes peuvent être bues en petite quantité.

HYGIÈNE. — Il faut au diabétique de l'air, du soleil, de l'exercice. Celui-ci doit varier avec la force et l'embonpoint du sujet, mais n'être jamais porté jusqu'à la sueur et la fatigue. Dans tous les cas, il devra craindre les refroidissements et, à ce point de vue, le port de la flanelle et le séjour dans le midi pourront lui être d'autant plus utiles en hiver qu'avec un climat tempéré, il y trouvera le soleil.

En résumé, il faut au diabétique un régime azoté et carné, interrompu de temps à autre pour ne pas fatiguer l'estomac. On choisira pour cette interruption le moment où le sucre aura baissé dans l'urine. On reviendra alors au pain et aux féculents à petites doses pour reprendre le régime exclusif de la viande quand le sucre montera de nouveau. C'est trois ou quatre fois l'an, pendant quinze jours ou trois semaines, qu'il faudra se soumettre à ce régime.

MÉDICAMENTS. — *Les médicaments* employés contre le diabète peuvent être, suivant Lécorché, divisés en trois classes : 1° ceux qui agissent sur le foie ;

2° Ceux qui agissent sur les éléments fixes ou mobiles de l'économie ;

3° Les alcalins qui exagèrent les combustions ternaires.

Les médicaments de la première classe sont : l'arsenic, le bromure de potassium, l'iode, l'électricité, l'hydrothérapie, les révulsifs cutanés, séton, cautère, vésicatoire.

L'arsenic s'emploie quand le diabète dure déjà depuis un certain temps. On l'administre sous forme de liqueur de Fowler à la dose de 10 à 20 gouttes en trois fois. On commence par trois gouttes, en augmentant chaque jour d'une goutte, pour diminuer de la même quantité, quand on est arrivé au maximum.

La teinture d'iode se donne aussi par gouttes, en même nombre que la liqueur de Fowler. Mais on doit surveiller les voies digestives.

Le bromure de potassium ne convient que s'il y a de l'excitation, des crampes, de l'insomnie. Il s'administre à la dose de 2 à 3 grammes.

L'électricité s'applique sous forme de courants continus sur le nerf vague. Elle modifie comme l'hydrothérapie l'état névropathique du foie. Cette dernière ne doit pas être appliquée aux malades avancés. Dans tous les cas, on devra bien prendre garde qu'elle ne provoque des congestions pulmonaires.

Buttura ayant obtenu une guérison avec un séton, il ne faudra pas hésiter à en faire usage en dépit de la blessure qu'il entraîne. Mais l'efficacité douteuse du vésicatoire ne vaut pas la chance de gangrène qu'il fait courir.

Les médicaments de la deuxième classe sont l'opium et la valériane.

L'opium, admirablement supporté par le diabétique, se donne en extrait sous forme de pilules à la dose de 0,25 à 0,50 centigramme à 1 gramme et jusqu'à 2 et 3 grammes. La morphine de 0,15 à 0,25 centigrammes en potion (Lécorché). Cet habile médecin associe l'extrait d'opium 0,50 centigrammes à 1 gramme à la morphine 0,05 à 0,15 centigrammes qu'il administre par fraction, en commençant par de faibles doses. L'usage de ces médicaments, qui sont les plus puissants avec les alcalins, doit être continué longtemps. Il faut, pendant leur administration, surveiller les accidents cérébraux auxquels ils peuvent donner lieu.

La valériane s'administre à la dose de 2 à 3 grammes d'extrait sous forme de pilules prises aux repas. L'usage doit en être continué pendant un mois ou deux.

L'antipyrine se donne à la dose de 3 grammes en 3 cachets loin des repas; chaque dose mélangée à 0,50 centigrammes de bicarbonate de soude. Il faut cesser l'antipyrine dès que l'albumine apparaît dans l'urine.

L'exalgine se donne à la dose de 50 centigrammes matin et soir dans de l'eau alcoolisée.

Pour relever l'appétit, s'il venait à faiblir, on aurait recours aux amers, aux gouttes amères de Baumé, à la teinture de Colombo, de noix vomique, au vin de gentiane.

Bouchard donne la formule suivante :

Sulfate de strychnine . . . .   0 gr. 05
Eau distillée . . . .   150 gr.

Une cuillerée à café dix minutes avant chaque repas.

S'il y a altération de la sécrétion stomachale, on prescrira, suivant les cas, l'acide chlorhydrique 4 0/00, s'il y a hypochlorhydrie ; la pepsine, les alcalins dans le cas contraire ou de fermentation lactique.

Les peptones, les graisses additionnées de pancréatine ou de pancréas haché ne devront pas être oubliées.

Enfin, en cas d'affaiblissement et de cachexie, il faudra recourir au fer.

Carbonate de fer 0 gr. 20 pour une pilule ; citrate de fer, tartrate-ferrico-potassique, même dose.

Le sulfate de quinine en cachets de 0,10 à 0,15 centigrammes sera aussi excellent en pareil cas.

L'oxygène en inhalations, l'eau oxygénée, les bains d'air comprimé, constitueront, dans les mêmes circonstances, d'excellents agents.

L'ergotinine en injections sous-cutanées de 3 à 5 gouttes diminue la polyurie et la soif. La pilocarpine exciterait le pancréas et les glandes intestinales à la dose de 2 centigrammes en injections sous-cutanées. Mais, chez le diabétique, les injections sous-cutanées elles-mêmes ne doivent être pratiquées qu'avec prudence.

Alcalins. — Bouchardat administrait le tartrate de

soude à la dose de 15 grammes par jour, dissous dans
1 litre de vin qu'il ne rend pas désagréable. Le tartrate de potasse et de soude (sel de Seignette); le citrate
de soude se prescrivent de même. Mais c'est au bicarbonate de soude à la dose de 5 à 10 grammes par
jour et plus, pendant un mois, qu'on donne la préférence. Prolongé plus longtemps, il pourrait débiliter.

Eaux minérales. — On emploie contre le diabète,
celles de Vichy, Cusset, Vals, qui sont bicarbonatées
sodiques; Pougues, bicarbonatées calcaires; Gastein,
Carlsbad, Balaruc, Bourbon-l'Archambault, Kissin-
gen, La Bourboule, Niederbronn, chlorurées sodiques; mais les préférées, et à juste titre, sont celles
de Vichy et de Carlsbad, parce que, en outre de leur
efficacité, elles conviennent au plus grand nombre.

A Vichy, on administre l'eau de toutes les sources,
suivant les cas, à la dose de 4 à 6 verres par jour. Simultanément, on fait prendre des bains ou on donne
des douches.

Sous leur influence, l'urine devient de suite moins
acide, puis alcaline, et la polyurie diminue surtout la
nuit. Le sucre persiste, mais en moindre quantité; plus
tard, sa proportion se relève, tout en restant inférieure
à ce qu'elle était avant le traitement.

Les eaux de Carlsbad se donnent en bains et en boissons, aux mêmes doses que celles de Vichy. Elles font
cesser la sécheresse de la bouche, la soif et les envies
d'uriner. Le sucre diminue d'abord pour se relever
ensuite.

Les unes et les autres sont surtout utiles au début
et à la période d'etat. On doit s'en abstenir contre le

diabète maigre; elles sont surtout utiles contre le dia-
biète gras.

On aide les eaux minérales alcalines par le régime
azoté, mais elles suffisent seules à faire baisser le sucre.

Si les eaux bicarbonatées calciques de Pougues peuvent être utiles à certains diabétiques pour lesquels
celles de Vichy paraîtraient trop énergiques, si celles
de La Bourboule semblent devoir être prescrites aux
diabétiques herpétiques, dartreux ou penchant vers la
tuberculose, les eaux ferrugineuses de Spa, Forges,
Orezza (Corse), La Bauche (Savoie), seraient certainement profitables à ceux que la maladie a profondément affaiblis sans les rendre phtisiques.

Chez ces malades, chez ceux dont l'amaigrissement
se prononce, il faut employer l'huile de morue; les
bains de mer chez ceux qui ne sont pas trop irritables.

MÉDICATION PARTICULIÈRE A CERTAINES COMPLICATIONS. —
La sécheresse de la bouche sera combattue par des
gargarismes à l'acide acétique, 1 ou 2 cuillerées à dessert dans un verre d'eau.

Contre la soif, on emploiera l'infusion de houblon,
de café noir léger. On se gardera des boissons acidu-
lées.

L'incontinence d'urine du diabétique sera combattue
par la teinture de cantharides, 2 ou 3 gouttes par jour.

Contre la colique néphrétique et la pyélite, on appliquera sur la région lombaire des ventouses sèches
ou scarifiées, des cataplasmes chauds laudanisés; on
prescrira des bains, des boissons émollientes. On ne reculera pas devant une injection sous-cutanée de sulfate
de morphine ou le choral en perles, 2 ou 4 par jour.

Contre le prurit vulvaire, on prescrira le liniment oléo-calcaire, l'icthyol à 10 0/0, la vaseline à la cocaïne 1 0/0.

Contre les fermentations intestinales, ce sera le naphtol-β à la dose de 25 centigrammes; l'acide lactique 2 à 8 grammes pour 120 grammes d'eau et 20 grammes d'eau de fenouil qui stimule l'activité stomachale. Au besoin, on aurait recours à un purgatif salin ou à l'huile de ricin pour débarrasser le tube intestinal.

S'il survient des furoncles, on essayera les bains de vapeur humide et, si c'est nécessaire, on les incisera au thermo-cautère.

Contre les douleurs des diabétiques goutteux et rhumatisants, on aura recours aux bains de vapeur sèche.

S'il y a collapsus cardiaque, injections d'éther, de caféine, frictions sèches, le malade étendu la tête en bas.

S'il y a menace de coma par acétonémie, administrer le bicarbonate de soude à très haute dose, 100 grammes par jour.

Contre le coma confirmé, injection intra-veineuse d'une solution contenant 30 0/00 de carbonate de soude et 6 0/00 de chlorure de sodium. Dans ces circonstances, Lancereaux donne 30 grammes d'eau-de-vie allemande comme purgatif.

Contre le phimosis, dilater par l'éponge préparée ou la pince à deux branches pour la trachéotomie. Contre la posthite, la balano-posthite, la vaginite, la plus grande propreté, entretenue par des lavages à l'eau boriquée, saturée 4 0/00 ou boratée. Contre la gingivite, qui peut devenir grave par l'hémorrhagie qu'elle provoque quelquefois, on emploiera les astringents.

Poudre de quinquina . . . .   10 gr.
   —   de ratanhia. . . . .   10 gr.
   —   de magnésie calcinée . . . .   10 gr.

pour se nettoyer les gencives avec une brosse douce.

Si les gencives saignent, les toucher avec un pinceau légèrement imbibé de perchlorure de fer.

Feu le regretté et savant professeur Bouchardat ayant fait du diabète une étude minutieuse complète et certainement la meilleure qui soit encore, je transcris ici l'énumération des mets qu'il défendait ou permettait aux diabétiques.

Énumération des mets

qui conviennent aux glycosuriques, ordonnés d'après les préceptes exposés par BOUCHARDAT,

précédée de la liste des aliments défendus tant qu'ils ne sont pas utilisés, et suivie de l'indication des mets par lesquels il faut commencer de revenir à l'alimentation commune, quand les urines ne contiennent pas de glycose.

ALIMENTS DÉFENDUS

Liste des aliments défendus tant qu'ils ne sont pas utilisés.

Les fécules et les sucres. Exemples : sucre, pain de toutes les céréales, pâtisseries, riz, maïs et autres graines féculentes : les pommes de terre, les fécules de pommes de terre, d'arrow-rout, de sagou, de tapioca et autres fécules alimentaires ou parties de végétaux qui en contiennent; les pâtes farineuses de toute sorte, telles que semoule, macaroni, vermicelle, etc.; les haricots, pois, lentilles, fèves, les marrons et châtaignes; les radis, les raves, les carottes, les navets et autres racines féculentes ou sucrées; tous les fruits et particulièrement les fruits sucrés, tels que les prunes et les pruneaux, les abricots, les raisins frais ou secs, les figues, les ananas, les poires, les pommes, les melons, etc. Les confitures et autres aliments et boissons sucrés; le miel, le lait, la bière, le cidre, les vins mousseux ou sucrés, les eaux gazeuses, les limonades et autres boissons acides, surtout lorsqu'elles sont sucrées.

La farine de froment et toutes celles de céréales ou de légumineuses, toutes les fécules, ne doivent pas intervenir dans les sauces, de même que la chapelure; elles doivent être remplacées par la farine de gluten pur, la poudre de gluten panifié, ou, plus simplement, par des jaunes d'œuf, du beurre ou de la crème. Le sucre, le caramel, les carottes, les oignons, les navets, doivent également être proscrits. Tous les légumes doivent être blanchis à grande eau, bien égouttés et divisés menu, avant cette opération, si cela est possible.

Vérifier, par l'analyse des urines après leur usage, l'influence des aliments marqués d'un ?.

ALIMENTS PERMIS

PAIN

Tranches de pain de gluten sèches ou biscottes de gluten.

Les mêmes, chauffées dans un four spécial, sont plus agréables.

Les mêmes au son.

Pain préparé avec la farine de son parfaitement épurée et des œufs.

Pains divers préparés avec la farine de gluten.

(Voyez, p. 350, l'article consacré aux pains et gâteaux de gluten, et de farine de son épurée.)

POTAGES

Consommé (sans pain).

Bouillon (sans pain).

Consommé ou bouillon aux choux.

Consommé ou bouillon aux poireaux.

Consommé aux œufs pochés.

Consommé à la bisque (sans pain ni farine).

Consommé à la purée de gibier.

Bouillon au cerfeuil et à l'huile d'olive.

Potage gras à la semoule de gluten.

Potage gras avec pâte au gluten.

Potage gras avec vermicelle au gluten.

Potage gras au gluten granulé pur.

Potage gras au beurre (1) avec
la semoule de gluten.

Potage gras au beurre avec
le gluten pur.

Potage gras à l'huile d'olive,
à l'ail et à la sauge, avec
semoule de gluten.

Potage gras à l'huile d'olive,
à l'ail et à la sauge, avec
gluten granulé pur.

HORS-D'ŒUVRE CHAUDS

OEufs frais.

Saucisses au naturel.

Saucisses aux choux (2).

Saucisses à la choucroûte.

Saucisses truffées.

Petit salé aux choux (2).

Petit salé à la choucroûte (3).

Boudin noir.

Jambon au jus,

Jambon aux épinards.

Côtelette ou rôti de porc frais
au naturel.

Côtelette, ou rôti de porc frais

Côtelette, ou rôti de porc frais
sauce piquante.

Hareng frais à la sauce piquante ou au beurre.

Hareng saur à la sauce au
beurre.

Sardines fraîches.

Huîtres frites.

Coquilles aux huîtres.

Escargots au beurre, à l'ail
et aux fines herbes.

HORS-D'ŒUVRE FROIDS

Huîtres blanches.

Huîtres anglaises.

Huîtres d'Ostende.

Huîtres de Marennes.

Huîtres marinées.

Beurre, à tous les repas.

Thon mariné.

Salade d'anchois.

Sardines confites à l'huile.

Hareng saur à l'huile d'olive.

Olives.

Olives farcies.

Artichaut à la poivrade.

Jambon fumé ou salé.

Jambon de Bayonne à la gelée.

Saucisson de Lyon ou d'Arles.

Mortadelle d'Italie.

Saucisson de Troyes.

Langues.

Hures de sanglier.

Crevettes.

Caviars.

Homard.

Langouste.

(1) On peut ajouter des jaunes d'œuf et de la crème dans les
quatre derniers potages.

(2) Toutes les viandes ou charcuteries, fumées ou salées, conviennent très bien : on les dessale à l'eau et on les sert par
tranches sèches ou avec de l'huile et des fines herbes.

(3) La choucroûte doit être blanchie à grande eau et bien
égouttée, il en est de même des choux.

Écrevisses.

BOEUF

Bœuf au naturel (bouilli).
Bœuf à la moelle.
Bœuf aux choux.
Bœuf à la choucroûte blanchie à grande eau.
Bœuf sauce piquante.
Bœuf à la vinaigrette.
Bifteck à l'anglaise au naturel.
Bifteck au cresson.
Bifteck aux haricots verts.
Bifteck au beurre d'anchois.
Bifteck au fromage de Parmesan.
Bifteck aux choux-fleurs.
Bifteck aux épinards.
Bifteck à la chicorée.
Rosbif au naturel, ou avec les diverses associations indiquées pour le bifteck.
Filet sauté dans sa glace.
Filet aux olives.
Filet au beurre d'anchois.
Filet au vin de Madère sec.
Filet aux truffes.
Filet piqué sauce aux cornichons.
Filet à la béarnaise.
Émincée de filet de bœuf sauce piquante.
Entre-côte au beurre et aux fines herbes ou sauce piquante.
Attreaux de palais de bœuf.
Langue de bœuf à la sauce piquante.

Fagoue grillée à la maître d'hôtel.
Bœuf de Strasbourg.

AGNEAU

Agneau piqué.
Riz d'agneau à la financière, aux truffes.
Côtelettes d'agneau.
Côtelettes aux pointes d'asperges.
Côtelettes aux épinards.
Côtelettes à la chicorée.
Blanquette d'agneau aux champignons, sans farine.
Blanquette d'agneau aux truffes.
Gigot d'agneau au jus.
Poitrine d'agneau au jus, avec aromates.

MOUTON

Gigot au jus.
Côtelettes au naturel.
Côtelettes aux champignons et aux truffes.
Côtelettes panées à la semoule de gluten panifiée.
Côtelettes à la chicorée ou aux épinards.
Côtelettes aux haricots verts, aux pointes d'asperges.
Côtelettes à la provençale.
Côtelettes aux champignons.
Filet de mouton mariné en chevreuil.
Filets mignons grillés.
Rognons brochette.

Rognons vin de Madère.

Poitrine de mouton à la chicorée.

Pieds de mouton à la poulette, sans farine ordinaire.

VEAU

Veau froid à la gelée.

Riz piqué au jus.

Riz piqué à chicorée.

Riz financière aux truffes.

Riz à la poulette (beurre, jaune d'œuf sans farine).

Fraise de veau à l'huile (très bon).

Fricandeau au jus.

Fricandeau à la chicorée, ou aux épinards, ou aux laitues.

Fricandeau aux haricots verts ou aux pointes d'asperges.

Cervelle au beurre noir.

Cervelle à la poulette.

Cervelle frite (avec farine de gluten).

Langue en papillotte (avec farine de gluten).

Côtelette en papillotte (avec farine de gluten).

Côtelette grillée au naturel.

Côtelette sautée aux truffes ou aux champignons.

Côtelette au jambon.

Côtelettes aux pointes d'asper-

ges, ou à la chicorée, ou à la laitue.

Rognons de veau.

Fagoue, grillée maître d'hôtel (1).

Omelette aux rognons de veau.

ENTRÉES DE VOLAILLE

Poulet ou chapon au gros sel.

Poulet ou chapon à la gelée.

Poulet ou chapon aux huîtres.

Poulet ou chapon à l'estragon.

Poulet ou chapon ou consommé.

Poulet et chapon en fricassée (à la farine de gluten).

Poulet ou chapon à la tartare.

Poulet ou chapon sauté aux truffes ou aux champignons.

Poulet ou chapon aux laitues.

Salade de volaille ?

Salade de volaille en mayonnaise ?

Chapon, canard ou caneton aux olives.

Tranches d'oie aux olives.

Pigeon à la crapaudine avec semoule de Durand.

Galantine de volaille.

ENTRÉES DE PATISSERIE

Tous ces mets doivent être préparés avec de la farine de gluten (2), au lieu de farine or-

---

(1) La fagoue de veau (pancréas) reste avec le foie, il faut le faire séparer par le tripier.

(2) Si l'on est point sûr de la pureté de la farine de gluten,

dinaire, d'excellent beurre et
des œufs très frais.

Vol-au-vent.

Vol-au-vent de blanc de volaille.

Vol-au-vent de riz de veau.

Vol-au-vent aux truffes ou
aux champignons.

Vol-au-vent au saumon, ou
au turbot, ou à la morue.

Petits pâtés au jus.

Petits pâtés au jambon.

Petits pâtés au homard.

Petits pâtés aux crevettes.

Petits pâtés aux huîtres.

ENTRÉES DE GIBIER

Perdreau aux choux.

Perdreau en salmis.

Filet de perdreau aux truffes.

Bécasse en salmis.

Bécasse aux truffes.

Bécassine en salmis.

Canard sauvage en salmis.

Mauviettes en salmis.

Mauviettes au gratin.

Mauviettes en caisse.

Grives en salmis.

Caille en caisse.

Caille aux laitues.

Sarcelle en salmis.

Filets de chevreuil sauce poivre.

Filets de chevreuil aux champignons.

Côtelette de chevreuil aux truffes.

Quartier de chevreuil sauce
piquante.

Salade de perdreau.

Purées de gibier (garnie d'œufs
pochés).

Civet de lièvre.

OEUFS

OEufs brouillés au jus.

OEufs au parmesan.

OEufs brouillés aux pointes
d'asperges.

OEufs brouillés aux truffes.

OEufs sur le plat.

OEufs au beurre noir.

OEufs pochés au jus ou à la
chicorée.

OEufs aux épinards.

Omelette aux fines herbes.

Omelette aux truffes.

Omelette au jambon ou aux
saucisses.

Omelettes aux rognons.

Omelettes aux divers fromages.

Omelettes aux hachis de gibier.

Jaune d'œufs avec un peu de
bouillon ou mieux de vin.

POISSONS FRITS
*ou autres animaux à sang
froid.*

On remplacera dans les fri-

ces entrées de pâtisseries ne doivent être accordées que lorsque
le sucre a disparu. On peut essayer aussi, pour ces entrées de
pâtisserie, la farine de son épuré?

tures la farine ordinaire par la farine de gluten, ou la farine de son parfaitement épuré.

Sole — filets de sole.

Éperlan.

Goujon.

Carpe.

Merlan ou limande.

Laitance de carpes.

Tous les poissons frits.

Cuisses de grenouilles frites.

Queues d'écrevisses frites.

ENTRÉES DE POISSONS

et autres animaux à sang froid.

Brochet à la sauce aux câpres (1) ou à l'huile.

Barbillon au bleu, ou à la sauce aux câpres (2), ou à l'huile.

Truite au bleu, ou à la sauce aux câpres, ou à l'huile.

Bar au bleu, ou à la sauce aux câpres, ou à l'huile.

Meunier au bleu, ou à la sauce aux câpres ou à l'huile.

Perches au bleu, ou à la sauce aux câpres, ou à l'huile.

Tanches au bleu, ou à la sauce aux câpres, ou à l'huile.

Meunier rôti au beurre et fines herbes.

Barbues à la sauce aux câpres ou à l'huile.

Turbot sauce aux câpres ou à l'huile.

Turbot au gratin, avec semoule de Durand.

Turbot sauce aux huîtres ou au homard.

Saumon sauce aux câpres ou à l'huile.

Saumon sauce aux huîtres ou au homard.

Truite saumonée sauce aux câpres ou à l'huile.

Mayonnaise au saumon.

Sole aux fines herbes ou au gratin, avec la semoule de gluten.

Sole matelote normande.

Filet de sole mayonnaise.

Merlan au vin blanc ou aux fines herbes.

Filet de merlan au gratin.

Maquereau à la maître d'hôtel.

Eperlan au gratin, à la semoule de gluten et aux fines herbes.

Matelote de carpe ou d'anguille.

Carpe au bleu ou à l'huile.

Anguille à la tartare ou à la poulette.

Laitances de carpes en matelote.

(1) Toutes les sauces blanches doivent être préparées avec le beurre et les jaunes d'œuf sans farine, ou avec la farine de gluten ou de son épuré.

(2) Voir la note précédente.

Hareng au beurre, ou à l'huile, ou sauce moutarde.

Morue à la maître d'hôtel, ou à la provençale, ou à l'huile.

Raie au beurre noir ou sauce aux câpres.

Anguille de mer à l'huile ou au beurre.

Limande de mer à l'huile ou au beurre.

Cabillaud de mer à l'huile ou au beurre.

Moules à la poulettes ou à la marinière.

Grenouilles à la poulette ou à la marinière.

Homard ou langouste, salades de homard ou de langouste.

Écrevisses ou crevettes, ou escargots, boudin d'écrevisse.

SALADES

L'huile ou la crème doivent entrer pour une large part dans leur assaisonnement. Peu de vinaigre; il peut être remplacé par du vin.

Laitue seule ou aux œufs.

Romaine.

Escarole.

Chicorée.

Barbe de capucin.

Mâche.

Scorsonère.

Cresson.

Haricots verts.

Choux-fleurs seuls ou aux œufs.

Mayonnaise de homards, avec œufs et laitue.

ROTS

Filet de bœuf piqué ou rosbif.

Filet de cheval.

Quartier de porc au jus.

Gigot, gigot de pré-salé, gigot d'agneau.

Veau rôti au jus.

Chevreuil.

Poulet, poularde ou chapon rôti.

Pigeon rôti.

Caneton ou canard rôti.

Oie rôtie.

Dinde rôtie.

Dinde ou chapon truffé.

Faisan.

Perdreau, gris ou rouge, truffé.

Ortolan, caille rouge de rivière.

Bécasse, bécassine, becau.

Grives, rale de genèt, pluvier doré.

Sarcelle, bec-figues, alouettes (1).

---

(1) Plusieurs de ces rôts peuvent être garnis au cresson, ou à la chicorée, ou à la laitue, ou aux champignons, ou au pain de gluten, pour remplacer les croûtes. Ces tranches de pain peuvent être imbibées d'huile d'olive.

Et autres pour remplacer les entremets au sucre.

Gâteau de gluten ou de *farine de son épuré.*

Eau, demi-litre; beurre très frais, 110 grammes; sel, quantité suffisante. Faites bouillir; retirez du feu; ajoutez farine de gluten ou farine de son épuré, 250 grammes; mêlez intimement; travaillez vivement sur le feu afin d'obtenir une pâte très ferme; retirez du feu, laissez refroidir cinq minutes; ajoutez alors, en agitant vivement, trois à six œufs frais. Divisez en petites galettes de l'épaisseur du doigt, de la largeur d'une assiette; faites cuire à un feu doux pendant environ une demi-heure.

Crêpes au gluten avec farine de gluten pure.

Crêpes au gluten avec semoule de gluten panifiée.

Gaufres avec farine de gluten ou farine de son épuré.

Les *pâtisseries légères* se réussissent très bien avec la farine de gluten ou la farine de son épuré; mais il faut remplacer le sucre par du sel. On peut essayer d'y ajouter la partie liquide d'un beau miel dont la partie solide, qui est nuisible, serait séparée.

Pain de gluten. Prenez farine de gluten, 1 kilogramme; levûre fraîche, gros comme une petite noix, que vous délayerez dans un peu d'eau fraîche; sel de cuisine, deux pincées. Ajoutez : eau chaude, à 35 ou 40 degrés, quantité suffisante pour faire une pâte de bonne consistance.

Cette pâte étant mise dans un panneton saupoudré de farine de gluten ou de son, placez-la dans un endroit chaud jusqu'à ce qu'elle soit bien soulevée par la fermentation, ce qui peut exiger de une heure et demie à deux heures, suivant la température.

Divisez alors cette pâte, en vous servant de farine de gluten, en petits pains allongés que vous ferez cuire comme le pain ordinaire.

On peut, s'il existe de la constipation, mêler un quart de farine de son épuré à la farine de gluten.

Gelée au rhum ou au kirsch ou au café sans sucre.

Omelette au rhum sans sucre, avec un peu de farine de gluten.

Omelette à la vanille, sans sucre.

ENTREMETS DE LÉGUMES

Artichaut à la sauce au beurre sans farine, ou à l'huile.

Artichaut à la barigoule.

Artichaut frit, ou à l'italienne, ou à la lyonnaise, sans farine.

Choux-fleurs à la sauce, ou à l'huile ou au jus.

Choux-fleurs au gratin, avec semoule de gluten.

Choux-fleurs au parmesan.

Choux au beurre ou à l'huile,

Choux de Bruxelles au beurre ou à l'huile.

Choucroûte blanchie à grande eau, à l'huile ou au beurre.

Laitue au jus ou à la crème.

Haricots verts au jus, à la crème, au beurre, à l'huile.

Asperges à la sauce ou à l'huile

Asperges aux petits pois sans sucre.

Épinards au jus, à la crème, au beurre, à l'huile.

Croûtes aux champignons, avec des tranches de pain de gluten.

Champignons au gratin avec la semoule de gluten.

Salsifis à la sauce ou au jus.

Cardon au jus ou mieux à la moelle.

Morilles à la poulette.

Truffes au vin de Madère ou à l'italienne.

Concombres bien blanchis à la Béchamel, au jus ou à la moelle.

Essayer les topinambours, non blanchis au beurre, à la sauce blanche, à la barigoule, au jus, etc.

Tous les légumes indiqués ci-dessus doivent être blanchis en les coupant menu et les faisant bouillir avec la plus grande quantité possible d'eau salée, les égouttant bien.

Les légumes sucrés eux-mêmes, tels que navets, oignons, potirons, en les coupant menu et les faisant bouillir à grande eau, les égouttant bien, peuvent être utilisés.

CAFÉ. — THÉ. — LIQUEURS

Moka Bourbon et Martinique peu torréfié, sans sucre.

Thé Pékao, à pointes blanches, sans sucre.

Thé Saot-Choon, à pointes blanches, sans sucre.

On peut ajouter aux infusions de thé, au lieu de sucre, de la crème ou du rhum, ou de l'eau-de-vie, ou du kirsch.

Thé de fleurs d'oranger, infusion théiforme sans sucre.

DESSERT

Fromage à la crème, sans sucre, crème épaisse.

Fromage de Neufchâtel, bondon raffiné.

Fromage de Brie, ou d'Epou-
nesses, ou d'Auvergne.

Fromage de Gruyère ou de
Hollande.

Fromage de Roquefort ou de
Pont-Lévêque.

Fromage de Chester ou de
Parmesan.

Fromage de Silton, ou de Es-
tilton, ou de Strakeno.

Tous les fromages frais sans
sucre bien égouttés.

Amandes fraîches, noix fraîches, noisettes fraîches,
cerneaux.

VINS

Rouges vieux.

Chaînette, — Avallon-Ton-
nerre, —Mâcon, —Côte-Saint-
Jacques, — Pomard, —Nuits,
—Beaune, — Chambertin, —
Clos-Vougeot, —Romanée, —
Ermitage, —Bordeaux, — Mé-
doc,—Château-Larose--Saint-
Julien, — Château-Laffitte,—
Cahors vieux.

Blancs vieux.

Madère ou Marsalla,—Cha-
blis,— Pouilli, — Girolles ou
Nanchèvre,—Mont-Rachet,—
Grave, — Sauterne, — Côte-
Rôtie, — Ermitage, —Xérès,
— Rhin.

*Aliments par lesquels il faudra commencer de revenir à la vie
commune quand les urines ne contiendront plus de sucre,
mais en ayant soin d'essayer les urines après leur usage,
afin d'être certain que les sucres ou les fécules sont utilisés (1).*

Échaudés, — pain de son, pain ordinaire, mais toujours
en quantité modérée, préférer la croûte ou le pain légèrement
torréfié au four, ou le biscuit marin torréfié, pommes de terre
frites, semoule de gluten ordinaire.

(1) On s'assure que les aliments féculents ou sucrés sont complètement utilisés en portant à l'ébullition 50 grammes d'urine
(plein un matras d'essayeur) et 5 grammes environ (une cuillerée à café) de chaux vive éteinte. Si l'urine contient du sucre,
elle se colore, et cela d'autant plus que la porportion du sucre
est plus considérable. La coloration est la preuve que les aliments féculents ou sucrés ne sont pas complètement utilisés et
qu'il faut reprendre le régime rigoureux.

Outre les aliments permis, on peut faire intervenir dans l'alimentation les parties gélatineuses des animaux, telles que pieds de cochon au naturel, à la Sainte-Menehould, farcis aux truffes; les *andouilles* et *andouillettes de Troyes; oreille* ou *tête de veau* au naturel ou en tortue.

On peut associer les feuilles de céleri à la salade, essayer le céleri bien blanchi au jus de viande, les carottes et les navets coupés très menu, blanchis à grande eau et accommodés au jus de viande.

On peut accorder une tranche de melon et les fruits suivants : fraises, pêches, ananas, framboises, groseilles, cerises, mais toujours sans sucre.

On peut prendre ces fruits conservés par le procédé d'Appert, sans sucre ou à l'eau-de-vie, également sans sucre.

On peut essayer les pommes et les poires, mais toujours en quantité modérée, crues et sans sucre. On peut boire de la bière de garde, mais vieille, non gazeuse, pure ou étendue d'eau.

II. — Polyurie azoturique et simple

La maladie consistant en une déperdition d'urée, il faudra mettre l'économie en état de la réparer ou de s'y opposer, en tenant compte, toutefois, de la question de savoir si l'azoturie est essentielle ou symptomatique, celle-ci n'exigeant que le traitement des maladies dont elle est la suite. On y parviendra par le régime et les médicaments.

Le régime consistera dans l'administration de viandes, d'œufs, auxquels on ajoutera des graisses et des féculents, qui, en fixant l'oxygène, diminuent les pertes des matériaux azotés, du thé, du café, du vin, de la bière, de l'alcool sous toutes ses formes, en ayant soin toutefois qu'il ne produise pas la dyspepsie.

20.

Comme médicaments, on emploiera l'opium, la morphine, la valériane, qui empêchent la déperdition de l'urée.

Contre la cachexie, on usera du quinquina et du fer. L'insomnie et les vertiges seront combattus par le chloral et le bromure. Contre la polyurie, l'opium suffira. S'il y a simultanément glycosurie, on administrera les alcalins à petites doses : une demi-bouteille d'eau de Vichy dans la journée Dans le cas où l'urine contiendrait de l'albumine, on emploierait les diurétiques, les révulsifs cutanés, les révulsifs intestinaux, la diète lactée. Contre l'acide urique, on usera des eaux de Vittel, Capvern, Contrexeville.

Dans la *polyurie simple*, il y a augmentation d'urine, mais non de ses éléments. Pour la guérir, il faut modifier le milieu dans lequel vit le malade, le soustraire à ses occupations habituelles et aux émotions trop vives. On évitera les refroidissements, les boissons abondantes, surtout l'alcool, les vins gazeux, les eaux minérales de table.

L'alimentation sera fortement azotée et carnée.

La médication consistera dans l'administration du fer, du quinquina, de l'hydrothérapie.

Le jaborandi en infusion de 4 grammes par jour pendant un mois, les révulsifs cutanés et les bains froids, les frictions sèches devront être essayés.

On pourra tenter quelques purgatifs drastiques et agir sur les reins par les astringents ou les balsamiques, l'ergot de seigle, la strychnine, la térébenthine, l'acétate de plomb, la noix vomique, le sulfate de fer. Mais c'est surtout à l'opium en nature et à la valériane qu'il faudra recourir. Enfin, on ne négligera pas l'électricité à courants continus, un pôle sur la région lombaire, l'autre sur la cervicale

III. — Faux urinaires

Les diabétiques et les polyuriques sont des *faux urinaires*, c'est-à-dire des malades qui n'ont d'une affection des voies urinaires que l'apparence, les troubles qu'ils éprouvent n'étant que l'indice ou la conséquence d'une autre maladie.

Mais il est d'autres faux urinaires, parmi lesquels les plus nombreux sont les *hypocondriaques*. Ces malades se plaignent généralement de fréquentes envies d'uriner. Ces envies les impressionnent à ce point qu'elles finissent par former l'objet unique de leurs préoccupations. Ce même symptôme se retrouve chez les timides (*les pudibonds de l'urèthre*), les continents, les impressionnables.

Comme les hypocondriaques, ces malades vont de médecin en médecin demander un traitement local de leur maladie; traitement dans tous les cas inutile et qui pourrait leur être funeste en faisant naître une maladie qu'ils n'ont pas.

Il faudra toutefois être attentif aux plaintes de ces malades et ne pas oublier que la fréquence des mictions n'est que trop souvent le prélude d'une ataxie locomotrice. Mais, dans ce dernier cas, cette fréquence s'accompagne de douleurs vésicales et uréthrales ou d'anesthésie de la muqueuse de l'urèthre ou de la vessie.

Certains sujets très sobres et chez lesquels il est impossible de reconnaître une maladie des voies urinaires éprouvent, surtout après le repas, des envies pressantes et impérieuses d'uriner. Ce sont des névropathes et des dyspeptiques dont l'urine assez abondante est parfaitement limpide et ne renferme aucun filament. Chez ces malades, si la miction n'est pas promptement satisfaite, l'envie devient non seulement pénible, mais douloureuse, et, en recherchant dans leurs antécédents, on reconnaît que beaucoup ont souffert d'incontinence nocturne d'urine dans leur enfance.

Quand on explore l'urèthre de ces sujets et de ceux dont les troubles de la miction sont prémonitoires de l'ataxie, on trouve la région membraneuse extrêmement sensible. Cette sensibilité pourrait induire le médecin à des manœuvres essentiellement préjudiciables, car moins celles-ci seront fréquentes et mieux le malade s'en trouvera; d'une vessie irritable, les instruments risqueraient de faire une vessie irritée.

Les difficultés de la miction sont le plus souvent la conséquence d'une maladie des voies urinaires. Cependant, en présence de ce symptôme, si l'état local n'en rend pas raison, il faut penser encore à une affection de la moelle.

Chez les malades dont nous venons de parler, il faudra, en dehors de l'ataxie, de la dyspepsie, de l'hypocondrie, songer à la glycosurie, car le sucre, si peu abondant soit-il dans l'urine, donne souvent lieu à de la cystite et à des phénomènes douloureux de la vessie et de l'urèthre. Un régime sobre et l'antipyrine seront, dans tous ces cas, nécessaires.

FIN

TABLE

TABLE DES MATIÈRES

TABLE ALPHABÉTIQUE

ANGERS, IMP. BURDIN ET Cⁱᵉ, 4, RUE GARNIER.

Bulletin mensuel des nouvelles publications de la

LIBRAIRIE J.-B. BAILLIÈRE et FILS

Rue Hautefeuille, 19, près le boulevard St-Germain, à Paris

—————— NOVEMBRE 1891 ——————

NOUVELLES PUBLICATIONS

Traité élémentaire de thérapeutique, de matière médicale et de pharmacologie, par le D' A. Manquat, répétiteur de thérapeutique à l'Ecole du service de santé militaire de Lyon. 2 vol. in-8.............. 18 fr.

Manipulations de Physiologie, par Léon Frédéricq, professeur à l'Université de Liège. 1 vol. in-8 de 250 p., avec 150 fig., cart.... 10 fr.

Manipulations de zoologie. Vertébrés. par le D' Paul Girod, professeur à la Faculté des sciences de Clermont-Ferrand et à l'Ecole de médecine. 1 vol. in-8. 200 p., avec 32 pl. noires et col., cart..... 10 fr.

Anatomie de physiologie animales, par Mathias Duval, professeur à la Faculté de médecine, et Paul Constantin, professeur au Lycée de Rennes. 1 vol. in-8, 520 p., avec 472 fig.................... 6 fr.

Précis de thérapeutique, de matière médicale et de pharmacie vétérinaires, par P. Cagny, président de la Société centrale. 1 vol, in-18 jésus, 800 p., avec 102 fig., cart................................. 8 fr.

Précis d'analyse microbiologique des eaux, par le D' Gabriel Roux, directeur du Bureau municipal d'hygiène de la ville de Lyon. 1 vol. in-18 jésus de 400 p., avec 80 fig., cart.................. 5 fr.

Nouveaux éléments de pharmacie, par Andouard, professeur à l'Ecole de médecine de Nantes. 4° *édition*, revue et corrigée. 1 vol. gr. in-8 de 1,000 p., avec 150 fig............................. 18 fr.

Clinique chirurgicale, par U. Trélat, professeur à la Faculté de médecine de Paris. 2 vol. gr. in-8, de chacun 800 p., avec fig........ 30 fr.

Manipulations de botanique médicale et pharmaceutique, iconographie histologique des plantes médicinales, par J. Hérail, agrégé des Ecoles de pharmacie et V. Bonnet, préparateur des travaux micrographiques à l'Ecole de pharmacie. Préface par G. Planchon, directeur de l'Ecole de pharmacie de Paris. 1 vol. gr. in-8 de 320 p., avec 223 fig. et 36 pl. en couleur, cart................................... 20 fr.

Nouveaux éléments de pathologie et de clinique chirurgicales, par le professeur F. Gross, et les professeurs agrégés Rohmer et Vautrin, de la Faculté de Nancy. 3 vol. in-8 de chacun 1000 p... 36 fr.

Traité des maladies du larynx, du pharynx et des fosses nasales, par le D' Lennox-Browne, chirurgien des hôpitaux de Londres, traduit par le D' Aigre. Préface par le D' Gouguenheim, médecin des hôpitaux de Paris. 1 vol. in-8 de 650 p., avec 242 fig. et 2 pl. col................. 12 fr.

Manuel d'asepsie, par le D' Vinay, agrégé à la Faculté de Lyon. 1 vol. in-18 de 532 p. avec 74 fig., cart................................. 8 fr.

Les substances alimentaires étudiées au point de vue de leurs altérations et de leurs falsifications, par E. Macé, professeur à la Faculté de Nancy. 1 vol. in-8, de 500 p., avec 402 fig. et 24 pl. col....... 14 fr.

Le laboratoire de toxicologie, méthodes d'expertises toxicologiques, travaux du laboratoire, par le professeur P. Brouardel et J. Ogier. 1 vol. gr. in-8 dé 240 p., avec 30 fig.......................... 8 fr.

Les oiseaux utiles, par Trouessart. Aquarelles par Léo Paul Robert. 1 vol. in-4 de 100 p., avec 44 pl. en couleur.................... 35 fr.

L'amateur d'oiseaux de volière, par H. Moreau. 1 vol. in-16, 432 p. avec 51 figures.. 5 fr.

Les coquilles marines des côtes de France, par Arnould Locard. 1 vol. gr. in-8, 384 p., avec 348 fig....................... 18 fr.

*

BIBLIOTHÈQUE SCIENTIFIQUE CONTEMPORAINE

À **3** FR. **50** LE VOLUME

Nouvelle collection de volumes in-16, comprenant 300 à 400 pages
imprimés en caractères elzéviriens et illustrés de figures intercalées dans le texte
100 volumes sont publiés

ACLOQUE (A.). **Les champignons,** au point de vue biologique, économique et taxonomique. 1 vol. in-16, 320 p , avec 60 fig..... 3 fr. 50

AZAM. Hypnotisme, double conscience et altérations de la personnalité, par le Dr AZAM, professeur à la Faculté de Bordeaux. Préface par le professeur CHARCOT, de l'Institut. 1 vol. in-16... 3 fr. 50

BARTHELEMY (A.-J.-C.). **L'examen de la vision** devant les conseils de revision et de réforme, dans la marine et dans l'armée, par le docteur BARTHÉLEMY, directeur du service de santé de la marine à Toulon. 1 vol. in-16, avec fig. et pl col .... 3 fr. 50

BAYE (J. DE). **L'archéologie préhistorique,** par le baron J. DE BAYE. 1 vol. in-16 de 340 pages. avec 51 fig .... 3 fr. 50

BEAUNIS. Le somnambulisme provoqué, études physiologiques et psychologiques, par H. BEAUNIS, professeur à la Faculté de Nancy. 1 vol. in-16................. 3 fr. 50

— **L'évolution du système nerveux.** 1 vol. in-16 de 320 p., avec 237 fig........... 3 fr. 50

BERGERET. L'alcoolisme, dangers et inconvénients pour l'individu, la famille et la société. 1 vol. in-16 de 380 p .... 3 fr. 50

BERNARD (CLAUDE). **La science expérimentale,** par Claude BERNARD, de l'Académie des sciences et de l'Académie française. 3e *édition.* 1 vol. in-16 de 449 p., avec 19 fig..................... 3 fr. 50

BLEICHER. Les Vosges, le sol et les habitants, par G. BLEICHER, professeur d'histoire naturelle à l'Ecole de Nancy. 1 vol. in-16 de 320 p., avec 28 fig.................... 3 fr. 50

BONNEJOY. Le végétarisme et le régime végétarien rationnel. Introduction par le docteur DUJARDIN-BEAUMETZ. 1 vol. in-16 de 320 p.................... 3 fr. 50

BOUANT. La galvanoplastie, le nickelage, l'argenture, la dorure et l'électro-métallurgie. 1 vol. in-16 de 308 p., avec 34 fig....... 3 fr. 50

BOUCHUT. La vie et ses attributs, dans leurs rapports avec la philosophie et la médecine, par E. BOUCHUT, professeur agrégé à la Faculté de médecine de Paris 1 vol. in-16 de 444 p................... 3 fr. 50

BOURRU et **BUROT. La suggestion mentale et l'action à distance des substances toxiques et médicamenteuses,** par BOURRU ET BUROT, professeurs à l'Ecole de Rochefort. 1 vol. in-16 de 312 p., avec 10 pl..................... 3 fr. 50

— **Variations de la personnalité.** 1 vol. in-16 de 316 p , avec 15 pl.................... 3 fr. 50

BROUARDEL. Le secret médical. Honoraires, mariage, assurances sur la vie, déclaration de naissance, expertise, témoignage, etc., par P. BROUARDEL, doyen de la Faculté de médecine de Paris. 1 vol. in-16 de 300 p .... 3 fr 50

BRUCKE et **SCHUTZENBERGER** (de l'Institut). **Les couleurs,** au point de vue physique, physiologique, artistique et industriel. 1 vol. in-16 de 344 p., avec 46 fig.................... 3 fr. 50

CAZENEUVE. La coloration des vins par les couleurs de la houille. Méthode analytique et marche systématique pour reconnaître la nature de la coloration, par P. CAZENEUVE, professeur à la Faculté de Lyon. 1 vol. in-16 de 316 p.................... 3 fr. 50

CHARPENTIER (A.). **La lumière et les couleurs**, au point de vue physiologique, par A. CHARPENTIER, professeur à la Faculté de médecine de Nancy. 1 vol. in-16 de 352 p., avec 22 figures............ 3 fr. 50

COLLINEAU **L'hygiène à l'école**, pédagogie scientifique. 1 vol. in-16 de 314 p., avec 50 fig................................. 3 fr. 50

COMTE (Auguste) **et LITTRE** (de l'Institut). **Principes de philosophie positive**. 1 vol. in-16........................ 3 fr. 50

COTTEAU (G.). **Le préhistorique en Europe**, congrès, musées, excursions, par G. COTTEAU, correspondant de l'Institut. 1 vol. in-16 de 313 p., avec 87 fig................................. 3 fr. 50

COUVREUR (E.). **Le microscope et ses applications** à l'étude des animaux et des végétaux, par Ed. COUVREUR, chef des travaux à la Faculté des sciences de Lyon. 1 vol. in-16 de 350 p., avec 112 fig. 3 fr. 50

— **Les exercices du corps**, le développement de la force et de l'adresse, étude scientifique. 1 vol. in-16 de 351 p., avec 59 fig......... 3 fr. 50

— **Les merveilles du corps humain**, structure et fonctions. 1 vol. in-16, avec 100 figures................................. 3 fr. 50

CULLERRE. **Nervosisme et névroses** Hygiène des énervés et des névropathes. 1 vol. in-16 de 322 p...................... 3 fr. 50

— **Magnétisme et hypnotisme**. Exposé des phénomènes observés pendant le sommeil nerveux provoqué, au point de vue clinique, psychologique, thérapeutique et médico-légal. 1 vol. in-16 de 358 p., 28 fig. 3 fr. 50

— **Les frontières de la folie**. 1 vol. in-16 de 360 p....... 3 fr. 50

DALLET (G.). **Les merveilles du ciel**, par G. DALLET. 1 vol. in-16 de 372 p., avec 74 fig................................. 3 fr. 50

— **La prévision du temps** et les prédictions météorologiques. 1 vol. in-16 de 336 p., avec 39 fig........................... 3 fr. 50

DEBIERRE. **L'homme avant l'histoire**, par Ch. DEBIERRE, prof. à la Faculté de médecine de Lille. 1 vol. in-16 de 304 p., 84 fig.. 3 fr. 50

DOLLO. **La vie au sein des mers**, par L. DOLLO, aide-naturaliste au Musée d'histoire naturelle de Bruxelles. 1 vol. in-16 de 304 p., avec 47 fig................................. 3 fr. 50

DONNE (A.). **Hygiène des gens du monde**, par A. DONNE, inspecteur général des Écoles de médecine. 2ᵉ édit. 1 vol. in-16, 448 p. 3 fr. 50

DUCLAUX. **Le lait** Études chimiques et microbiologiques, par DUCLAUX, professeur à la Faculté des sciences de Paris, membre de l'Institut. 1 vol. in-16 de 336 p., avec fig.......................... 3 fr. 50

DU MESNIL. **L'hygiène à Paris**, l'habitation du pauvre. Préface par J. SIMON, de l'Académie française. 1 vol. in-16.............. 3 fr. 50

DUVAL (Mathias). **La technique microscopique et histologique**. Introduction pratique à l'anatomie générale, par Mathias DUVAL, professeur à la Faculté de médecine de Paris. 1 vol. in-16 de 313 pages, avec 43 fig................................. 3 fr. 50

FERRY de la BELLONE. **La Truffe**. Étude sur les truffes et les truffières, par le docteur FERRY DE LA BELLONE. 1 vol. in-16 de 312 p., avec 21 fig................................. 3 fr. 50

FOLIN (DE). **Sous les mers**. Campagnes d'explorations du *Travailleur*, et du *Talisman*, par le marquis DE FOLIN, membre de la Commission des dragages. 1 vol. in-16 de 340 p., avec 45 fig. .... 3 fr. 50

— **Bateaux et navires**, les embarcations de pierre, les transports, les navires de commerce et de guerre, les flotteurs de plaisance, les flotteurs sous-marins, progrès de la construction navale à tous les âges et dans tous les pays. 1 vol. in-16, avec 150 fig............... 3 fr. 50

FOUQUE. **Les tremblements de terre**, par FOUQUÉ, professeur au Collège de France, membre de l'Institut. 1 vol. in-16 de 328 p., avec 44 fig................................. 3 fr. 50

FOVEAU de COURMELLES. **Les facultés mentales des animaux**. 1 vol. in-16 de 350 p., avec fig...................... 3 fr. 50

FOVILLE. **Les nouvelles institutions de bienfaisance**, les dispensaires pour enfants malades, l'hospice rural, par A. Foville, inspecteur général des établissements de bienfaisance. 1 vol. in-16 de 300 p., avec 10 pl... 3 fr. 50

FRANCOTTE. **L'anthropologie criminelle** par X. Francotte, professeur à l'Université de Liège. 1 vol. in-16 de 320 p., avec 50 fig. 3 fr. 50

FREDERICQ (L.). **La lutte pour l'existence** chez les animaux marins, par L. Frédéricq, professeur à l'Université de Liège. 1 vol. in-16 de 303 p., avec 37 fig............................... 3 fr. 50

GADEAU de KERVILLE. **Les animaux et les végétaux lumineux**. 1 vol. in-16 de 327 p., avec 49 fig................. 3 fr. 50

GALEZOWSKI et KOPFF. **Hygiène de la vue**, par les docteurs Galezowski et Kopff. 1 vol. in-16 de 328 p., avec 44 fig...... 3 fr. 50

GARNIER (L.). **Ferments et fermentations**, étude biologique des ferments, rôle des fermentations dans la nature et dans l'industrie, par Léon Garnier, professeur à la Faculté de médecine de Nancy. 1 vol. in-16 de 318 p., avec 65 fig................................ 3 fr. 50

GARNIER (P.). **La folie à Paris**, par P. Garnier, médecin en chef de l'infirmerie du Dépôt de la Préfecture de police. 1 vol. in-16, 415 p. 3 fr. 50

GAUDRY. **Les ancêtres de nos animaux** dans les temps géologiques, par Albert Gaudry, professeur au Muséum, membre de l'Institut, 1 vol. in-16 de 300 p., avec 49 fig..................... 3 fr. 50

GAUTIER (Arm.). **Le cuivre et le plomb** dans l'alimentation et l'industrie, au point de vue de l'hygiène, par A. Gautier, prof. à la Faculté de médecine de Paris, membre de l'Institut. 1 vol. in-16 de 310 p. 3 fr. 50

GIRARD. **Les abeilles**, organes et fonctions, éducation et produits, miel et cire, par Maurice Girard, président de la Société entomologique de France. 3ᵉ *édition*. 1 vol. in-16 de 320 p., avec 85 fig..... 3 fr. 50

GIROD. **Les sociétés chez les animaux**. par P. Girod, professeur à la Faculté des sciences de Clermont-Ferrand. 1 vol. in-16 de 320 p., avec 50 fig.. 3 fr. 50

GRAFFIGNY (H. de). **La navigation aérienne** et les ballons dirigeables. 1 vol. in-16 de 343 p., avec 44 fig,................. 3 fr. 50

GRÉHANT. **Les poisons de l'air**, l'acide carbonique et l'oxyde de carbone, asphyxies et empoisonnements, par N. Gréhant, aide-naturaliste au Muséum. 1 vol. in-16 de 320 p , avec fig................. 3 fr. 50

GUÉRIN (A.). **Les pansements modernes**, le pansement ouaté et ses applications à la thérapeutique chirurgicale, par A. Guérin, membre de l'Académie de médecine. 1 vol. in-16 de 392 p., avec fig... 3 fr. 50

GUIMBAIL. **Les morphinomanes**. Comment on devient morphinomane, les prédestinés, éphémère volupté et supplices durables, désordres physiques et troubles de l'intelligence, médecine légale, traitement. 1891, 1 vol. in-16 de 320 p........................... 3 fr. 50

GUN (le colonel). **L'électricité appliquée à l'art militaire**, par le colonel Gun. 1 vol. in-16 de 380 p., avec 140 fig............. 3 fr. 50

— **L'artillerie actuelle**, canons, poudres, fusils et projectiles, par le colonel Gun. 1 vol. in-16 de 316 p., avec 96 fig.............. 3 fr. 50

HAMONVILLE (D'). **La vie des oiseaux**, scènes d'après nature. 1 vol. in-16 de 400 p., avec 17 pl......................... 3 fr. 50

HERPIN. **La vigne et le raisin**, histoire botanique et chimique, effets physiologiques et thérapeutiques. 1 vol. in-16 de 362 p. 3 fr. 50

HERZEN. **Le cerveau et l'activité cérébrale**, au point de vue psycho-physiologique, par A. Herzen, professeur à l'Académie de Lausanne. 1 vol. in-16 de 312 p............................... 3 fr. 50

HOUSSAY. Les industries des animaux, par F. Houssay, maître de conférences à l'Ecole normale supérieure. 1 vol. in-16 de 312 p., avec 38 fig.. 3 fr. 50

HUXLEY. Les sciences naturelles et l'éducation, par Th. Huxley, membre de la Société royale de Londres. 1 vol. in-16 de 320 p.   3 fr. 50

— **La place de l'homme dans la nature.** 1 vol. in-16 de 320 p., avec 84 fig.. 3 fr. 50

— **L'origine des espèces et l'évolution.** 1 vol. in-16 de 320 p. 3 fr. 50

— **Les problèmes de la géologie et de la paléontologie.** 1 vol. in-16 de 320 p., avec 34 fig........................ 3 fr. 50

— **Les problèmes de la biologie.** 1 vol. in-16............ 3 fr. 50

IMBERT. Les anomalies de la vision, par Imbert, professeur à la Faculté de médecine de Montpellier. 1 vol. in-16. 365 p., 48 fig. 3 fr. 50

JOURDAN (E.). Les sens chez les animaux inférieurs, par E. Jourdan, professeur à la Faculté des sciences de Marseille. 1 vol. in-16 de 314 p., avec 48 fig............................... 3 fr. 50

KNAB (M.). Les minéraux utiles et l'exploitation des mines, par M. Knab, répétiteur à l'Ecole centrale des arts et manufactures. 1 vol. in-16 de 392 p., avec fig.......................... 3 fr. 50

LARBALETRIER (A.). L'alcool, au point de vue chimique, agricole, industriel, hygiénique et fiscal, par A. Larbalétrier, prof. à l'Ecole d'Agriculture du Pas-de-Calais. 1 vol. in-16 de 312 p., 62 fig. ... 3 fr. 50

LEFÈVRE (J.). La Photographie et ses applications aux sciences, aux arts et à l'industrie, par Julien Lefèvre, professeur à l'Ecole des sciences de Nantes. 1 vol. in-16 de 381 p., avec 95 fig........ 3 fr. 50

LELUT. Le génie, la raison et la folie, le démon de Socrate, application de la science psychologique à l'histoire, par L.-F. Lélut, membre de l'Institut. 1 vol. in-16 de 348 p........................... 3 fr. 50

LOCARD (A.). Les huîtres et les mollusques comestibles, moules, praires, clovisses, escargots, etc. Histoire naturelle, culture industrielle, hygiène alimentaire. 1 vol. in-16 de 350 p., avec 97 fig. 3 fr. 50

LORET. L'Egypte au temps des Pharaons, la vie, la science et l'art, par Loret, maître de conférences à la Faculté des lettres de Lyon. 1 vol. in-16 de 316 p., avec 18 pl........................... 3 fr. 50

LOVERDO. Les maladies cryptogamiques des céréales, par J. Loverdo, ingénieur agronome. 1 vol. in-16, avec 50 fig..... 3 fr. 50

LUYS (J.). Hypnotisme expérimental. Les émotions dans l'état d'hypnotisme et l'action à distance des substances médicamenteuses ou toxiques, par J. Luys, membre de l'Académie de médecine. 1 vol. in-16 de 320 p., avec 28 pl.................................... 3 fr. 50

MONIEZ (L.). Les parasites de l'homme (animaux et végétaux), par L.-R. Moniez, professeur à la Faculté de médecine de Lille. 1 vol. in-16 de 307 p., avec 72 fig...................................... 3 fr. 50

MONTILLOT. La télégraphie actuelle en France et à l'Etranger, lignes, réseaux, appareils, téléphones, par Montillot, directeur de télégraphie militaire. 1 vol. in-16 de 334 p., avec 131 fig........ 3 fr. 50

— **La lumière électrique**, générateurs, foyers, distribution, applications. 1 vol. in-16 de 408 p., avec 190 fig................. 3 fr. 50

MOREAU (P., de Tours). La folie chez les enfants. 1 vol. in-16 de 444 p.. 3 fr. 50

— **Fous et bouffons**, étude physiologique, psychologique et historique. 1 vol. in-16 de 300 p....................................... 3 fr. 50

PERRIER (Ed.). Le transformisme, par Edmond Perrier, professeur au Muséum d'histoire naturelle. 1 vol. in-16 de 344 p., 88 fig. 3 fr. 50

PLANTÉ (G.). Phénomènes électriques de l'atmosphère, par G. Planté, lauréat de l'Institut. 1 vol. in-16 de 323 p., 50 fig.. 3 fr. 50

PLYTOFF (G.). **Les sciences occultes.** Divination, Calcul des probabilités, Oracles et Sorts, Songe; Graphologie, Chiromancie, Phrenologie, Physiognomonie, Cryptographie, etc. 1 vol. in-16, avec 150 fig.. 3 fr. 50
— **La magie,** les lois occultes, la théosophie, l'initiation, le magnétisme, le spiritisme, la sorcellerie, le sabbat, l'alchimie, la kabbale, l'astrologie. 1 vol. in-16, avec 80 fig.............................. 3 fr. 50
PRIEM. **L'évolution des formes animales** avant l'apparition de l'homme, par F. PRIEM, agrégé des sciences naturelles, professeur au Lycée Henri IV. 1 vol. in-16 de 380 p., avec 175 fig.......... 3 fr. 50
QUATREFAGES. **Les pygmées.** Les pygmées des anciens d'après la science moderne, les Negrilos ou pygmées asiatiques, les Négrilles ou pygmées africains, les Hottentots et Boschimans, par A. DE QUATREFAGES, professeur au Muséum, membre de l'Institut. 1 vol. in-16 de 350 p., avec 31 fig.. 3 fr. 50
RAVENEZ. **La vie du soldat, au point de vue de l'hygiène,** par le Dr RAVENEZ, médecin-major à l'Ecole de cavalerie de Saumur. 1 vol. in-16 de 375 p., avec 55 fig............................ 3 fr. 50
RENAULT (B.). **Les plantes fossiles,** par B. RENAULT, aide-naturaliste au Muséum d'histoire naturelle. 1 vol. in-16 de 400 p., avec 53 fig.. . 3 fr. 50
RÉVEILLÉ-PARISE et CARRIÈRE. **Hygiène de l'esprit,** physiologie et hygiène des hommes livrés aux travaux intellectuels, gens de lettres, artistes, savants, hommes d'Etat, jurisconsultes, administrateurs, par J.-H. RÉVEILLÉ-PARISE, membre de l'Académie de médecine, et Ed. CARRIÈRE, lauréat de l'Institut. 1 vol. in-16 de 435 p... 3 fr. 50
— **La goutte et les rhumatismes.** 1 vol. in-16 de 306 p.. 3 fr. 50
RIANT. **Les irresponsables devant la justice,** par le Dr A. RIANT. 1 vol. in-16 de 306 p.............................. 3 fr. 50
— **Hygiène des orateurs,** hommes politiques, magistrats, avocats, prédicateurs, professeurs, artistes et de tous ceux qui sont appelés à parler en public. 1 vol. in-16 de 500 p.......................... 3 fr. 50
— **Le surmenage intellectuel** et les exercices physiques. 1 vol. in-16 de 312 p.. 3 fr. 60
SAPORTA (A. DE). **Les théories et les notations de la chimie moderne,** par A. DE SAPORTA. Introduction par C. FRIÉDEL, membre de l'Institut. 1 vol. in-16 de 336 p........................ 3 fr. 50
SAPORTA (G. DE). **Origine paléontologique des arbres cultivés ou utilisés par l'homme,** par G. DE SAPORTA, correspondant de l'Institut de France. 1 vol. in-16 de 360 p., avec 44 fig....... 3 fr. 50
SCHMITT. **Microbes et maladies,** par J. SCHMITT, professeur à la Faculté de médecine de Nancy. 1 vol. in-16, de 300 p., 24 fig. 3 fr. 50
SCHŒLLER. **Les chemins de fer,** par H. SCHŒLLER, ingénieur des arts et manufactures, inspecteur de l'exploitation du chemin de fer du Nord. 1 vol. in-16 de 320 p., avec 80 fig.................... 3 fr. 50
SIMON. **Les maladies de l'esprit.** 1 vol. in-16 de 350 p... 3 fr. 50
— **Le monde des rêves.** Le rêve, l'hallucination, le somnambulisme et l'hypnotisme, l'illusion, les paradis artificiels, etc., par P.-Max. SIMON, médecin en chef de l'Asile d'aliénés de Lyon. 2e *édition.* 1 vol. in-16 de 325 p.. 3 fr. 50
TROUESSART. **La géographie zoologique.** 1 vol. in-16 de 350 p. avec 100 fig.. 3 fr. 50
VUILLEMIN. **La biologie végétale,** par P. VUILLEMIN, chef des travaux d'histoire naturelle à la Faculté de médecine de Nancy. 1 vol. in-16 de 380 p., avec 82 fig.............................. 3 fr. 50

BIBLIOTHÈQUE DES CONNAISSANCES UTILES
A 4 FR. LE VOLUME CARTONNÉ
Collection de volumes in-16 comprenant 400 pages, illustrés et cartonnés
40 Volumes sont en vente

La Bibliothèque des Connaissances utiles a pour but de vulgariser les notions usuelles que fournit la science et les applications sans cesse plus nombreuses qui en découlent pour les Arts, l'Industrie et l'Économie domestique. Son cadre comprend donc l'universalité des sciences en tant qu'elles présentent une utilité pratique, au point de vue, soit du bien-être, soit de la santé. C'est ainsi qu'elle abordera les sujets les plus variés : *industrie manufacturière, art de l'ingénieur, chimie, électricité, agriculture, horticulture, élevage, économie domestique, hygiène et médecine usuelles, etc.*

Ceux qui voudront bien recourir à cette *Bibliothèque*, et la consulter au jour le jour, suivant les besoins du moment, trouveront intérêt et profit à le faire, car ils y recueilleront nombre de renseignements pratiques, d'une utilité générale et d'une application journalière.

BEAUVISAGE. Les matières grasses, caractères, falsifications et essai des huiles, beurres, graisses, suifs, et cire. 1 vol. in-16 de 324 p., avec 90 fig., cart. .... 4 fr.

BEL (J.). Les maladies de la vigne et les meilleurs cépages français et américains. 1 vol. in-16 de 306 p., avec 111 fig., cart. .... 4 fr.

BELLAIR (G.). Les arbres fruitiers. 1 vol. in-16 de 306 p., avec 100 fig., cart. .... 4 fr.

BOIS (D.). Le petit jardin par D. Bois, aide-naturaliste de la chaire de culture au Muséum. 1 vol. in-16 de 352 p., avec 149 fig., cart. 4 fr.

— Les plantes d'appartement et les plantes de fenêtres. 1 vol. in-16 de 360 p., avec 150 fig., cart. .... 4 fr.

BREVANS (J. de). La fabrication des liqueurs et des conserves par J. DE BREVANS, chimiste principal au Laboratoire municipal de Paris. Introduction par Ch. GIRARD, directeur du Laboratoire municipal, 1 vol. in-16 de 392 p., avec 60 fig., cart. .... 4 fr.

— Les aliments. 1892, 1 vol. in-16 de 350 p., avec fig., cart. .... 4 fr.

BUCHARD. Les constructions agricoles et l'architecture rurale. 1 vol. in-16 de 392 p., avec 143 fig., cart. .... 4 fr.

— Le matériel agricole. Machines, outils, instruments employés dans la grande et la petite culture. 1 vol. in-16, 384 p , 142 fig., cart... 4 fr.

CAMBON. Le vin et la pratique de la vinification. 1 vol. in-18 jésus, 320 pages, avec 50 fig., cart. .... 4 fr.

DALTON. Physiologie et hygiène des écoles, des collèges et des familles. 1 vol. in-16 de 354 p., avec 68 fig., cart. .... 4 fr.

DONNÉ (A.). Conseils aux mères sur la manière d'élever les enfants nouveau-nés. 7° *édition*. 1 vol. in-16 de 378 p., cart. .... 4 fr.

DUJARDIN (Jules). Essai commercial des vins. 1 vol. in-16 de 340 p.. avec 75 fig., cart. .... 4 fr.

ESPANET. La pratique de l'homéopathie simplifiée. 3° *édition.* 1 vol. in-16 de 440 p.. cart. .... 4 fr.

FERRAND et DELPECH. Premiers secours en cas d'accidents et d'indispositions subites. 4° *édition.* 1 vol. in-16 de 342 p., avec 86 fig., cart. .... 4 fr.

FERVILLE. L'Industrie laitière, le lait, le beurre et les fromages. 1 vol. in-16 de 384 p., avec 87 fig., cart. .... 4 fr.

GOBIN (A.). La pisciculture en eaux douces. 1 vol. in-16 de 360 p., avec 93 fig., cart. .... 4 fr.

— La pisciculture en eaux salées. 1 vol. in-16 de 360 p., avec 50 fig., cart. .... 4 fr.

GRAFFIGNY (de). Les industries d'amateurs, le papier, le bois, le verre, la porcelaine et le fer. 1 vol. in-16, avec 180 fig., cart. 4 fr.

GUYOT. Les animaux de la ferme. 1 vol. in-16 de 344 p., avec 146 fig., cart. .... 4 fr.

HALPHEN. La pratique des essais commerciaux et industriels, par G. HALPHEN, chimiste au Laboratoire du ministère du commerce. Matières minérales : 1 vol. Matières organiques : 1 vol. Chaq. vol..   4 fr.

HÉRAUD. Les secrets de l'alimentation. 1 vol. in-16 de 400 p., avec 150 fig., cart..   4 fr.

— **Les secrets de l'économie domestique** à la ville et à la campagne, recettes, formules et procédés d'une utilité générale et d'une application journalière. 1 vol. in-16 de 381 p., avec 241 fig., cart...........   4 fr.

— **Les secrets de la science et de l'industrie,** recettes, formules et procédés d'une utilité générale et d'une application journalière. 1 vol. in-16 de 366 p., avec 165 fig., cart...............................   4 fr.

LACROIX-DANLIARD. La plume des oiseaux, histoire naturelle et industrie. 1 vol. in-16 de 350 p., avec 100 fig., cart..........   4 fr.

LARBALÉTRIER. Les engrais et leur application à la fertilisation du sol. 1 vol. in-16 de 360 p., avec 63 fig., cart...............   4 fr.

LEBLOND et BOUVIER. La gymnastique, et les exercices physiques. 1 vol. in-16 de 492 p., avec 80 fig., cart............   4 fr.

LEFÈVRE. L'électricité à la maison. 1 vol. in-16 de 396 p., avec 209 fig., cart...   4 fr.

LOCARD. La pêche et les poissons d'eau douce. 1 vol. in-16 de 360 p., avec 150 fig., cart.................................   4 fr.

MONTSERRAT (de) et BRISSAC. Le gaz, éclairage, chauffage, force motrice. 1 vol. in-16 de 350 p., avec 150 fig., cart........   4 fr.

MONTILLOT (Ph.). L'amateur d'insectes, caractères et mœurs des insectes, chasse, préparation et conservation des collections. Introduction par le professeur LABOULBÈNE, ancien président de la Société entomologique. 1 vol. in-16 de 350 p., avec 150 fig., cart......   4 fr.

— **Les insectes nuisibles.** 1 vol. in-16 de 350 p., avec 150 fig., cartonné...   4 fr.

PIESSE (S.). Histoire des parfums et hygiène de la toilette, poudre, vinaigre, dentifrices, fards, teintures, cosmétiques, etc. 1 vol. in-16 de 372 p., avec 70 fig., cart............................   4 fr.

— **Chimie des parfums et fabrication des savons,** odeurs, essences, sachets, eaux aromatiques, pommades, etc. 1 vol. in-16 de 360 p., avec 80 fig., cart...   4 fr.

RELIER. Guide pratique de l'élevage du cheval, par L. RELIER, vétérinaire principal au haras de Pompadour. 1 vol. in-16 de 388 p., avec 128 fig., cart...   4 fr.

RICHE. L'art de l'essayeur, par A. RICHE, directeur des essais à la Monnaie de Paris. 1 vol. in-16 de 394 p., avec 94 fig., cart......   4 fr.

— **Monnaies, médailles et bijoux.** Essais et contrôle des ouvrages d'or et d'argent. 1 vol. in-16 de 396 p., avec 66 fig., cart........   4 fr.

TASSART. Les matières colorantes et la chimie de la teinture, par M. TASSART, ingénieur, répétiteur à l'École centrale des arts et manufactures. 1 vol. in-16 de 320 p., avec 30 fig., cart........   4 fr.

— **L'industrie de la teinture.** 1 vol. in-16, 320 p., 50 fig.. cart. 4 fr.

St-VINCENT. Nouvelle médecine des familles, à la ville et à la campagne, à l'usage des maisons d'éducation, des écoles communales, et de toutes les personnes bienfaisantes qui se dévouent au soulagement des malades, par le Dr A.-C. DE SAINT-VINCENT. 9e *édition,* revue et corrigée. 1 vol. in-16 de 448 p., avec 142 fig., cart.................   4 fr.

VIGNON (L.). La soie, au point de vue scientifique et industriel, par L. VIGNON, sous-directeur de l'École de chimie industrielle de Lyon. 1 vol. in-16 de 370 p., avec 81 fig.. cart.....................   4 fr.

WITZ (A.). La machine à vapeur, par A. WITZ, docteur ès sciences, ingénieur des arts et manufactures. 1 vol. in-18 j., 325 p., 82 fig..   4 fr.

PETITE BIBLIOTHÈQUE A 2 FR. LE VOLUME

Collection de volumes in-16 comprenant 200 pages et illustrés

ALLIOT. Hygiène religieuse et scientifique. 184 pages.... 2 fr.
ANGERSTEIN et ECKLER. La gymnastique à la maison, à la chambre et au jardin. 1 vol. in-16, 160 pages, avec 55 figures..... 2 fr.
— **La gymnastique des demoiselles.** 1 vol. in-16, 160 p., 50 fig.. 2 fr.
BALL, La folie érotique. 160 pages......................... 2 fr.
BASTIDE. Les vins sophistiqués. 160 pages .... 2 fr.
BEL (J.). **La rose.** In-16. 160 pages, avec 41 figures .... 2 fr.
BERGERET. Des fraudes dans l'accomplissement des fonctions géné. ratrices. 13ᵉ *édition* 228 pages................................. 2 fr.
BERNARD. Premiers secours aux blessés. 154 pages, 79 fig. 2 fr.
BOERY. Les plantes oléagineuses et leurs produits. 160 p., 22 fig. 2 fr.
BRAMSEN. Les dents de nos enfants. 144 pages, 50 figures. 2 fr.
CAUVET. Procédés pratiques pour l'essai des farines. Caractères, altérations, falsifications. 100 pages, 74 figures .... 2 fr.
CORFIELD. Les maisons d'habitation, leur construction et leur aménagement selon les règles de l'hygiène. 160 pages, 54 figures. 2 fr.
CORLIEU. La prostitution à Paris. 128 pages............ 2 fr.
CORRE. La pratique de la chirurgie d'urgence. 216 pages. 2 fr.
DEBIERRE. L'hermaphrodisme. 150 pages, 50 figures...... 2 fr.
DECHAUX. La femme stérile. 2ᵃ *édition.* 214 pages .... 2 fr.
DEGOIX. Maladies et médicaments à la mode. 178 pages. 2 fr.
— **Hygiène de la toilette.** 160 pages........................ 2 fr.
— **Hygiène de la table.** 160 pages .... 2 fr.
FOURNIER. De l'onanisme. 216 pages .... 2 fr.
GALOPEAU. Manuel du pédicure. 132 pages, 28 fig .... 2 fr.
GAUTIER (J.). **La fécondation artificielle** et son emploi contre la stérilité chez la femme. 142 pages ...... 2 fr.
GIRARD et de BREVANS. La margarine et le beurre artificiel. 172 pages .... 2 fr.
GOURRIER. Les lois de la génération. 200 pages......... 2 fr.
GROS. Mémoires d'un estomac. 4ᵉ *édition.* 186 pages....... 2 fr.
HOFFMANN. L'homéopathie des gens du monde. 142 p. 2 fr.
JOLLY. Le tabac et l'absinthe, influence sur la santé. 228 p. 2 fr.
— **Hygiène morale.** 276 pages................................ 2 fr.
LECANU. Eléments de géologie. 223 pages................ 2 fr.
MAGNE (A.). **Hygiène de la vue.** 4ᵉ *édition.* 320 pages...... 2 fr.
MAYER (A.). **L'âge de retour.** Conseils aux femmes. 256 p... 2 fr.
MONAVON. La coloration artificielle des vins. 160 pages. 2 fr.
MONTEUUIS. Les enfants aux bains de mer. 150 p. avec fig. 2 fr.
— **Guide de la garde-malade.** 160 pages, avec figures........ 2 fr.
MURRELL. La pratique du massage. 168 pages.......... 2 fr.
NOGIER (J.-J.). **L'Education des facultés mentales.** 1892, 1 vol. in-16, 175 pages..................................... 2 fr.
PERRIER. La première enfance. 3ᵉ *édition.* 200 p., avec fig. 2 fr.
— **La seconde enfance.** 236 pages......................... 2 fr.
— **Hygiène de l'adolescence.** 172 pages................... 2 fr.
— **L'art de soigner les enfants malades.** 215 pages........ 2 fr.
PERTUS. Traités des maladies du chien. Avec 16 pl..... 2 fr.
RECLU. Manuel de l'herboriste. 160 pages, 52 fig........ 2 fr.
SAPORTA (A. de). **La chimie des vins.** 160 pages avec fig. 2 fr.
SIEBOLD. L'art des accouchements. 268 pages........... 2 fr.
WEBER. La goutte, traitement homéopathique. 125 pages... 2 fr.
ZABOROWSKI. Les boissons hygiéniques. 160 p., 24 fig.. 2 fr.

**

ADENOT. Des méningites microbiennes. 1890, gr. in-8, 158 p., avec figures... 3 fr. 50

ALIX. L'esprit de nos bêtes. 1890, 1 vol. in-8, 666 p., 121 fig.   12 fr.
— Cartonné.. 15 fr.
— **Le Cheval.** 1886, 1 vol. gr. in-8 de 700 pages, avec 172 figures et 1 atlas de 16 pl. col., découpées et superposées, cart. .... 60 fr.

ALLAMAN (C.). Des aliénés criminels. Paris, 1892. gr. in-8, 181 p.. 4 fr.

ANDOUARD. Nouveaux éléments de pharmacie. par ANDOUARD, professeur à l'école de médecine de Nantes. 4ᵉ *édition*. 1892, 1 vol. gr. in-8 de 985 pages, avec 161 pages .... 18 fr.

ANGER. Nouveaux éléments d'anatomie chirurgicale, par BENJAMIN ANGER, chirurgien des hôpitaux. 1869, 1 vol. gr. in-8 de XVI-1,056 pages, avec 1,069 figures et 1 atlas in-4 de 12 pl. col.. 40 fr.
— *Séparémen*. Texte, 1 vol. in-8. 20 fr. — Atlas, 1 vol. in-4.... 25 fr.

ANGLADA. Etudes sur les maladies nouvelles et les maladies éteintes, pour servir à l'histoire des évolutions séculaires de la pathologie. 1869, 1 vol. in-8 de 700 pages...................... 8 fr.

Annales d'hygiène publique et de médecine légale, par BERTIN-SANS, CHARRIN, L. COLIN, DU MESNIL, GARNIER (de Nancy), P. GARNIER, CH. GIRARD, HUDELO, JAUMES, LACASSAGNE, G. LAGNEAU, LHOTE, LUTAUD, MORACHE, MOTET, POINCARÉ, POUCHET, REUSS, RIANT, VIBERT. Directeur de la rédaction, le professeur P. BROUARDEL, président du Comité consultatif d'hygiène, doyen de la Faculté de médecine de Paris.
Paraît tous les mois par fascicules de 96 pages, in-8.
Prix de l'abonnement annuel :
Paris........ 22 fr. — Départements, 24 fr. — Union postale.... 25 fr.
— PREMIÈRE SÉRIE, collection complète (1829-1853), 50 vol. in-8.. 500 fr.
Tables alphabétiques des matières et des noms d'auteurs. 1855, in-8. 3 fr. 50
— SECONDE SÉRIE, collection complète (1854-1878), 50 vol. in-8.... 470 fr.
Tables alphabétiques des matières et des noms d'auteurs. 1880, in-8. 3 fr. 50
TROISIÈME SÉRIE. Année 1879 à 1891, 26 vol. in-8, avec fig. et pl. 286 fr.

ARNOULD. Nouveaux éléments d'hygiène, par JULES ARNOULD, professeur d'hygiène à la Faculté de médecine de Lille. 2ᵉ *édition*. 1889, 1 vol. gr. in-8 de 1,404 pages, avec 272 figures, cart........... 28 fr.

AUDRY. Les tuberculoses du pied. 1890, gr. in-8, 234 pages. 5 fr.

BACHELET. La dyspepsie Iléocœcale. 3ᵉ *édition*, 1888. 1 vol. in-18, 381 pages .... 5 fr.
— **Conseils aux mères de famille,** sur la manière de nourrir leurs enfants et de se nourrir elles-mêmes. 2ᵉ *édit*. 1887, 1 vol. in-18, 240 p. 2 fr.

BAIVY. La tuberculose. 1890, gr. in-8, 263 pages............ 6 fr.

BALFOUR. Traité d'embryologie et d'organogénie comparées. Edition française, par A.-H. ROBIN et MOCQUARD, aides-naturalistes au Muséum. 1885, 2 vol. in-8 de 1,350 pages avec 740 figures................ 30 fr.

BARTHELEMY (T.). Syphilis et santé publique. Etude d'hygiène publique, par T. BARTHÉLEMY, médecin de Saint-Lazare, ancien chef de clinique de la Faculté de médecine. 1890, 1 vol. in-16 de 350 p. 3 fr. 50

BASEIL. De l'hématome du scrotum. 1890, gr. in-8, 300 p. 6 fr.

BEALE. De l'urine, des dépôts urinaires et des calculs, composition chimique, caractères physiologiques et pathologiques et indications thérapeutiques. 1865. 1 vol. in-18, avec 136 figures............ 7 fr.

BEAUNIS. Nouveaux éléments de physiologie humaine, comprenant les principes de la physiologie comparée et de la physiologie générale, par H. BEAUNIS, professeur à la Faculté de médecine de Nancy. 3ᵉ *édition*. 1888, 2 vol. gr. in-8 de 1,484 pages, avec 513 fig., cart. 25 fr.

BEAUNIS et BOUCHARD. Nouveaux éléments d'anatomie descriptive et d'embryologie, par H. BEAUNIS et A. BOUCHARD, professeur à la Faculté de médecine de Bordeaux. 4° *édition*. 1885, 1 vol. gr. in-8 de 1,072 pages, avec 456 figures, cart.................... 20 fr.
— **Précis d'anatomie et de dissection.** 1877. 1 vol. in-18, de 450 pages... 4 fr. 50
BEDOIN. Précis d'hygiène publique. Introduction par le professeur P. BROUARDEL. 1891, 1 vol. in-8 de 333 p., avec 70 fig., cart...... 5 fr.
BERGERET. Les passions, dangers et inconvénients pour les individus, la famille et la société. 1878, 1 vol. in-18............ 3 fr. 50
BERGERON (ALB.). Précis de petite chirurgie et de chirurgie d'urgence. 1882, 1 vol. in-18 jésus de 436 p., avec 374 fig ..... 5 fr.
BERNARD (Claude), Physiologie. Physiologie expérimentale, substances toxiques, système nerveux, liquides de l'organisme, pathologie expérimentale, médecine expérimentale, anesthésiques et asphyxie, chaleur animale, diabète, physiologie opératoire, phénomènes de la vie, table alphabétique, par Claude BERNARD, professeur au Muséum et au Collège de France, membre de l'Institut, 16 vol. in-18, avec fig.... 114 fr.
— **Leçons de physiologie expérimentale appliquée à la médecine.** 1855-1856, 2 vol. in-8, avec fig............................. 14 fr.
— **Leçons sur les effets des substances toxiques et médicamenteuses.** 1857, 1 vol. in-8, avec 22 fig........................ 7 fr.
— **Leçons sur la physiologie et la pathologie du système nerveux.** 1858, 2 vol. in-8, avec fig............................... 14 fr.
— **Leçons sur les propriétés physiologiques et les altérations pathologiques des liquides de l'organisme.** 1859, 2 vol. in-8, avec fig.. 14 fr.
— **Introduction à l'étude de la médecine expérimentale.** 1865, 1 vol. in-8.. 7 fr.
— **Leçons de pathologie expérimentale.** 1880, 1 vol. in-8.. 7 fr.
— **Leçons sur les anesthésiques et sur l'asphyxie.** 1875, 1 vol. in-8, avec fig.. 7 fr.
— **Leçons sur le diabète.** 1877, 1 vol. in-8................ 7 fr.
— **Leçons de physiologie opératoire.** 1879, 1 vol. in-8, avec 116 figures .... 8 fr.
— **Leçons sur les phénomènes de la vie**, communs aux animaux et aux végétaux. 1878, 2 vol. in-8, avec pl. col. et fig............. 15 fr.
— **L'œuvre de Claude Bernard.** Introduction par Mathias DUVAL, notices par E. RENAN, Paul BERT et Armand MOREAU, table alphabétique, bibliographie. 1881, 1 vol. in-8, avec portrait............... 7 fr.
BERNARD (Claude) et HUETTE. Précis iconographique de médecine opératoire et d'anatomie chirurgicale. 1873, 1 vol. in-18 jésus, avec 113 pl., fig. noires, cart..................... 24 fr.
— **Figures coloriées, cart** .... 48 fr.
BERT (Paul). Leçons sur la physiologie comparée de la respiration. 1870, 1 vol. in-8 de 500 p., avec 150 fig.............. 10 fr.
BERTOGLIO. Les cimetières, au point de vue de l'hygiène et de l'administration. 1889, 1 vol. in-16 de 280 p................... 3 fr. 50
BLANCHARD (R.). Traité de zoologie médicale, par Raphaël BLANCHARD, professeur agrégé à la Faculté de médecine de Paris. 1889, 2 vol. in-8 de 800 p., avec 650 fig.............................. 20 fr.
BOCQUILLON-LIMOUSIN. Formulaire des médicaments nouveaux et des médications nouvelles, par H. BOCQUILLON-LIMOUSIN, pharmacien de 1re classe, lauréat de l'École de pharmacie. 3° *édition*. 1892, 1 vol. in-16 de 308 p., cartonné...................... 3 fr.
BOIVIN (Mme) et DUGÈS. Anatomie pathologique de l'utérus

et de ses annexes. 1866, atlas in-folio de 41 pl. gravées et coloriées, *représentant les principales altérations morbides des organes génitaux de la femme*, avec explication, cartonné...................... 45 fr.

BONAMI. Nouveau dictionnaire de la santé, comprenant la médecine usuelle, l'hygiène journalière, la pharmacie domestique et les applications des nouvelles conquêtes de la science à l'art de guérir, par le Dr Paul Bonami, médecin en chef de l'hospice de la Bienfaisance, lauréat de l'Académie de médecine. 1889, 1 vol. gr. in-8 jésus de 950 p., à deux colonnes, avec 702 fig. 16 fr. — Cartonné .... 18 fr.

BONNET (A.). Traité de thérapeutique des maladies articulaires. 1853, 1 vol. in-8 de xvii-684 p., avec 97 fig............. 9 fr.

— Nouvelles méthodes de traitement des maladies articulaires. 2e *édition.* 1860, 1 vol. in-8 de 356 p., avec 17 fig.... 4 fr. 50

BONNET (V.). Précis d'analyse microscopique des denrées alimentaires. Caractères, procédés d'examen, altérations et falsifications, par V. Bonnet, préparateur à l'Ecole de pharmacie, expert du Laboratoire municipal. Préface par L. Guignard, prof. à l'Ecole supérieure de pharmacie. 1890, 1 vol. in-18, 200 p., 163 fig., 20 pl. en chromotyp., cart. 6 fr.

BONNIER (G.). Les plantes des champs et des bois. Excursions botaniques. — Printemps, été, automne, hiver, par G. Bonnier, professeur à la Faculté des sciences de Paris. 1887, 1 vol. in-8, avec 873 fig. dans le texte et 30 pl. dont 8 en couleur...................... 24 fr.

— Cartonné... 26 fr.

BORIUS. Les maladies du Sénégal. Topographie, climatologie et pathologie. 1882, 1 vol. in-8 de 362 p.. .... 7 fr.

BOUANT. Dictionnaire de chimie, comprenant les applications aux sciences, aux arts, à l'agriculture, à l'industrie, à l'usage des industriels, des fabricants de produits chimiques, des agriculteurs, des médecins, des pharmaciens, des laboratoires municipaux, de l'École centrale, de l'Ecole des mines, des écoles de chimie, etc., par E. Bouant, agrégé des sciences physiques, préface par M. Troost (de l'Institut). 1888, 1 vol. gr. in-8 de 1,100 p., à 2 col., avec 600 fig............................... 25 fr.

BOUCHUT (E.). Traité pratique des maladies des nouveau-nés, des enfants à la mamelle et de la seconde enfance. 8e *édition.* 1884, 1 vol. in-8 de xvii-1,128 p., avec 179 fig..................... 18 fr.

— Hygiène de la première enfance, guides des mères pour l'allaitement, le sevrage, le choix de la nourrice. 8e *édition.* 1885, 1 vol. in-18 jésus de viii-460 p., avec 53 fig............................. 3 fr. 50

— Clinique de l'hôpital des Enfants-Malades. 1885, 1 vol. in-8 de 780 p.. 8 fr.

— Nouveaux éléments de pathologie générale, comprenant la nature de l'homme, l'histoire générale de la maladie, les différentes classes de maladies, l'anatomie pathologique générale et l'histologie pathologique, le pronostic, la thérapeutique générale. 4e *édition.* 1882, 1 vol. gr. in-8 de 900 pages, avec 250 figures........................... 16 fr.

— Traité de diagnostic et de sémiologie. 1883, 1 vol. gr. in-8 de 920 pages, avec 150 figures................................ 12 fr.

— Du nervosisme aigu et chronique et des maladies nerveuses. 2e *édition.* 1877, 1 vol. in-8 de vxiii-408 pages................ 6 fr.

— Atlas d'ophtalmoscopie médicale et de cérébroscopie, montrant les lésions du nerf optique, de la rétine et de la choroïde, produites par les maladies du cerveau, par les maladies de la moelle épinière, par les maladies constitutionnelles, etc. 1876, 1 vol. in-4 de viii-148 p., avec 14 pl. en chromo, comprenant 137 fig., cart.................... 35 fr.

— Traité des signes de la mort et des moyens de prévenir les inhumations prématurées. 3e *édition.* 1883, 1 vol. in-18, avec fig... 3 fr. 50

BOUILLET. **Précis de l'histoire de la médecine**, avec introduction. par A. LABOULBÈNE. 1883, 1 vol. in-8 de XVI-366 p.......... 6 fr.

BOUVERET (H.). **La neusrasthénie** (épuisement nerveux), par le Dʳ Louis BOUVERET, agrégé à la Faculté de médecine de Lyon. 2ᵉ *édition*. 1891. 1 vol. in-8 de 600 p................................. 6 fr.

— **Traité de l'empyème**. 1888, 1 vol. in-8 de 890 p.......... 12 fr.

BOUVERET et DEVIC. **La dyspepsie**, par hypersécrétion gastrique (maladie de Reichmann). 1892, 1 vol. in-8 de 300 p.

BOYER Les champignons comestibles et vénéneux de la France. 1891, 1 vol. gr. in-8 avec 50 planches coloriées, par GAULARD. Cartonné. 28 fr.

BRAIDWOOD (P.-M.). **De la pyohémie ou fièvre suppurative**, 1870, 1 vol. in-8, avec 12 planches chromolithographiées........ 8 fr.

BRASSEUR. Chirurgie des dents et de leurs annexes, par E. BRASSEUR, directeur de l'Ecole dentaire de Paris. 1889, 1 vol. gr. in-8, avec 127 fig... 5 fr.

BREHM (A.-E.). **Les merveilles de la nature, l'homme et les animaux**. Description populaire des races humaines et du règne animal. 10 vol. gr. in-8, avec 6,000 fig. et 200 pl............... 110 fr.
> *Les Races humaines*, 1 vol. — *Les Mammifères*, 2 vol. — *Les Oiseaux*, 2 vol. — *Les Reptiles et les Batraciens*, 1 vol. — *Les Poissons et les Crustacés*, 1 vol. — *Les Insectes, les Arachnides, les Myriapodes*, 2 vol. — *Les Vers, Mollusques, Zoophytes*, 1 vol.
> Chaque volume broché...................................... 11 fr.
> Relié en demi-maroquin, doré sur tranches.................. 16 fr.

BRIAND et CHAUDÉ. Manuel complet de Médecine légale, contenant un *Traité élémentaire de chimie légale*, par J. BOUIS, 10ᵉ *édition*. 1879, 2 vol. gr. in-8, avec 5 pl. gravées et 37 fig.... 24 fr.

BROCCHI (P.). **Traité de Zoologie agricole**, comprenant des éléments de pisciculture, d'apiculture, de sériciculture, d'ostréiculture, par P. BROCCHI, professeur à l'Institut national agronomique. 1886, 1 vol. in-8 de 986 p., avec 603 fig., cart.................................. 18 fr.

BROUARDEL (P.) **et OGIER** (J.). **Le laboratoire de toxicologie**, méthodes d'expertises toxicologiques, travaux du laboratoire, par le professeur P. BROUARDEL, doyen de la Faculté de Médecine de Paris et J. OGIER, directeur du laboratoire. 1891, 1 vol. gr. in-8, 248 p . 30 fig........ 8 fr.

BROUARDEL (P.) **et REUSS Le congrès international d'hygiène** de Paris. 1889, 1 vol. in-8.............................. 3 fr.

BROWNE (Lennox). **Traité des maladies du Larynx**, du pharynx et des fosses nasales, traduit par le Dʳ AIGRE. Préface par le Dʳ GOUGUENHEIM. 1891, 1 vol. in-8 de 650 p., avec 242 fig. et 2 pl. col...... 12 fr.

BUIGNET. Manipulations de physique. Cours de travaux pratiques. 1877, 1 vol. in-8 de 800 p., 265 fig. et 1 pl. col., cart............. 16 fr.

CAGNY. Précis de thérapeutique, de matière médicale et de pharmacie vétérinaires, par P. CAGNY, président de la Société centrale de médecine vétérinaire de France. 1892, 1 vol. in-18, 800 p., 100 fig., cart.. 8 fr.

CAILLAULT. Les maladies de la peau chez les enfants. 1 vol. in-18 de 400 p... 3 fr. 50

CAPUS et ROCHEBRUNE (A.-Tr. de). **Guide du naturaliste préparateur et du voyageur scientifique** ou instruction pour la recherche, la préparation, le transport et la conservation des animaux, végétaux, minéraux, fossiles et organismes vivants. 2ᵉ *édition*. 1882, 1 vol. in-18, avec 22 fig., cart................................. 3 fr.

— **Carnet (Le) du médecin praticien**, formules, ordonnances, tableaux du pouls, de la respiration et de la température, comptabilité. 1 cahier oblong avec cartonnage souple........................... 1 fr.

✻✻✻

CARRIÈRE (Eh.). **Le climat de l'Italie et des stations du midi de l'Europe sous le rapport hygiénique et médical.** 2° *édition*. 1876. 1 vol. in-8 de 640 p.. 1 fr.

CARUS (V.). **Histoire de la zoologie,** depuis Aristote jusqu'à nos jours. 1880, 1 vol. in-8 de 800 p.............................. 10 fr.

CAUVET. Nouveaux éléments d'histoire naturelle médicale. 3° *édition*. 1885, 2 vol. in-18 jésus de 600 p , avec 24 fig....... 12 fr.

— **Nouveaux éléments de matière médicale,** 1886-1887, 2 vol. in-18 jésus, ensembl. 1750 p., avec 701 fig.................. 15 fr.

— **Cours élémentaire de botanique.**
I. *Anatomie et physiologie végétales, paléontologic, géographie.* 1885, 1 vol. in-18, 315 p., avec 404 fig.............................. 4 fr.
II. *Les familles végétales*, 1885, 1 vol in-18, 500 p., avec 330 fig. 5 fr.
— *Le même* : Cartonné en 1 seul vol. comprenant les deux parties. 10 fr.

CHAPUIS. Précis de toxicologie. 2° *édition*. 1889, 1 vol. in-18 de 700 p., avec 54 fig., cart................................. 8 fr.

CHARGÉ. Traitement homœopatique des maladies des organes de la respiration, cavités nasales, larynx, trachée, bronches, poumons, plèvres. 2° *édition*. 1878, 1 vol. in-18 de 460 p........ 6 fr.

CHARPENTIER. Traité pratique des accouchements, par le D* A. Charpentier, professeur agrégé à la Faculté de médecine de Paris. 2° *édition*. 1889, 2 vol. gr. in-8 de 1,100 p., avec 752 fig. et 1 pl.. 30 fr.

CHASSAGNY. Fonctions du forceps. 1891, 1 vol. in-8..... 8 fr.

CHATIN (Joannès). **Les organes des sens** dans la série animale. Leçons d'anatomie et de physiologie comparées, faites à la Sorbonne. 1880, 1 vol. in-8 de 726 p., avec 136 fig............................ 12 fr.

CHAUFFARD (P.-E.). **La vie.** Etudes et problèmes de biologie générale. 1878, 1 vol. in-8 de 525 p............................ 7 fr. 50

CHAUVEAU et ARLOING. Traité d'anatomie comparée des animaux domestiques. 4° *édition*, revue et augmentée. 1889, 1 vol. in-8, avec 368 fig. noires et coloriées......................... 24 fr.

CHAUVEL (J.). **Précis d'opérations de chirurgie,** par J. Chauvel, professeur de médecine opératoire à l'Ecole du Val-de-Grâce. 3° *édition*, augmentée de notions sur l'antisepsie chirurgicale. 1891, 1 vol. in-18 j., lxxvi-818 p., avec 350 fig., cartonné........................... 9 fr.

CHEVREUL. Des couleurs et de leur application aux arts industriels à l'aide de cercles chromatiques. 2° *édition*. 1888, petit in-f°, avec 27 planches gravées sur acier et imprimées en couleur, cartonné. 40 fr.

CHRETIEN (H.). **Nouveaux éléments de médecine opératoire.** 1881, 1 vol. in-18 de 528 p.. avec 184 fig..................... 6 fr.

CHURCHILL (Fl.) **et Le BLOND. Traité pratique des maladies des femmes,** hors l'état de grossesse, pendant la grossesse et après l'accouchement. 3° *édition*, 1881, 1 vol. gr. in-8 de 1,158 p.. avec 365 fig. 18 fr.

CIVIALE. Traité pratique sur les maladies des organes génito-urinaires. 3° *édition*, 1858-1860, 3 vol. in-8, avec fig....... 24 fr.

CLAUDE. Premières notions d'homœopathie, à l'usage des familles. 2° *édition*. 1883, 1 vol. in-18 de 200 p.............. 1 fr. 50

COIFFIER. Précis d'auscultation. 2° *édition*. 1889, 1 vol. in-18 de 132 p., avec 78 fig. col., cartonné............................. 4 fr.

— **Médecine et thérapeutique rationnelles.** 1884, 1 vol. in-18. 6 fr.

COLIN (G.). **Traité de physiologie comparée des animaux,** considérée dans ses rapports avec les sciences naturelles, la médecine, la zootechnie et l'économie rurale, par G. Colin, professeur à l'Ecole vétérinaire d'Alfort. 3° *édition*. 1886-1887, 2 vol. in-8, avec 250 fig.. 28 fr.

COLIN (Léon). **Traité des maladies épidémiques.** Origine, évolution, prophylaxie. 1879, 1 vol. in-8 de xx-1,032 p............... 16 fr.
— **De la variole,** au point de vue épidémiologique et prophylactique. 1873, 1 vol. in-8 de 200 p.. avec fig .... 3 fr. 50
COLLINEAU. La gymnastique. 1884, 1 vol., in-8 de 824 p., avec fig........................ 10 fr.
Comité consultatif d'hygiène publique de France (Recueil des Travaux et des actes officiels de l'Administration sanitaire).
Tome I, 1872, in-8, 8 fr. — Tome II, 1873, 2 vol., 15 fr. — Tome III, 1874, in-8, 8 fr. — Tome IV, 1875, in-8, 8 fr. — Tome V, 1876, in-8, 8 fr. — Tome VI, 1877, in-8, 8 fr. — Tome VII, 1878, in-8, 8 fr. — Tome VIII, 1879, in-8, 8 fr. — Tome IX, 1880, in-8, 8 fr. — Tome X, 1881, in-8, 8 fr. — Tome XI, 1882, in-8, 8 fr. — Tome XII, 1883, in-8, 8 fr. — Tome XIII, 1884, in-8, 8 fr. — Tome XIV, 1885, in-8, 10 fr. — Tome XV, 1886, 8 fr. — Tome XVI, 1887, 10 fr. — Tome XVII, 1888, 10 fr. — Tome XVIII, 1889, 10 fr. — Tome XIX, 1890, 10 fr. — Tome XX, 10 fr.
COMTE (A.). **La philosophie positive,** résumé par JULES RIG, 1881, 2 vol. in-8 .... 20 fr.
CONTEJEAN. Eléments de géologie et de paléontologie. 1874, 1 vol. in-8 de 750 p., avec 467 fig., cartonné.................... 16 fr.
— **Géographie botanique.** Influence du terrain sur la végétation. 1881, in-8, 142 p.................... 3 fr. 50
CORIVEAUD. Hygiène de la jeune fille. 1882, 1 vol. in-18.3 fr. 50
— **Le lendemain du mariage.** Etude d'hygiène. 2e *édition*. 1889, 1 vol. in-16.................... 3 fr. 50
— **La santé de nos enfants.** 1890, 1 vol, in-16 de 350 p.... 3 fr. 50
— **Hygiène des familles.** 1890, 1 vol. in-16 de 320 p...... 3 fr. 50
CORLIEU (A.). **Aide-mémoire de médecine, de chirurgie et d'accouchements,** *vade-mecum* du praticien, par le Dr A. CORLIEU. 4e *édition*. 1886, 1 vol. in-18 jésus, VII-700 p., avec 448 fig., cart.. 6 fr.
— **Memorandum de medicina, cirurjia y partos,** traducido par DOCTOR CALDERON. 2e *édition*. 1888, 1 vol. in-18, avec fig., cart... 10 fr.
— **Les médecins grecs** depuis la mort de Galien jusqu'à la chute de l'Empire d'Occident. 1885. 1 vol. in-8, avec 1 carte.............. 5 fr.
CORNARO (L.). **Le régime de Pythagore,** d'après le Dr COCCHI; **De la sobriété,** conseils pour vivre longtemps, par L. CORNARO; **Le vrai moyen de vivre plus de cent ans dans une parfaite santé,** par L. LESSIUS. 1889, 1 vol. in-18 jésus, avec 5 planches.......... 3 fr. 50
Sur papier de Hollande, tiré à 100 exemplaires.................... 5 fr.
CORNEVIN. Traité de zootechnie générale, par CORNEVIN, professeur à l'Ecole vétérinaire de Lyon. 1891, 1 vol. gr. in-8 de 1088 p., avec 204 fig. et 4 pl. col...................... 22 fr.
CORNIL. Leçons sur la syphilis, faites à l'hôpital de Lourcine. 1876, 1 vol. in-8, IX-482 p., avec 9 pl. lithographiées et figures........ 10 fr.
COTARD. Etudes sur les maladies cérébrales et mentales. Préface par le Dr J. FALRET. 1891, 1 vol. in-8 de 600 p.............. 8 fr.
COWLES. Les hôpitaux, construction et organisation, par le Dr Ed. COWLES, trad. de l'anglais par M. CHALEIX. In-8, 60 p., avec 15 fig.. 2 fr.
CRUVEILHIER (J.) **Anatomie pathologique du corps humain,** ou descriptions, avec figures lithographiées et coloriées, des diverses altérations morbides dont le corps humain est susceptible. Paris. 1830-1842, 2 vol. in-folio, avec 230 pl. col...................... 456 fr.
— **Traité d'anatomie pathologique générale.** 1864, 5 vol. in-8 35 fr.
CULLERRE. Traité pratique des maladies mentales, par le Dr A. CULLERRE, médecin de l'Asile des aliénés de la Roche-sur-Yon. 1889. 1 vol. in-18 jésus de 608 p.......................... 6 fr.

CUVIER (G.). Les Oiseaux. 1870, 1 vol. in-8, avec 72 pl. contenant 464 fig. noires, 30 fr. — Fig. color .... 50 fr.
— **Les Mollusques.** 1868. 1 vol. in-8,-avec 36 pl., contenant 528 fig. noires, 15 fr. — Fig. coloriées .... 25 fr.
— **Les Vers et les Zoophytes.** 1869, 1 vol. in-8, avec 37 pl., contenant 550 fig. noires. 15 fr. — Fig. color .... 25 fr.
CUYER et ALIX. Le cheval. *extérieur* : régions, pied, proportions, aplombs, allures, âge, aptitudes, robes, tares, vices, vente et achat, *structure et fonctions* : situation, structure anatomique et rôle physiologique de chaque organe ; *races* : origines, caractères, production et amélioration, 1886, 1 vol. gr. in-8, 703 p.. avec fig. et 1 atlas de 16 planches coloriées, découpées et superposées. Ensemble deux volumes cart.......... 60 fr.
Sépar. : **Les allures du cheval.** 1883, gr. in-8, 1 pl. articulée. 7 fr. 50
CUYER et KUHFF. Le corps humain. Structure et fonctions. formes extérieures, régions anatomiques, situation, rapports et usages des appareils et organes qui concourent au mécanisme de la vie, démontrés à l'aide de planches dessinées d'après nature, coloriées, découpées et superposées, 1879. 1 vol. grand in-8 de 379 pages de texte et 1 atlas de 27 pl. coloriées. Ouvrage complet, 2 vol., cart...................... 75 fr.
— *Le même*, sans les organes génitaux............................ 70 fr.
— **Les organes génitaux de l'homme et de la femme.** 2° *édition.* Gr. in-8, 65 p., avec 66 fig. et 2 pl coloriées.............. 7 fr. 50
CYON. Principes d'électrothérapie. 1873, 1 vol. in-8 de VIII-275 p., avec fig.. 4 fr.
CYR (J). Traité pratique des maladies du foie. 1887, 1 vol. in-8 de 886 p.. 12 fr.
— **Scènes de la vie médicale.** 1888, 1 vol. in-16 de 300 p.. 3 fr. 50
DALLET (G.). Le monde vu par les savants du XIX° siècle, 1890, 1 vol. gr. in-8 de 1,100 p., à 2 col. 800 fig............... 18 fr.
— Cartonné, tranches dorées .... 22 fr.
DAREMBERG (Ch.). Histoire des sciences médicales, comprenant l'anatomie, la physiologie, la médecine, la chirurgie et les doctrines de pathologie générale. 1870, 2 vol. in-8...................... 20 fr.
DAVAINE (C.). Traité des Entozoaires et des maladies vermineuses, chez l'homme et chez les animaux domestiques. 2° *édition.* 1877 1 vol. in-8 de 1,000 p. avec 100 fig.......................... 14 fr.
DECAYE. Précis de thérapeutique chirurgicale. 1882, 1 vol. in-18 de 572 p... 6 fr.
DECHAUX (P.-M.). Les quatre points cardinaux de la médecine. 1881, 1 vol. in-16, 450 p., avec 1 pl col................... 5 fr.
DEGLAND et GERBE Ornithologie européenne, ou Catalogue descriptif, analytique et raisonné des oiseaux observés en Europe. 2° *édition.* 1867, 2 vol. in-8...................................... 24 fr.
DELEFOSSE. La pratique de l'analyse des urines et de la bactériologie urinaire. 4° *édition.* 1891, 1 vol. in-18 jésus, 273 p., avec 27 pl., comprenant 103 fig., cartonné.......................... 4 fr.
— **La pratique de la chirurgie des voies urinaires.** 2° *édition.* 1887, 1 vol. in-18 jésus de 585 p., avec 142 fig................ 7 fr.
DENIKER. Atlas manuel de botanique Illustrations des familles et des genres de plantes phanérogames et cryptogames, avec le texte en regard. par J. DENIKER, bibliothécaire du Muséum. 1886, 1 vol. in-4, 400 pl., comprenant 3,300 fig., cartonné.......................... 30 fr.
— *Édition de luxe en couleurs*, tirée à 500 exemplaires. 1889, 1 vol. in-4, 400 p., 200 pl. col. au pinceau d'après les aquarelles de Millot, cart. 100 fr.
DENUCÉ (P.). Traité clinique de l'inversion utérine. 1883, 1 vol. in-8 de 645 p., avec 103 fig..................................... 12 fr.

DESHAYES (G.). **Description des animaux sans vertèbres** découverts dans le bassin de Paris. 1860-1866, 3 vol. in-4 de texte et 2 vol. in-4 de 196 pl.. 250 fr.

DESPEIGNES. Etudes expérimentales sur les microbes des eaux. 1890, gr. in-8, 126 p................................ 3 fr.

DESPINE et PICOT. Manuel pratique des maladies de l'enfance. *4° édition*. 1889, 1 vol. in-18 jésus de 936 p............ 9 fr.

DESPRÉS (A.). **La prostitution en France.** Etudes morales et démographiques avec une statistique générale de la prostitution en France. 1882, 1 vol. gr. in-8 de 208 p., avec 2 pl..............¹ 6 fr.

— **La Chirurgie journalière,** leçons de clinique chirurgicale. *3° édition*. 1888, 1 vol. gr. in-8 de 860 p., avec figures.............. 12 fr.

DIDAY. La syphilis. 1 vol. in-18 de 520 p.............. 3 fr. 50

DORTEL. L'anthropologie criminelle et la responsabilité médico-légale. 1891, 1 vol. in-8 de 181 p............................. 4 fr.

DUBRAC. Traité de jurisprudence médicale et pharmaceutique, comprenant la législation, l'état civil, les dispositions à titre gratuit, la responsabilité médicale, le secret professionnel, les expertises, les honoraires des médecins et les créances des pharmaciens, l'exercice illégal de la médecine, les contraventions aux lois sur la pharmacie, la police sanitaire, les ventes de clientèle médicale, l'inaptitude au service militaire, les eaux minérales, etc. 1882, 1 vol. in-8 de 800 p..... 12 fr.

DUCHARTRE. Eléments de botanique, comprenant l'organographie, la physiologie des plantes, les familles naturelles et la géographie botanique, par P. DUCHARTRE, membre de l'Institut. *3° édition*. 1884, 1 vol. in-8 de 1,272 p., avec 572 fig., cart.......................... 20 fr.

DUCHENNE (de Boulogne). **Mécanisme de la physionomie humaine, ou analyse électro-physiologique de l'expression des passions,** publiée en trois éditions :
1° *Edition,* gr. in-8, formant 1 vol. de 264 p., avec 9 pl. représentant 144 fig. photographiées.................................... 20 fr.
2° *Edition de luxe,* formant 1 vol. gr. in-8, avec atlas composé de 74 pl. photographiées et de 9 pl. représentant 144 fig. cart.......... 68 fr.
3° *Grande édition* in-folio, avec 84 pl., dont 74 sur plaques normales, représentant les expériences électro-phisiologiques.......... 200 fr.

DUPLAY. Chirurgie des organes génito-urinaires de l'homme et de la femme, par S. DUPLAY, professeur à la Faculté de médecine, G. BOUILLY, L. PICQUÉ, L. POISSON, A. POUSSON, Ed. SCHWARTZ et Paul SEGOND. 1 vol. gr. in-8 de 844 p., avec 321 fig................. 17 fr. 50

DUPOUY. Médecine et mœurs de l'ancienne Rome, d'après les poètes latins. 1885, 1 vol. in-18 jésus de 430 p............. 3 fr. 50

DUVAL (E.). **La pratique de l'hydrothérapie.** Préface par le professeur M. PETER. Ouvrage couronné par l'Académie des sciences. 1891, 1 vol. in-16 de 360 p., avec fig., cart........................ 5 fr.

— **Traité clinique d'hydrothérapie.** 1888, 1 vol. in-8 de 910 p. 10 fr.

— **Traité pratique du pied-bot.** Préf. du Dr PÉAN. 1891, 1 vol. in-8. 6 fr.

DUVAL (Mathias). **Cours de physiologie,** par Mathias DUVAL, professeur à la Faculté de médecine de Paris. *6° édition du Cours de physiologie* de KUSS et DUVAL. 1887. 1 vol. in-18 jésus, VIII-712 p., 206 fig., cart. 8 fr.

DUVAL (Mathias) **et CONSTANTIN. Anatomie et Physiologie animales,** par Mathias DUVAL, professeur à la Faculté de médecine et à l'Ecole des Beaux-Arts de Paris ; et P. CONSTANTIN, professeur au lycée de Rennes, ouvrage rédigé conformément aux programmes officiels du 28 janvier 1890 pour la classe de philosophie, du 24 février 1891 pour la classe de mathématiques élémentaires et du 15 juin 1891 pour la classe de première de l'enseignement moderne. 1891, 1 vol. in-8, 530 p., 472 fig. 6 fr.

✳✳✳✳

Ecole de Salerne (L'), traduction en vers français, par Ch. Meaux
Saint-Marc, avec le texte latin, précédée d'une introduction par le Dr Daremberg et suivie de commentaires. 1880, 1 vol. in-18 jésus de 600 p.,
7 fig.. 7 fr.
— Papier de Hollande, tiré à 100 exemplaires...................... 14 fr.
EDINGER. Anatomie des centres nerveux. 1889, 1 vol. in-8 de
258 p., avec 143 fig.. 8 fr.
**ELOUI. Recherches histologiques sur le tissu connectif de la
cornée** des animaux vertébrés. 1881, 1 vol. gr. in-8, avec 6 pl.. 6 fr.
EMMET (Th.-A.). **La pratique des maladies des femmes,** ouvrage
traduit et annoté par A. Olivier, ancien interne des hôpitaux. Préface par
le professeur Trélat. 1887, 1 vol. gr. in-8, 860 p , avec 220 fig... 15 fr.
**ENGEL. Nouveaux éléments de chimie médicale et de chimie
biologique,** avec les applications à l'hygiène, à la médecine légale et
à la pharmacie. 3e *édition.* 1888. 1 vol. in-8 de viii-671 p., 117 fig. 9 fr.
ENGELMANN (G.-J.). **La pratique des accouchements chez les
peuples primitifs.** Etude d'ethnographie et d'obstétrique. Préface par
le docteur A. Charpentier. 1886, 1 vol. in-8, avec 83 fig......... 7 fr.
EUSTACHE (G.). **Manuel pratique des maladies des femmes,**
médecine et chirurgie. 1881, 1 vol. in-18 de 748 p............. 8 fr.
FALRET (J.-P.). **Des maladies mentales et des asiles d'aliénés,**
1864, 1 vol. in-8 de 800 p., avec 1 pl........................... 11 fr.
FALRET (J.). **Etudes cliniques sur les maladies mentales et
nerveuses,** par J. Falret, médecin de la Salpêtrière. 1889, 1 vol.
in-8 de 624 p... 8 fr.
— **Les aliénés et les asiles d'aliénés,** assistance, législation et médecine légale. 1890, 1 vol. in-8 de 564 p...................... 8 fr.
Encyclopédie internationale de chirurgie, illustrée de figures
intercalées dans le texte, par Gosselin. Verneuil, Duplay, professeurs à
la Faculté de médecine de Paris ; Bouilly, P. Segond, Nicaise, Ed. Schwartz,
G. Marchant, Picqué, chirurgiens des hôpitaux de Paris ; Ollier, Poncet,
Vincent, professeurs à la Faculté de médecine de Lyon ; Poinsot, Pousson,
chirurgiens des hôpitaux de Bordeaux ; Maurice Jeannel (de Toulouse).
Poisson (de Nantes) ; Stricker, professeur à l'Université de Vienne ; Allingham, R. Barwell, F. Trèves, etc. (de Londres) ; H. Morris, Th. Annandale (d'Edimbourg) ; J. Ashburst, Solis Cohen, Packart, White, etc. (de
Philadelphie) ; Van Buren, Sturgis, J. Lidell, etc. (de New-York) ;
Andrews (de Chicago) ; Fenwick (de Montréal) ; etc., etc. Ouvrage complet. 1888, 7 vol. gr. in-8, comprenant ensemble 6,680 p., à 2 colonnes,
avec 2,758 fig.. 122 fr. 50
Chaque volume se vend séparément.. .... 17 fr. 50
FAU et CUYER. Anatomie artistique du corps humain. Planches
par le Dr Fau, texte avec figures, par E. Cuyer. 2e *édition.* 1890, in-8,
208 p., et 17 pl. Fig. noires, 6 fr. — Fig. color............... 12 fr.
FELTZ. Traité clinique et expérimental des embolies capillaires. 2e *édition.* 1870, in-8 de 450 p., avec 11 pl. chromolithographiées
comprenant 90 dessins.. 12 fr.
FERRAND (E.). **Aide-mémoire de pharmacie,** *vade-mecum* du
pharmacien à l'officine et au laboratoire. 5e *édition,* comprenant les formules du Codex, les médicaments nouveaux et les formules nouvelles et
un formulaire vétérinaire. 1891, 1 vol. in-18 jésus de 852 p., 168 fig.,
cart... 8 fr.
FONSSAGRIVES. Hygiène et assainissement des villes. 1874
1 vol. in-8 de xii-578 pages................................... 8 fr.
— **Thérapeutique de la phtisie pulmonaire.** 2e *édition.* 1884.
1 vol. in-8 de lxiv-590 pages................................... 9 fr.

FONSSAGRIVES. Principes de thérapeutique générale. 2ᵉ *édition*. 1884, 1 vol. in-8 de 590 pages .... 9 fr.
— **Hygiène alimentaire** des malades, des convalescents et des valétudinaires. 3ᵉ *édition*. 1881, 1 vol. in-8 de xxxii-670 pages .... 9 fr.
— **Traité d'hygiène navale**. 2ᵉ *édition*. 1877, 1 vol. in-8 de xvi-920 p., avec 145 fig.......................... 15 fr.
FOVILLE (Ch. de). Les aliénés. Etude pratique sur la législation et l'assistance qui leur sont applicables. 1870, 1 vol. in-8 de xiv-207 p. 3 fr.
— **La législation relative aux aliénés en Angleterre** et en Ecosse. 1885, 1 vol. gr. in-8 de 208 p.......................... 5 fr.
FOX. Iconographie photographique des maladies de la peau, par G.-H. Fox, professeur de clinique dermatologique à New-York. 1882, 1 vol. in-4, 48 planches photographiées d'après nature, coloriées à la main, cartonné.......................... 120 fr.
FREDERICQ. Exercices pratiques de physiologie. 1891, 1 vol. gr. in-8, cart.......................... 3 fr.
FRERICHS. Traité pratique des maladies du foie et des voies biliaires. 3ᵉ *édition*. 1877, 1 vol. in-8 de xvi-896 p., 158 fig... 12 fr.
— **Traité du diabète**. 1885, 1 vol. gr. in-8, 5 pl. chrom. et fig.. 12 fr.
GAJKIEWICZ. La syphilis du système nerveux. 1892. 1 vol. in-8 de 200 p...
GALEZOWSKI. Traité des maladies des yeux. 3ᵉ *édition*, 1888, 1 vol. in-8 de xvi-1020 p., avec 483 fig.......................... 20 fr.
— **Traité iconographique d'ophtalmoscopie**, comprenant la description des différents ophtalmoscopes, l'exploration des membranes internes de l'œil et le diagnostic des affections cérébrales et constitutionnelles. 2ᵉ *édition*. 1885, 1 vol. in-4 de 281 p., avec 28 pl. chromolithographiées, cart.......................... 35 fr.
— **Echelles optométriques et chromatiques** pour mesurer l'acuité de la vision, les limites du champ visuel et la faculté chromatique, accompagnées de tables synoptiques pour le choix des lunettes. 1883, in-8, 34 pl. noires et color., cart.......................... 7 fr. 50
— **Echelles portatives des caractères et des couleurs**, pour mesurer l'acuité visuelle. 2ᵉ *édition*. 1890, in-18, 38 pl., cart.. 2 fr. 50
— **Du diagnostic des maladies des yeux**, par la chromatoscopie rétinienne. 1868, 1 vol. in-8 de 207 p., avec 31 fig., une échelle chromatique comprenant 44 teintes et 5 échelles typographiques........ 7 fr.
GALEZOWSKI et DAGUENET. Diagnostic et traitement des affections oculaires. 1886, 1 vol. gr. in-8.................. 18 fr.
GALIEN. Œuvres anatomiques, physiologiques et médicales, traduites par Ch. Daremberg. 1854-1857, 2 vol. gr. in-8 de 800 p. 20 fr.
GALISSET et MIGNON. Nouveau traité des vices rédhibitoires ou Jurisprudence vétérinaire. 3ᵉ *édition*. 1864, 1 vol. in-18 jésus de 542 p.......................... 6 fr.
GALLARD. Clinique médicale de la Pitié. 1877, 1 vol. in-8 de xliv-636 p., avec 25 fig.......................... 20 fr.
— **Leçons cliniques sur la menstruation** et ses troubles. 1885, 1 vol. in-8 de 325 p., avec 37 fig. .... 6 fr.
— **Leçons cliniques sur les maladies des ovaires**. 1886, 1 vol. in-8 de 463 p., avec 47 fig.......................... 8 fr.
— **De l'avortement** au point de vue médico-légal. 1878, in-8, 135 p. 3 fr.
GALLOIS (E.). Manuel de la sage-femme et de l'élève sage-femme. 1886, 1 vol. in-18 de 640 p., avec fig.......................... 6 fr.
GALLOIS (N.). Formulaire de l'Union médicale. Douze cents formules favorites des médecins français et étrangers. 4ᵉ *édition* 1888, 1 vol. in-32 de xxviii-662 p., cart.......................... 3 fr. 50

GAUJOT et SPILMANN (E.). **Arsenal de la chirurgie contemporaine**. Description, mode d'emploi et appréciation des appareils et instruments en usage pour le diagnostic et le traitement des maladies chirurgicales, l'orthopédie, la prothèse, les opérations simples, générales, spéciales et obstétricales. 1867-1872, 2 vol. in-8, avec 1,437 fig.. 32 fr.

GAUTIER (A.). **Sophistication et analyse des vins**, par A. GAUTIER, professeur de la Faculté de médecine de Paris. *4e édition*, 1891, 1 vol. in-18 jésus de 300 p., avec 4 pl. noires et color., cart............ 6 fr.

GAUTIER (L.-M.). **Les champignons**, considérés dans leurs rapports avec la médecine, l'hygiène publique et privée, l'agriculture, l'industrie, et description des principales espèces comestibles, suspectes et vénéneuses de la France. 1884, 1 vol. gr. in-8 de 508 p., avec 16 pl. chromolithographiées et 195 fig........................ 24 fr.

GAUTRELET. **Urines, dépôts, sédiments, calculs**. Applications de l'analyse urologique à la séméiologie médicale. Préface par le Dr LÉCORCHÉ, professeur agrégé à la Faculté de médecine de Paris. 1889, 1 vol. in-18 jésus, avec 80 fig.................... 6 fr.

GAVOY. **L'encéphale**, description iconographique du cerveau, du cervelet et du bulbe. 1886, 1 vol. in-4 de 200 p. et 1 atlas de 59 pl. en glyptographie. *Ensemble*, 2 vol. cart.................. 100 fr.

GELLE. **Précis des maladies de l'oreille**, comprenant l'anatomie, la physiologie, la pathologie, la thérapeutique, la prothèse, l'hygiène, la médecine légale, la surdité et la surdi-mutité et les maladies du pharynx et des fosses nasales. 1885, 1 vol. in-18 de 708 p., avec 157 fig... 9 fr.

GENTY de BONQUEVAL. **Traité théorique et pratique de l'électro-homœopathie**. *2e édition*. 1891, 1 vol. in-8, 352 p.. 5 fr.

GERMAIN (DE SAINT-PIERRE). **Nouveau dictionnaire de botanique**, comprenant la description des familles naturelles, les propriétés médicales et les usages économiques des plantes, la morphologie et la biologie des végétaux. 1870, 1 vol. in-8 de XVI-1388 p., avec 1,640 fig.... 25 fr.

GIGOT-SUARD. **L'herpétisme**, pathogénie, manifestations, traitement, pathologie expérimentale et comparée. 1870, 1 vol. gr. in-8, 468 p.. 8 fr.

GILLETTE. **Chirurgie journalière des hôpitaux de Paris**, répertoire de thérapeutique chirurgicale. 1877, 1 vol. in-8 de XVI-772 p., avec 662 fig., cart................................ 12 fr.

— **Clinique chirurgicale des hôpitaux de Paris**. 1878, 1 vol. in-8 de 324 p., avec fig................................. 5 fr.

GIRARD (M.). **Les insectes. Traité élémentaire d'Entomologie**, comprenant l'histoire des espèces utiles et de leurs produits, des espèces nuisibles et des moyens de les détruire, l'étude des métamorphoses et des mœurs, les procédés de chasse et de conservation, par MAURICE GIRARD, président de la Société entomologique de France. 1873-1885, 3 vol. in-8, avec atlas de 118 pl. Fig. noires, 100 fr. — Fig. color............ 170 fr.

GIRAUD-TEULON (F.). **La vision et ses anomalies**, cours théorique et pratique sur la physiologie et les affections fonctionnelles de l'appareil de la vue. 1881, 1 vol. gr. in-8 de 936 p., avec 117 fig.. 20 fr.

GIROD. **Manipulations de botanique**. Guide pour les travaux d'histologie végétale par PAUL GIROD, professeur à la Faculté des sciences de Clermont-Ferrand. 1887, 1 vol. gr. in-8, avec 20 pl., cart...... 7 fr.

— **Manipulations de zoologie**. Guide pour les travaux pratiques de dissection. *Animaux invertébrés*. 1889, 1 vol. gr. in-8, avec 25 pl. en noir et en coul., cart.............................. 10 fr.

— *Animaux vertébrés*. 1892, 1 vol. gr. in-8, avec 32 pl. en noir et en coul., cart..................................... 10 fr.

GIVRE. **De la tuberculose** chez les ouvriers en soie. 1890, gr. in-8, 186 p..................................... 3 fr. 50

GODRON (D.-A.). **De l'espèce et des races dans les êtres organisés**, et spécialement de l'unité de l'espèce humaine. 2ᵉ *édition*. 1872, 2 vol. in-8 .... 12 fr.

GOFFRES. Précis iconographique de bandages, pansements et appareils. 1887, 1 vol. in-18 jésus de 296 p , avec 81 pl., figures coloriées, cartonné .... 36 fr.
— Figures noires, cartonné .... 18 fr.

GORDON. Traité expérimental d'électricité et de magnétisme, Introduction par M. A. Cornu (de l'Institut). 1881, 2 vol. in-8, ensemble 1 332 p., avec 371 fig. et 58 pl. noires et coloriées............... 35 fr.

GOYAU. Traité pratique de maréchalerie, comprenant le pied du cheval, la maréchalerie, la ferrure appliquée aux divers genres de service, la médecine et l'hygiène du pied. 3ᵉ *édition*. 1890, 1 vol. in-18 de 528 p., avec 364 fig .... 8 fr.

GRAEFE. Clinique ophtalmologique. 1866, 1 vol. in-8, avec 21 figures .... 8 fr.

GRIESINGER et VALLIN. Traité des maladies infectieuses. Maladie des marais, fièvre jaune, maladies typhoïdes (fièvre pétéchiale ou typhus des armées, fièvre typhoïde, fièvre récurrente ou à rechutes, typhoïde bilieuse, peste), choléra. 2ᵉ *édition*, revue et annotée par le Dr E. Vallin. 1877, 1 vol. in-8 de xxii-742 p................... 10 fr.

GRIESSELICH. La médecine homœopathique. Thérapeutique et pharmaco-dynamique. 1 vol. in-18 .... 3 fr. 50

GRISOLLE. Traité de la pneumonie. 2ᵉ *édit.* 1864, 1 vol. in-8. 9 fr.

GROSS, ROHMER et VAUTRIN. Nouveaux éléments de pathologie et de clinique chirurgicales, par Fr. Gross, professeur de clinique chirurgicale à la Faculté de médecine de Nancy, J. Rohmer et A. Vautrin, professeurs agrégés à la Faculté de médecine de Nancy. 1892. 3 vol. in-8 de chacun 1,000 pages................................. 36 fr.

GUARDIA (J.-M.). **La médecine à travers les siècles.** Histoire et philosophie. 1865, 1 vol. in-8 de 800 p........................ 10 fr.

GUBLER (A.). **Cours de thérapeutique.** 1880, 1 vol. in-8, 600 p. 9 fr.

GUBLER et LABBÉE. Commentaires thérapeutiques du Codex médicamentarius ou histoire de l'action physiologique et des effets thérapeutiques des médicaments inscrits dans la pharmacopée. 4ᵉ *édition*. 1891, 1 vol. gr. in-8 de 1,061 p.................. 16 fr.

GUIBOURT et PLANCHON. Histoire naturelle des drogues simples. 7ᵉ *édition*, par G. Planchon, directeur de l'Ecole de pharmacie de Paris. 1876, 4 forts vol. in-8, avec 1,077 figures .... 36 fr.

GUINARD. Précis de tératologie humaine et comparée, par L. Guinard, chef des travaux de physiologie à l'Ecole vétérinaire de Lyon. 1892, 1 vol. in-16 de 200 p. avec 100 fig., cart.......................... 4 fr.

GUNTHER. Nouveau manuel de médecine vétérinaire homœopathique. 2ᵉ *édition*. 1871, 1 vol. in-18 de 504 p., av. 34 fig. 5 fr.

GUYON (F.). **Eléments de chirurgie clinique**, comprenant le diagnostic chirurgical, les opérations en général, l'hygiène, le traitement des blessés et des opérés, par J.-C. Félix Guyon, professeur à la Faculté de médecine de Paris. 1873, 1 vol. in-8 de xxxviii-672 p., avec 63 fig. 12 fr.
— **Leçons cliniques sur les maladies des voies urinaires**, professées à l'hôpital Necker. 2ᵉ *édition*. 1885, 1 vol. in-8 de 1,000 p., avec figures .... 16 fr.
— **Leçons cliniques sur les affections chirurgicales de la vessie et de la prostate.** 1888, 1 vol. gr. in-8 de 1,100 pages. 16 fr.

HAHNEMANN. Exposition de la doctrine médicale homœopatique, ou Organon de l'art de guérir. 5ᵉ *édition*. 1873, 1 vol. in-8 de 640 p., avec portrait... 8 fr.

HAHNEMANN. Traité de matière médicale homœopathique, comprenant les pathogénésies du Traité de matière médicale pure et du Traité des maladies chroniques. Traduit par Léon Simon et V.-P. Léon Simon, de l'Hôpital Hahnemann. 1891, 4 vol. in-8............... 33 fr.

— **Etudes de médecine homœopathique.** 1865, 2 vol. in-8.   14 fr.

HALLOPEAU. Traité élémentaire de pathologie générale comprenant la pathogénie et la physiologie pathologique, par H. Hallopeau, professeur agrégé à la Faculté de médecine. 3e *édition* 1890, 1 vol. in-8 de 800 p., avec 180 figures........................... 12 fr.

HAMILTON (H.). Traité pratique des fractures et des luxations. Traduit et augmenté de nombreuses additions, par G. Poinsot, professeur agrégé à la Faculté de médecine de Bordeaux. 1884, 1 vol. gr. in-8 de 1284 p., avec 514 fig................................. 24 fr.

HAMMOND et LABADIE-LAGRAVE. Traité des maladies du système nerveux, comprenant les maladies du cerveau, les maladies de la moelle et de ses enveloppes, les affections cérébro-spinales, les maladies du système nerveux périphérique et les maladies toxiques du système nerveux. Traduction française, par le Dr F. Labadie-Lagrave. 1890, 1 vol. gr. in-8 de xxiv-1,300 p., avec 116 fig................. 22 fr.

HARDY (Alfred). Traité pratique et descriptif des maladies de la peau, par Alfred Hardy, professeur à la Faculté de médecine de Paris. 1886. 1 vol. in-8, avec fig.................... 18 fr.

HARRIS, AUSTEN et ANDRIEU. Traité théorique et pratique de l'art du dentiste. 1884, 1 vol. in-8 de 1,200 p., avec figures, cartonné.. 20 fr.

HERAIL (J.) et BONNET (V.). Manipulations de botanique médicale et pharmaceutique. Iconographie histologique des plantes médicinales. Préface par le professeur G. Planchon. 1891, 1 vol. gr. in-8 de 320 p., avec 223 fig. et 36 planches coloriées, cartonné......... 20 fr.

HEATH. Lésions et maladies des mâchoires. 1 vol. in-8 de 462 p., avec 200 fig..................................... 10 fr.

HERAUD. Nouveau dictionnaire des plantes médicinales, description, habitat et culture, récolte, conservation, partie usitée, composition chimique, formes pharmaceutiques et doses, action physiologique, usages dans le traitement des maladies. 2° *édition.* 1884, 1 vol. in-18 de 620 p., avec 273 figures, cartonné....................... 6 fr.

— **Jeux et récréations scientifiques,** applications usuelles des mathémathiques, de la physique, de la chimie et de l'histoire naturelle. 1884, 1 vol. in-18 jésus de 636 p., avec 294 figures, cart......... 6 fr.

HERING. Médecine homœopathique domestique. Traduction nouvelle par Léon Simon. 7° *édit.* augmentée d'instructions sur l'emploi des nouveaux médicaments. 1891, 1 vol. in-18 jés., 700 p., 119 fig.   8 fr.

HIPPOCRATE. Œuvres complètes, traduction nouvelle, avec le texte en regard, suivie d'une table des matières, par E. Littré. Ouvrage complet. 1839-1861, 10 vol. in-8 de 700 p................. 100 fr.

HIRSCHEL. Guide du médecin homœopathe au lit du malade, et répertoire de thérapeutique homœopathique. Traduction par V.-Léon Simon. 2° *édition.* 1874, 1 vol. in-18 jésus de xxiv-540 p......... 5 fr.

HOLMES (T.). Thérapeutique des maladies chirurgicales des enfants. 1870, 1 vol. in-8 de 917 p., avec 330 fig............. 15 fr.

HORTOLÈS (Ch.). Etude du processus histologique des néphrites. 1881, gr. in-8, 182 p., avec fig. et 2 pl. color......... 6 fr.

HUFELAND. L'art de prolonger la vie. 1881, 1 vol. in-18.   3 fr. 50

HUGHES (R.). Action des médicaments homœopathiques, ou éléments de pharmaco-dynamique traduit de l'anglais et annoté par le Dr I. Guérin-Méneville. 1874, 1 vol. in-18 jésus de xvi-647 p... 6 fr.

HUGHES (R.). **Manuel de thérapeutique** selon la méthode de
HAHNEMANN. Traduit par I. GUÉRIN-MÉNÉVILLE. 1881, 1 vol. in-18 jésus,
XIV-668 p.. 6 fr.

**HUGUIER. Mémoire sur les allongements hypertrophiques
du col de l'utérus** et sur leur traitement. 1860, in-4, 231 p., avec
13 pl.. 15 fr.

— De l'hystérométrie et du cathétérisme utérin, de leurs applications au
diagnostic et au traitement des maladies de l'utérus. 1865, 1 vol. in-8 de
400 p., avec 4 pl... 6 fr.

**HURTREL D'ARBOVAL. Dictionnaire de médecine, de chi-
rurgie et d'hygiène vétérinaires.** Edition entièrement refondue par
A. ZUNDEL, vétérinaire supérieur d'Alsace-Lorraine. 1877, 3 vol. gr. in-8
à 2 colonnes, avec 1,600 fig....................................... 60 fr.

JACQUEMET. Etude des ipécacuanhas. 1890, 1 vol. in-8 de
300 p., avec 19 planches... 12 fr.

**JAHR. Principes et règles qui doivent guider dans la pratique
de l'homœopathie.** Exposition raisonnée des points essentiels de la
doctrine médicale de HAHNEMANN. 1857, 1 vol. in-8 de 528 p..... 7 fr.

— **Du traitement homœopathique des maladies des organes
de la digestion.** 1859. 1 vol. in-18 jésus de 520 p............ 6 fr.

JAMMES (L.). **Manuel des étudiants en pharmacie.** 1891, 2 vol.
in-18, avec figures.. 10 fr.

JEANNEL (J.). **Formulaire officinal et magistral, international,**
comprenant environ 4,000 formules tirées des Pharmacopées légales de
la France et de l'Etranger ou empruntées à la pratique des thérapeutistes
et des pharmacologistes, avec les indications thérapeutiques, les doses
des substances simples et composées, le mode d'administration, l'emploi
des médicaments nouveaux, etc., suivi d'un mémorial thérapeutique.
4° *édition*, en concordance avec le Codex médicamentarius de 1884 et le
Formulaire des hôpitaux militaires de 1884. 1887, 1 vol. in-18 de
XVI-1,044 p., cart... 6 fr. 50

— **De la prostitution dans les grandes villes, au XIX° siècle,**
et de l'extinction des maladies vénériennes. 2° *édition*. 1874, 1 vol.
in-18 de 658 p., avec fig... 5 fr.

JEANNEL (Maurice). **Arsenal du diagnostic médical,** mode d'emploi et appréciation des instruments d'exploration employés en séméiologie et en thérapeutique, avec les applications au lit du malade. 1877,
1 vol. in-8 de XVI-440 p., avec 262 fig........................... 7 fr.

— **L'infection purulente ou pyohémie.** 1880, 1 vol. in-8.... 7 fr.

JOBERT (de Lamballe). **De la réunion en chirurgie.** 1864, 1 vol.
in-8, XVI-720 p., 7 pl. col.. 12 fr.

JOUSSET (P.). **Eléments de médecine pratique,** contenant le
traitement homœopathique de chaque maladie. 2° *édition*. 1877, 2 vol.
in-8.. 12 fr.

— **Traité élémentaire de matière médicale,** expérimentale et de
thérapeutique positive. 1884, 2 vol. in-8.......................... 18 fr.

— **Leçons de clinique médicale.** 1877, 1 vol. gr. in-8, XI-552 p. 7 fr. 50

— **Nouvelles leçons de clinique médicale.** 1886, 1 vol. gr.
in-8.. 9 fr.

JOUSSET (Marc). **Les maladies de l'enfance,** description et traitement homœopathique. 1888, in-8 de 445 p........................... 3 fr. 50

JULLIEN (Louis). **Traité pratique des maladies vénériennes,**
par le D' L. JULLIEN, chirurgien de St-Lazare. 2° *édition*. 1886, 1 vol. gr.
in-8 de 1,260 p., avec 246 fig..................................... 20 fr.

JUNGFLEISCH (E.). **Manipulations de chimie,** guide pour les travaux pratiques de chimie. 1886, 1 vol. gr. in-8 de 1,240 p., avec 372 fig., cart.. 25 fr.

KELSCH et KIENER. Traité des maladies des pays chauds, par les Drs Kelsch et Kiener, professeurs à l'Ecole du Val-de-Grâce. 1889, 1 vol. gr. in-8, 908 p., avec 6 pl. chromolithographiées et 36 fig. 24 fr.

KIENER (L.-C.). **Speciès général et iconographie des coquilles vivantes,** comprenant la collection du Muséum d'histoire naturelle de Paris, la collection Lamarck et les découvertes récentes des voyageurs, par L.-C. Kiener, continuée par le Dr Fischer, aide-naturaliste au Muséum. 1837-1886, 12 vol. in-8, avec 902 pl. col...................... 900 fr.

— *Le même,* 12 vol. in-4, avec 902 pl. col................... 1,800 fr.
L'ouvrage est complet en 165 livraisons. Prix de chacune avec 6 pl. col. in-8, 6 fr. — In-4.. 12 fr.
On peut acquérir chaque famille, chaque genre séparément.

KUSS et DUVAL. Voy. Duval (Mathias).

KUSMAUL. Les troubles de la parole. Introduction par le professeur Benjamin Ball. 1884, 1 vol. in-8 de 375 p................ 7 fr.

LABOULBÈNE. Nouveaux éléments d'anatomie pathologique, descriptive et histologique, par J.-A. Laboulbène, professeur à la Faculté de médecine de Paris. 1879, 1 vol. gr. in-8 de 930 p., avec 297 fig. 20 fr.

LAVERAN (A.). **Nature parasitaire des accidents de l'impaludisme,** description d'un nouveau parasite trouvé dans le sang des malades atteints de fièvre palustre. 1881, in-8, 101 p., avec 2 pl. 3 fr. 50

LAVERAN et TEISSIER. Nouveaux éléments de pathologie médicale, par A. Laveran, professeur à l'Ecole de médecine militaire du Val-de-Grâce, et J. Teissier, professeur à la Faculté de médecine de Lyon. 3e *édition.* 1888, 2 vol. in-8 de 1,700 p., avec fig......... 20 fr.

LAYET. Hygiène des professions et des industries. 1875, 1 vol. in-12 de xiv-560 p.. 5 fr.

LEBEC. Précis de médecine opératoire Aide-mémoire de l'élève et du praticien, par le D^r Ed. Lebec, prosecteur de l'amphithéâtre des hôpitaux de Paris. 1885, 1 vol. in-18 de 468 p., avec 410 fig..... 6 fr.

LEBERT. Traité d'anatomie pathologique générale et spéciale. Description et iconographie pathologique des affections morbides, observées dans le corps humain. *Ouvrage complet.* 1855-1861, 2 vol. in-folio de texte et 2 vol. in-folio, comprenant 200 pl. color.... 615 fr.

LEFERT (Paul). **Manuel du doctorat en médecine,** par le professeur Paul Lefert. **Aide-mémoire d'anatomie à l'amphithéâtre,** de dissection et de découvertes anatomiques (2e examen). 2e *édition,* 1892, 1 vol. in-18 de 272 p., cart............................ 3 fr.

— **Aide-mémoire d'histologie,** d'anatomie et d'embryologie (2e examen). 2e *édition,* 1892, 1 vol. in-18 de 272 p., cart................ 3 fr.

— **Aide mémoire de physiologie** (2e examen). 2e *édition,* 1892, 1 vol. in-18 de 312 p., cart.. 3 fr.

— **Aide-mémoire de pathologie interne** (3e examen). 2e *édition,* 1892, 1 vol. in-18 de 310 p., cart.............................. 3 fr.

— **Aide-mémoire de pathologie générale et de bactériologie** (3e examen). 1892, 1 vol. in-18 de 275 p., cart.................. 3 fr.

— **Aide mémoire d'hygiène et de médecine légale** (4e examen). 2e *édition,* 1892, 1 vol. in-18 de 272 p., cart................... 3 fr.

— **Aide-mémoire de thérapeutique,** de matière médicale et de pharmacologie (4e examen). 2e *édition,* 1892, 1 vol. in-18 de 272 p., cart.. 3 fr.

— **Aide-mémoire d'anatomie pathologique, d'histologie pathologique et de technique des autopsies** (5e examen). 2e *édition,* 1892, 1 vol. in-18 de 275 p., cart................................. 4 fr.

LEFERT (Paul). — **Aide-mémoire de clinique médicale et de diagnostic** (5ᵉ examen). 1892, 1 vol. in-18 de 300 p., cart....... 3 fr.

— **Manuel du médecin praticien**, par le professeur Paul LEFERT. **La pratique journalière des hôpitaux de Paris**. Aide-mémoire et formulaire de thérapeutique appliquée. 2ᵉ *édition*, 1892, 1 vol. in-16, 300 p., cart................................. 3 fr.

LEFÈVRE (J.). **Dictionnaire d'électricité** et de magnétisme, comprenant les applications scientifiques et industrielles. Introduction par E. BOUTY, professeur à la Faculté des sciences de Paris. 1891, 1 vol. gr. in-8 de 1.050 p., avec 1125 fig.................... 25 fr.

LEFORT (Jules). **Traité de chimie hydrologique**, comprenant des notions générales d'hydrologie et l'analyse chimique des eaux douces et minérales. 2ᵉ *édition*. 1873. 1 vol. in-8, 798 p., avec 50 fig. et 1 pl. chromolithographiée.................... 12 fr.

LEGOUEST. **Traité de chirurgie d'armée**. 2ᵉ *édition*. 1872, 1 vol. in-8 de 800 p.................... 8 fr.

LEGRAND du SAULLE. **Les hystériques**, état physique et état mental, actes insolites, délictueux et criminels. 3ᵉ *édition*, 1891, 1 vol. in-8 de 625 p.................... 8 fr.

LETIEVANT. **Traité des sections nerveuses**, physiologie pathologique, indications, procédés opératoires. 1873, 1 vol. in-8 de 548 p., avec 20 fig.................... 8 fr.

LEUDET. **Clinique médicale** de l'Hôtel-Dieu de Rouen. 1874, 1 vol. in-8 de 650 p.................... 8 fr.

LEURET et GRATIOLET. **Anatomie comparée du système nerveux**, considéré dans ses rapports avec l'intelligence. 1839-1857, 2 vol. in-8 et atlas de 32 pl. in-fol. Fig. noires.................. 48 fr.
Fig. color.................... 96 fr.

LÉVY. (Michel). **Traité d'hygiène publique et privée**. 6ᵉ *édition*. 1879, 2 vol. gr. in-8, ensemble 1,900 p., avec fig................ 20 fr.

LEYDEN. **Traité clinique des maladies de la moelle épinière**. 1879, 1 vol. gr. in-8 de 850 p .... 14 fr.

LITTRÉ. **Dictionnaire de Médecine, de Chirurgie, de Pharmacie**, de l'Art vétérinaire et des sciences qui s'y rapportent, avec la synonymie grecque, latine, allemande, anglaise, italienne, espagnole. 16ᵉ *édition*, mise au courant des sciences médicales et biologiques et de la pratique journalière, augmentée de six nouveaux glossaires, par E. LITTRÉ, membre de l'Académie française et de l'Académie de médecine. 1886, 1 vol. gr. in-8 de 1,880 p., à 2 col., avec 550 fig .... 20 fr.

— **Atlas populaire de Médecine, de Chirurgie, de Pharmacie, de l'Art vétérinaire** et des sciences qui s'y rapportent, pouvant servir de complément à tous les dictionnaires de médecine. 1885, 1 vol. gr. in-8, 38 pl., comprenant 196 fig., cart........................... 5 fr.

LITZMANN. **L'accouchement dans les rétrécissements du bassin**. 1889, 1 vol. gr. in-8.................... 7 fr.

LIVON (Ch.). **Manuel de vivisections**, par Ch. LIVON, professeur à l'École de médecine de Marseille. 1882, 1 vol. gr. in-8.......... 7 fr.

LOMBARD. **Traité de climatologie médicale**, comprenant la météorologie médicale et l'étude des influences du climat sur la santé, par le Dʳ H.-C. LOMBARD, de Genève. 1877-1879, 4 vol. in-8...... 40 fr.

— **Atlas de la distribution géographique des principales maladies** dans ses rapports avec les climats. 1880, 1 vol. in-4 de 25 cartes imprimées en couleurs, avec le texte explicatif, cart............. 12 fr.

LORAIN. **Le choléra observé à l'hôpital Saint-Antoine**. 1868, 1 vol. gr. in-8 de 300 p., avec graphiques..................... 7 fr.

LORAIN. Le Pouls, ses variations et ses formes diverses dans les maladies. 1870, 1 vol. gr. in-8 de 372 p., avec 488 fig.... 10 fr.

— **De la température du corps humain** et de ses variations dans les diverses maladies. Publication faite par les soins du professeur Brouardel. 1878, 2 vol. in-8, avec fig. et portrait..................... 30 fr.

LUBBOCK. La vie des plantes. 1889, 1 vol. in-8 de 320 p., avec 270 fig.. 6 fr.

LUTON. Etudes de thérapeutique générale et spéciale, avec application aux maladies les plus usuelles, par A. Luton, professeur à l'Ecole de médecine de Reims. 1882, 1 vol. in-8 de 472 p............... 6 fr.

LUYS (J.). Iconographie photographique des centres nerveux. 2ᵉ tirage. 1890, 1 vol. gr. in-4 de texte et d'explication des planches avec atlas de 70 photogr. et 65 schémas litogr. cart., en 2 vol.. 100 fr.

— **Petit atlas photographique du système nerveux. Le cerveau.** 1888, 1 vol. in-18, avec 24 héliogravures, cart.................. 12 fr.

— **Etudes de physiologie et de pathologie cérébrales.** Des actions réflexes du cerveau. 1874, 1 vol. gr. in-8, XII-288 p., 2 pl. 5 fr.

LYELL. L'ancienneté de l'homme, prouvée par la géologie. 2ᵉ édit. 1891, 1 vol. in-8 de 592 p., avec 62 fig..................... 9 fr.

MACE (E.). Traité pratique de Bactériologie, par E. Macé, professeur d'histoire naturelle médicale à la Faculté de médecine de Nancy. 2ᵉ édition, 1891, 1 vol. in-8 de 700 p., avec 200 fig............ 10 fr.

— **Les substances alimentaires étudiées au microscope,** surtout au point de vue de leurs altérations et de leurs falsifications. 1861. 1 vol. in-8 de 600 p., avec 400 fig. et 24 pl. color.................... 14 fr.

MAGITOT (E.). Mémoire sur les tumeurs du périoste dentaire et sur l'ostéo-périostite alvéolo-dentaire. 2ᵉ édition. 1873, in-8, avec 1 pl... 3 fr.

MAHE. Manuel pratique d'hygiène navale. 1874, 1 vol. in-18 de 451 p., cart....................................... 3 fr. 50

— **Programme de séméiotique et d'étiologie pour l'étude des maladies exotiques et principalement des maladies des pays chauds.** 1879, 1 vol. in-8 de 428 p.................... 7 fr.

MALPERT-NEUVILLE (R.). Examen bactériologique des eaux naturelles. 1887, in-8, avec 32 fig....................... 2 fr.

MANDL. Hygiène de la voix parlée ou chantée. 1891, 1 vol. in-18 de 320 p., avec fig....................................... 3 fr. 50

MANQUAT. Traité élémentaire de thérapeutique, de matière médicale et de pharmacologie, par le Dʳ Manquat, médecin-major, chargé du Cours de thérapeutique à l'Ecole du service de santé militaire de Lyon. 1892, 2 vol. in-8 de 1,600 p...................... 18 fr.

MARTIM (F.). Les cimetières et la crémation, étude historique et critique. 1881, in-8, 182 p............................... 5 fr.

MARTIN SAINT-ANGE. Iconographie pathologique de l'œuf humain fécondé, en rapport avec l'étiologie de l'avortement. 1884, in-4, 188 p., avec 19 pl. chromolithogr., cart................. 34 fr.

MARVAUD (Angel). Les aliments d'épargne : alcool et boissons aromatiques, café, thé, coca, cacao, maté. 1874, 1 vol. in-8 de 504 p. 6 fr.

— **Le sommeil et l'insomnie,** étude physiologique, clinique et thérapeutique. 1881. in-8, 137 p.............................. 3 fr. 50

MASSELON. Précis d'ophtalmologie chirurgicale, par le Dʳ Masselon, chef de clinique de M. de Wecker. 1886. 1 vol. in-18 jésus, avec 118 fig.. 6 fr.

MAURIAC (Ch.). Leçons sur les maladies vénériennes, professées à l'hôpital du Midi. *Syphilis primitive et syphilis secondaire,* par Ch. Mauriac, médecin de l'hôpital du Midi. 1883, 1 vol. in-8, 1,072 p. 18 fr.

MAURIAC. Nouvelles leçons sur les maladies vénériennes. professées à l'hôpital du Midi. *Syphilis tertiaire et syphilis héréditaire,* 1890, 1 vol. in-8, 1,168 p.................................... 20 fr.

MAYER. Des rapports conjugaux, considérés sous le triple point de vue de la population, de la santé et de la morale publique. 8° *édition.* 1884, 1 vol. in-18 jésus de 378 p............................. 3 fr. 50

MEUNIER (St.). **Géologie des environs de Paris.** 1875, 1 vol. in-8 de 530 p., avec 112 fig................................. 10 fr.

MIARD (A.). **Des troubles fonctionnels et organiques de l'amétropie et de la myopie,** en particulier de l'accommodation binoculaire et ciliaire dans les vices de la réfraction. 1873, 1 vol. in-8. 7 fr.

MIDDENDORP. Le remède de Koch. 1891, gr. in-8....... 2 fr.

MOITESSIER. La photographie appliquée aux recherches micrographiques. 1866, 1 vol. in-18 jésus, avec 41 figures..... 7 fr.

MOQUIN-TANDON. Eléments de botanique médicale, contenant la description des végétaux utiles à la médecine et des espèces nuisibles à l'homme, vénéneuses ou parasites. 3° *édition.* 1875, 1 vol. in-18 Jésus, avec 128 fig................................. 6 fr.

— Histoire naturelle des Mollusques terrestres et fluviatiles de France. 1855, 2 vol. gr. in-8 de 450 p., avec un atlas de 54 pl. Figures noires, 42 fr. — Figures coloriées.................... 66 fr.

MORACHE. Traité d'hygiène militaire. 2° *édition,* entièrement remaniée, mise au courant des progrès de l'hygiène générale et des nouveaux règlements de l'armée. 1886, 1 vol. in-8 de 936 p., avec 173 figures................................. 15 fr.

MOREL (Ch.). **Traité élémentaire d'histologie humaine,** normale et pathologique, précédé d'un exposé des moyens d'observer au microscope. 3° *édition.* 1880, 1 vol. in-8 de 418 p., avec atlas de 36 planches dessinées d'après nature par A. VILLEMIN.................... 16 fr.

NAEGELE et GRENSER. Traité pratique de l'art des accouchements, traduit, annoté et mis au courant des progrès de la science, par G.-A. AUBENAS, professeur à la Faculté de médecine de Strasbourg. Introduction par J.-A. STOLTZ, doyen de la Faculté de médecine de Nancy. 2° *édition.* 1880, 1 vol. in-8 de 800 p., avec 1 pl. et 207 fig...... 12 fr.

NOTHNAGEL et ROSSBACH. Nouveaux éléments de matière médicale et de thérapeutique, exposé de l'action physiologique et thérapeutique des médicaments, par H. NOTHNAGEL et M.-J. ROSSBACH, précédé d'une introduction, par Ch. BOUCHARD, professeur à la Faculté de médecine de Paris, membre de l'Institut. 2° *édition.* 1889, 1 vol. gr. in-8 de 920 pages.................................... 16 fr.

NUSSBAUM (J. de). **Le pansement antiseptique,** ses principes, ses nouvelles méthodes. 1888, 1 vol. in-18 de 360 p............. 5 fr.

OLIVIER (A.). **Hygiène de la grossesse,** par le docteur Ad. OLIVIER, ancien interne de l'hôpital de la Maternité de Paris. 1891, 1 vol. in-18 de 300 pages.................................... 3 fr. 50

ORIARD. L'homœopathie, à la portée de tout le monde. 3° *édition.* 1 vol. in-18 de 370 p.................................. 3 fr. 50

ORIBASE. Œuvres, texte grec, traduit en français, avec une introduction, des notes, des tables et des planches, par les docteurs BUSSEMAKER, DAREMBERG et A. MOLINIER. 1851-1876, 6 vol. in-8 de 700 p....... 72 fr.

OZANAM. La circulation et le pouls, histoire, physiologie, séméiotique, indications thérapeutiques. 1886, 1 vol. gr. in-8, 1,060 p., avec portraits et 493 figures.............................. 20 fr.

PARSEVAL (Lud.). **Observations pratiques** de Samuel HAHNEMANN, et Classification de ses recherches sur les **propriétés caractéristiques des médicaments.** 1857-1860, 1 vol. in-8 de 400 p.......... 6 fr.

PAULET et LEVEILLE. Iconographie des champignons, de PAULET. Recueil de 217 planches dessinées d'après nature, gravées et coloriées, accompagné d'un texte nouveau présentant la description des espèces figurées, leur synonymie, l'indication de leurs propriétés utiles ou vénéneuses, l'époque et les lieux où elles croissent, par J.-H. LEVEILLÉ. 1855, 1 vol. in-folio, avec 217 pl. col., cartonné.............. 170 fr.

PELLETAN, DEBY, PETIT et PERAGALLO. Les Diatomées, histoire naturelle, préparation, classification et description des principales espèces, liste des Diatomées françaises. 1891, 1 vol. in-8 de 900 p., avec 464 fig. et 10 pl., cartonné.........: .... 22 fr.

PENARD (L.) et ABELIN. Guide pratique de l'accoucheur et de la sage-femme. 7ᵉ édit. 1889, 1 vol. in-18, 712 p., 207 fig., cart. 6 fr.

PERRET (S.). Clinique médicale de l'Hôtel-Dieu de Lyon. 1887, 1 vol. in-8, 504 p..................... 8 fr.

PERRIER (Rémy). Éléments d'anatomie comparée. 1892, 1 vol. gr. in-8 de 800 p., avec 500 fig.

PERRUSSEL. Hygiène des malades. 1890, 1 vol. in-18 de 349 p., cartonné..................... 3 fr. 50

PETER (MICHEL). Traité clinique et pratique des maladies du cœur et de la crosse de l'aorte, par Michel PETER, professeur a la Faculté de médecine de Paris, médecin de l'hôpital Necker. 1883, 1 vol. in-8 de 844 p., avec fig. et 4 pl. chromolith............... 18 fr.
— Voy. TROUSSEAU et PETER : *Clinique médicale.*

PICARD. Maladies de l'urèthre. 1 vol. in-8............... 8 fr.
— **Maladies de la vessie.** 1 vol. in-8.................. 8 fr.

PICTET. Traité de paléontologie. 2ᵉ *édition.* 1854-1857, 4 volumes in-8, avec atlas de 110 pl., gr. in-4, cart..................... 80 fr.

PRODHOMME. Atlas manuel d'anatomie descriptive du corps humain. 1890, 1 vol. in-18 jésus contenant 135 pl. dessinées et gravées par l'auteur, avec texte explicatif en regard, cart..... .... 10 fr.

PROST-LACUZON. Formulaire homœopathique ou Guide pathogénétique usuel pour traiter soi-même les maladies. 6ᵉ *édition.* 1869, 1 vol. in-18 jésus de 583 p.............................. 6 fr.

PROTHIERE (E.). Les eaux potables, conditions générales, applications à l'hygiène sanitaire de la ville de Lyon. 1891, 1 vol. in-8, 110 p..................... 3 fr.

QUATREFAGES. Hommes fossiles et hommes sauvages. Études d'anthropologie comparée, par A. DE QUATREFAGES, membre de l'Institut, professeur au Muséum d'histoire naturelle. 1883, 1 vol. gr. in-8 de 640 p., avec 206 fig. et une carte..................... 15 fr.
— Relié en toile, fers spéciaux..................... 18 fr.

QUATREFAGES et HAMY. Les crânes des races humaines. décrits et figurés d'après les collections du Muséum d'histoire naturelle de Paris, de la Société d'Anthropologie de Paris et les principales collections de la France et de l'Étranger. 1881, 1 vol. in-4 de 500 p., avec fig. et 4 atlas de 100 pl. lith., cart..................... 160 fr.
L'ouvrage est complet en 11 livraisons, chacune de 5 à 6 feuilles de texte et 10 pl. — Prix de chaque livraison..................... 14 fr.

RANVIER (L.). Leçons d'anatomie générale, faites au collège de France. *Appareils nerveux terminaux des muscles de la vie organique.* 1880, 1 vol. in-8 de vii-536 p., avec fig. et tracés............... 10 fr.
— *Terminaisons nerveuses sensitives.* 1881, 1 vol. in-8 de xx-447 pages, avec fig..................... 10 fr.

REDARD (P.). Traité de thermométrie médicale, comprenant les abaissements de la température, l'algidité centrale et la thermométrie locale. 1885, 1 vol. in-8 de 700 p., avec 200 fig................. 12 fr.

REDARD (P.). **Examen de la vision chez les employés de chemin de fer.** 1880, in-8, avec 4 pl. col.................... 4 fr.

REMAK. **Galvanothérapie**, ou de l'application du courant galvanique constant au traitement des maladies nerveuses ou musculaires. 1860. 1 vol. in-8 de 467 p.. 7 fr.

RENOUARD. **Lettres philosophiques et historiques sur la médecine au XIX° siècle.** 3° édit. 1861, 1 vol. in-8 de 240 p. 3 fr. 40

REUSS (L.). **La prostitution en France et à l'Etranger**. 1889, 1 vol. in-8 de 690 p.. 7 fr. 50

REVEIL. **Formulaire raisonné des Médicaments nouveaux**, 2° édition. 1865, 1 vol. in-18 de xii-608 p., avec fig............. 6 fr.

RIANT. **Hygiène du cabinet de travail.** 1883, 1 vol. in-18 de 182 p.. 2 fr. 50

RIBES. **Traité d'hygiène thérapeutique.** 1860, 1 vol. in-8 de 828 p... 10 fr.

RICHARD (D.). **Histoire de la génération** chez l'homme et chez la femme. 2° édition. 1889, 1 vol. in-8, de 350 p. avec 8 pl. col. 10 fr.

— **Histoire de la génération** chez l'homme et chez la femme. 3° édition. 1891, 1 vol in-18 jésus de 324 p., avec fig............. 3 fr. 50

RICHARD (E.). **La prostitution à Paris.** 1890, 1 vol. in-18 de 320 p... 3 fr. 50

RICHET (C.). **Cours de physiologie.** Programme sommaire. 1890, 1 vol. in-18 de 350 p........................... 3 fr. 50

RICORD. **Lettres sur la Syphilis.** 3° édition. 1883, 1 vol. in-18 jésus de vi-558 p............................... 3 fr. 50

RINDFLEISCH (E). **Eléments de pathologie**, par E. Rindfleisch, professeur à l'Université de Wurzbourg, trad. de l'allemand par J. Schmitt, professeur à la Faculté de médecine de Nancy, avec une préface par le professeur Bernheim. 1886, 1 vol. in-8 de 395 p.............. 6 fr.

— **Traité d'histologie pathologique.** Traduit et annoté par F. Gross et Schmitt, professeur à la faculté de médecine de Nancy. 2° édition, 1888, 1 vol. gr. in-8 de 880 pages, avec 356 fig...........e.... 15 fr.

ROBIN (A.). **Des troubles oculaires dans les maladies de l'encéphale.** 1880, 1 vol. in-8 de 601 p., 41 fig. et 1 pl. lith... 9 fr.

ROBIN (Ch.). **Traité du microscope,** et des injections, de leur emploi, de leurs applications a l'anatomie humaine et comparée, à la physiologie, à la pathologie médico-chirurgicale, à l'histoire naturelle animale et végétale et à l'économie agricole. 2° édition. 1877, 1 vol. in-8 de 1,101 p., avec 336 fig.. 20 fr.

— **Leçons sur les humeurs** normales et morbides du corps de l'homme, 2° édition. 1874. 1 vol. in-8 de 1,008 p., avec 35 fig........... 18 fr.

— **Anatomie et physiologie cellulaires,** ou des cellules animales et végétales, du protoplasma et des éléments normaux et pathologiques qui en dérivent. 1873. 1 vol. in-8 de 640 p., avec 83 fig........... 16 fr.

— **Programme du cours d'Histologie.** 2° édition. 1870. 1 vol. in-8 de xl-416 p... 6 fr.

ROBIN (Ch.) et **VERDEIL**. **Traité de chimie anatomique et physiologique,** normale et pathologique, ou des principes immédiats normaux et morbides qui constituent le corps de l'homme et des mammifères. 1853, 3 vol. in-8. avec atlas de 45 pl. col............... 36 fr.

ROCHARD (J.). **Histoire de la chirurgie française au XIX° siècle.** 1875, 1 vol. in-8 de xvi-809 p...................... 12 fr.

— Voy Saurel.

ROUBAUD (F.). **Traité de l'impuissance et de la stérilité** chez l'homme et chez la femme, comprenant l'exposition des moyens recommandés pour y remédier. 3° édition. 1876, 1 vol. in-8 de 804 p.. 8 fr.

ROUSSEL (Th.). **Traité de la pellagre et des pseudo-pellagres.** 1886, 1 vol. in-8 de 656 p...................................... 10 fr.

ROUSSEAU (E.). **Anatomie comparée du système dentaire** chez l'homme et chez les principaux animaux. 1839, 1 vol. gr. in-8, avec 30 pl.. 10 fr.

RUFUS (d'Ephèse). **Œuvres.** Texte collationné sur les manuscrits, traduit en français, avec une introduction, par Ch. Daremberg et Emile Ruelle. 1880, 1 vol. gr. in-8 de LIV-678 p................ 12 fr.

SAINT-GERMAIN. Chirurgie orthopédique. Thérapeutique des difformités congénitales ou acquises. 1883, 1 vol. in-8 de 651 p., avec 129 fig.. 9 fr.

SAUREL et ROCHARD (J.). **Traité de chirurgie navale.** 1861. in-8, de 600 pages avec 106 fig........................... 8 fr.

SHACK. La physionomie chez l'homme et chez les animaux, dans ses rapports avec l'expression des émotions et des sentiments. 1886, 1 vol. in-8 de 450 p., avec 154 fig..................... 7 fr.

SCHIMPER. Traité de Paléontologie végétale, ou la flore du monde primitif, dans ses rapports avec les formations géologiques et la flore du monde actuel, par W.-P. Schimper, professeur de géologie à la Faculté des sciences de Strasbourg. 1869-1874, 3 vol. gr. in-8, avec atlas de 110 pl., gr. in-4 lith., cart........................... 150 fr.

SCHRIBAUX et NANOT. Eléments de botanique agricole, à l'usage des Ecoles d'agriculture, des Ecoles normales et de l'enseignement agricole départemental. 1882, 1 vol. in-18 de 328 p., avec 262 fig.   7 fr.

SEMMOLA. Médecine vieille et médecine nouvelle, par M. Semmola, professeur à l'Université de Naples. 1881, in-8, 109 p....   2 fr. 50

SERRES (E.). **Anatomie comparée transcendante. Principes d'embryogénie,** de zoogénie, de tératogénie. 1859, 1 vol. in-4, 942 p., avec 26 pl... 16 fr.

SICARD (H.). **Eléments de zoologie,** par H. Sicard, prof. à la Faculté des sciences de Lyon. 1883, 1 vol. in-8, 842 p., 768 fig , cart, 20 fr.

SICHEL. Iconographie ophtalmologique, ou description avec figures coloriées des maladies de l'organe de la vue, comprenant l'anatomie pathologique, la pathologie et la thérapeutique médico-chirurgicales. 1852-1859, 2 vol. gr. in-4, dont 1 vol. de 840 pages de texte, et 1 vol. de 80 planches coloriées........................... 172 fr. 50

SIGNOL. Aide mémoire du vétérinaire. Médecine, chirurgie, obstétrique, formules, police sanitaire, jurisprudence commerciale. 1884, 1 vol. in-18 jésus de 843 pages, avec 395 fig., cart.............. 6 fr.

SIMON (Léon). **Des maladies vénériennes et de leur traitement homœopathique.** 1860, 1 vol. in-18 jésus de XII-744 p........ 6 fr.

SIMPSON et CHANTREUIL. Clinique obstétricale et gynécologique. 1874, 1 vol. gr. in-8 de 820 pages, avec fig......... 12 fr.

SOUBEIRAN. Nouveau dictionnaire des falsifications et des altérations des aliments, des médicaments et de quelques produits employés dans les arts, l'industrie et l'économie domestique : exposé des moyens scientifiques et pratiques d'en reconnaître le degré de pureté, l'état de conservation, de constater les fraudes dont ils sont l'objet, par J.-Léon Soubeiran, professeur à l'Ecole supérieure de pharmacie de Montpellier, 1874, 1 vol. gr. in-8 de 640 pages, avec 218 fig., cart... 14 fr.

TARDIEU (A.). **Médecine légale ;** attentats aux mœurs, avortement, blessures, empoisonnement, folie, identité, infanticide, maladies accidentelles, pendaison. 9 vol. in-8............................ 54 fr.

— **Etude médico-légale sur les attentats aux mœurs.** 7e *édition.* 1878, 1 vol. in-8 de 244 p., avec 5 pl....................... 5 fr.

TARDIEU (A.). **Etude médico-légale sur l'avortement,** suivie d'observations et recherches pour servir à l'histoire médico-légale des grossesses fausses et simuléés. 4° *édit.* 1881, 1 vol. in-8 vii-300 p.. 4 fr.

— **Etude médico-légale sur les blessures,** comprenant les blessures en général et les blessures par imprudence, les coups et l'homicide involontaire. 1879, 1 vol. in-8 de 480 p.......................... 6 fr.

— **Etude médico-légale et clinique sur l'empoisonnement.** 2° *édition.* 1875, 1 vol. in-8 de 1,072 p., avec 2 pl. et 52 fig... 14 fr.

— **Etude médico-légale sur la folie.** 2° *édition,* 1880. 1 vol. in-8, de xxii-610 p., avec 15 fac-similés d'écriture d'aliénés.......... 7 fr.

— **Question médico-légale de l'identité,** dans ses rapports avec les vices de conformation des organes sexuels, contenant les souvenirs et impressions d'un individu dont le sexe avait été méconnu. 2° *édition,* 1874, 1 vol. in-8 de 176 pages................................ 3 fr.

— **Etude médico-légale sur l'infanticide.** 2° *édition.* 1888, 1 vol. in-8 de 372 p., avec 3 planches coloriées.................... 6 fr.

— **Etude médico-légale sur les maladies accidentellement ou involontairement produites,** par imprudence, négligence ou transmission contagieuse. 1878, 1 vol. in-8 de 300 pages............. 4 fr.

— **Etude médico-légale sur la pendaison, la strangulation et la suffocation.** 2° *édition,* 1879. 1 vol. in-8 de xii-365 p., avec pl... 5 fr.

TEMMINCK et LAUGIER. Nouveau recueil de planches coloriées d'oiseaux. 1822-1838, 5 vol. gr. in-folio, avec 600 pl. grav. et col.. 1,000 fr.

— *Le même,* avec 600 pl., gr. in-4, fig. col.................... 750 fr.

TESTE (A.). **Systématisation pratique de la matière médicale homœopathique.** 1853, 1 vol. in-8 de 610 p................ 8 fr.

— **Comment on devient homœopathe.** 3° *édition.* 1873, 1 vol. in-18 jésus de 322 p.. 3 fr. 40

THOMPSON (H.). **Traité pratique des maladies des voies urinaires,** par sir Henry Thompson, professeur de clinique chirurgicale et chirurgien à « University College Hospital ». 2° *édition,* 1881, 1 vol. in-8 de 1000 p., avec 280 fig...................................... 20 fr.

— **Leçons cliniques sur les maladies des voies urinaires,** traduites par le Dr Robert Jamin. 1889, 1 vol. in-8, de 876 pages, avec 148 fig., cart.. 12 fr.

— **Leçons sur les tumeurs de la vessie et sur quelques points de la chirurgie des voies urinaires.** Traduites par le Dr R. Jamin. 1885, 1 vol. in-8. avec fig..................................... 4 fr. 50

TOLLET. De l'assistance publique et des hôpitaux jusqu'au xix° siècle. 1890, 1 vol. in-4, avec fig. et 32 pl............... 30 fr.

— **Les hôpitaux au XIX° siècle.** 1890, 1 vol. in-4 de 266 p., avec 2 pl... 30 fr.

TRÉLAT (U.). **Clinique chirurgicale,** par U. Trélat, professeur à la Faculté de médecine de Paris. 1891, 2 vol. gr. in-8, 800 p., avec fig. 30 fr.

TRIPIER (A.). **Manuel d'électrothérapie.** 1861, 1 vol. in-18 jésus de xii-624 p., avec 89 fig.................................... 6 fr.

TRIPIER (R.) **et BOUVERET. La fièvre typhoïde traitée par les bains froids.** 1886, 1 vol. de 644 p., avec 27 tracés.... 6 fr. 50

TROUSSEAU. Clinique médicale de l'Hôtel-Dieu de Paris. 6° *édition,* par le Dr Michel Peter. 1885, 3 vol. in-8, ensemble 2,616 p., avec un portrait de l'auteur.......................... 32 fr.

TUCKE (Hack). **Le corps et l'esprit,** action du moral et de l'imagination sur le physique, traduit de l'anglais par V. Parant. 1886, 1 vol. in-8 de 403 p., avec 2 pl................................. 6 fr.

VALETTE. Clinique chirurgicale de l'Hôtel-Dieu de Lyon.
1875, 1 vol. in-8 de 620 p., avec fig...................................... 12 fr.
VALLEIX. Guide du médecin praticien, ou résumé général de
Pathologie interne et de Thérapeutique appliquées. 5e *édition*, contenant
le résumé des travaux les plus récents, par P. LORAIN, professeur à la
Faculté de médecine. 1865, 5 vol. gr. in-8 de chacun 800 p., avec
81 fig... 50 fr.
VERLOT (B.). Guide du botaniste herborisant. Conseils sur la
récolte des plantes, la préparation des herbiers, l'exploration des stations
des plantes phanérogames et cryptogames et les herborisations aux environs de Paris, dans les Ardennes, la Bourgogne, la Provence, le Lan-
guedoc, les Pyrénées, les Alpes, l'Auvergne, les Vosges, au bord de la
Manche, de l'Océan, de la mer Méditerranée. 3e *édition*. 1886, 1 vol.
in-18 de 764 p., avec fig., cartonné..................................... 6 fr.
**VERNOIS (Max.). Traité pratique d'hygiène industrielle et
administrative,** comprenant l'étude des établissements insalubres, dangereux et incommodes. 1860, 2 vol. in-8 de chacun 700 p....... 16 fr.
VESQUE (J.). Traité de botanique agricole et industrielle, par
J. VESQUE, maître de conférences à la Faculté des sciences de Paris. 1885,
1 vol. in-8 de xvi-876 p., avec 598 fig., cart..................... 18 fr.
VIBERT. Précis de médecine légale, par le Dr Ch. VIBERT, médecin
expert près les tribunaux de la Seine, avec une introduction par le professeur BROUARDEL. 2e *édition*. 1889. 1 vol. in-18 jésus, de 768 p., avec
79 fig. et 3 pl. en chromotypographie, cart........................ 8 fr.
— **Etude médico-légale sur les blessures produites par les
accidents des chemins de fer.** 1888, 1 vol. in-8............. 3 fr.
**VIDAL. Traité de pathologie externe et de médecine opéra-
toire.** 5e *édition*. 1861, 5 vol. in-8. avec 761 fig................ 40 fr.
VILLEMIN. Etude sur la tuberculose, preuves rationnelles et expérimentales de sa spécificité et de son inoculation. 1868, 1 vol. in-8 de
640 p.. 8 fr.
VINAY. Manuel d'asepsie. Stérilisation et désinfection par la chaleur.
Applications à la médecine, à la chirurgie, à l'obstétrique et à l'hygiène
par VINAY, médecin des hôpitaux de Lyon. 1890, 1 vol. in-18 jésus, de
600 p., avec 100 fig, cart... 8 fr.
VIRCHOW et STRAUS. La pathologie cellulaire basée sur
l'étude physiologique et pathologique des tissus. 4e *édition*, par I. STRAUS,
professeur à la Faculté de médecine de Paris. 1874, 1 vol. in-8 de xxiv-58,
pages, avec 157 fig.. 9 fr.
VOISIN. Traité de la paralysie générale des aliénés, par le
docteur Auguste VOISIN, médecin de l'hospice de la Salpêtrière. 1879,
1 vol. gr. in-8 de xvi-140 p., avec 35 pl. lithogr. et col. graphiques et
fac-similé.. 20 fr.
— **Leçons cliniques sur les maladies mentales et sur les ma-
ladies nerveuses.** 1883, 1 vol. gr. in-8 de viii-770 p., avec photogra-
phies et fig.. 15 fr.
WUNDT. Traité élémentaire de physique médicale, par le
Dr WUNDT, professeur à l'Université de Leipzig, traduit avec de nombreuses additions, par les professeurs MONNOYER (de Lyon) et IMBERT (de
(Montpellier) 2e *édition*. 1884, 1 vol. in-8 de 704 p., avec 396 fig. et
1 pl. en chromolith... 12 fr.
YVAREN. Entretiens d'un vieux médecin sur l'hygiène et la mo-
rale. 1882. 1 vol. in-18 jésus de 671 p............................... 5 fr.
ZEILLER. Végétaux fossiles du terrain houiller de la France.
1880, 1 vol. in-4. 185 p., avec atlas de 18 pl..................... 18 fr.

NOUVEAU DICTIONNAIRE DE CHIMIE

Illustré de figures intercalées dans le texte

COMPRENANT

LES APPLICATIONS AUX SCIENCES, AUX ARTS, A L'AGRICULTURE ET A L'INDUSTRIE

A L'USAGE DES CHIMISTES, DES INDUSTRIELS,

DES FABRICANTS DE PRODUITS CHIMIQUES, DES AGRICULTEURS, DES MÉDECINS,

DES PHARMACIENS, DES LABORATOIRES MUNICIPAUX,

DE L'ÉCOLE CENTRALE, DE L'ÉCOLE DES MINES, DES ÉCOLES DE CHIMIE, ETC.

Par Émile BOUANT

Agrégé des sciences physiques, professeur au lycée Charlemagne

Avec une Introduction par M. TROOST (de l'Institut)

1 volume gr. in-8 de 1160 pages, avec 659 figures.............. 25 fr.

DICTIONNAIRE D'ÉLECTRICITÉ

ET DE MAGNÉTISME

Illustré de figures intercalées dans le texte

COMPRENANT

LES APPLICATIONS AUX SCIENCES, AUX ARTS ET A L'INDUSTRIE

Par Julien LEFÈVRE

Agrégé des sciences physiques, professeur au Lycée et à l'Ecole des sciences de Nantes

Avec une introduction par M. BOUTY

Professeur à la Faculté des sciences de Paris

1 volume gr. in-8 de 1,022 pages, avec 1,125 figures............. 25 fr.

É. LITTRÉ

DE L'ACADÉMIE FRANÇAISE ET DE L'ACADÉMIE DE MÉDECINE

DICTIONNAIRE DE MÉDECINE

DE CHIRURGIE, DE PHARMACIE

DE L'ART VÉTÉRINAIRE ET DES SCIENCES QUI S'Y RAPPORTENT

OUVRAGE CONTENANT LA SYNONYMIE

GRECQUE, LATINE, ALLEMANDE, ANGLAISE, ITALIENNE ET ESPAGNOLE

ET LE GLOSSAIRE DE CES DIVERSES LANGUES

SEIZIÈME ÉDITION

Mise au courant des progrès des sciences médicales et biologiques
et de la pratique journalière

1 vol. in-8 jésus, de 1,880 pages, à 2 colonnes, avec 550 figures
Broché, 20 fr. — Relié, 24 fr.

ENCYCLOPÉDIE INTERNATIONALE DE CHIRURGIE

ILLUSTRÉE DE FIGURES INTERCALÉES DANS LE TEXTE

Par Gosselin, Verneuil, Duplay, professeurs à la Faculté de médecine
de Paris,
Bouilly, P. Segond, Nicaise, Ed. Schwartz, G. Marchant, Picqué,
chirurgiens des hôpitaux de Paris,
Ollier, Poncet, Vincent, professeurs à la Faculté de médecine de Lyon,
Poinsot, Pousson, chirurgiens des hôpitaux de Bordeaux,
Maurice Jeannel (de Toulouse), Poisson (de Nantes),
S. Stricker, professeur à l'Université de Vienne,
Allingham, Mansell Moulin, R. Barwell, F. Trèves, etc. (de Londres),
A. Morris, Th. Annanddale (d'Édimbourg),
J. Ashhurst, Solis Cohen, Packard, Nancrède, White, etc.
(de Philadelphie),
Van Buren, Lewis Smith, Sturgis, J. Lidell, etc. (de New-York),
Andrews (de Chicago), Fenwick (de Montréal), etc., etc.

OUVRAGE COMPLET

*7 volumes grand in-8, comprenant ensemble 6,000 pages à 3 colonnes,
avec 2768 figures intercalées dans le texte*........ **122 *fr*. 50**
Chaque volume se vend séparément.................... **17 *fr*. 50**

Tome I. *Pathologie chirurgicale générale*, par S. Stricker (de Vienne), A. Verneuil
(de Paris), Van Buren (de New-York), Mansell Moulin (de Londres), etc. — *Maladies
chirurgicales infectieuses et virulentes*, par A. Stillé (de Philadelphie), M. Jeannel (de
Toulouse), White et Van Harlingen (de Philadelphie), etc.

Tome II. *Chirurgie générale :* Diagnostic chirurgical, petite chirurgie, chirurgie opératoire, anesthésie et anesthésiques, arsenal de la chirurgie contemporaine, méthode antiseptique, pansement ouaté, amputations, chirurgie plastique, par Brinton (de Philadelphie),
Gosselin (de Paris), Defontaine (de Paris), Watson Cheyne (de Londres), M. Jeannel (de
Toulouse), John Ashhurst (de Philadelphie), G. Poinsot (de Bordeaux), etc. — *Maladies
chirurgicales communes aux divers tissus organiques :* Abcès, fistules et phlegmons, contusions, plaies, plaies par armes à feu, ulcères, brûlures, effets du froid, gangrène, par
H. Marsh (de Londres), Th. Bryant (de Londres), Conner (de Cincinnati), etc.

Tome III. *Peau, tissu cellulaire, bourses, séreuses, muscles lymphatiques, vaisseaux
sanguins et nerfs*, par White (de New-York), M. Jeannel (de Toulouse), Lidell (de New-
York), R. Barwell (de Londres), Nicaise (de Paris), etc.

Tome IV. *Os, articulations, résections et tumeurs*, par L. Ollier, E. Vincent, Poncet
(de Lyon), Packard, Andrews, Barwell, Fenwick, etc.

Tome V. *Tête, yeux, oreilles, bouche, face, nez, dents, cou et rachis*, par Masselon
(de Paris), Guerder, Lefferts, Gerard Marchant (de Paris), Brasseur, Lidell, Trèves et
M. Jeannel (de Toulouse).

Tome VI. *Voies aériennes, thorax, seins*, par M. J. Solis Cohen, E. Le Bec (de Pa is),
T. Annandale. — *Abdomen, rectum et anus*, parois, ombilic, péritoine, estomac, intestins,
foie, rate, pancréas, reins, hernies, obstructions intestinales, hémorroïdes, par H. Morris,
L. Picqué (de Paris), Ashhurst et Allingham. — *Orthopédie*, par Barette (de Paris).

Tome VII. *Maladie de la vessie et de la prostate*, par Reg. Harrison. — *Maladies de
l'urèthre*, par S. Duplay (de Paris). — *Calculs urinaux et calculs vésicaux*, par A. Pousson (de Bordeaux). — *Organes génitaux de l'homme*, par Ed. Schwartz (de Paris). —
Maladies des ovaires, par Poisson (de Nantes). — *Tumeurs des ovaires*, par P. Segond
(de Paris). — *Maladies de l'utérus*, par Bouilly (de Paris). — *Maladies des organes
génitaux externes de la femme*, par Picqué (de Paris).

Grâce au concours des savants français et étrangers les plus illustres, cet important ouvrage a pu être entièrement achevé en moins de quatre années, et ses premiers comme ses
derniers volumes sont exactement au courant des progrès de la science contemporaine. Il
forme le traité le plus complet de pathologie externe et de médecine opératoire.

NOUVEAU DICTIONNAIRE
DE MÉDECINE ET DE CHIRURGIE
PRATIQUES
ILLUSTRÉ DE FIGURES INTERCALÉES DANS LE TEXTE

OUVRAGE COMPLET

RÉDIGÉ PAR

ABADIE, ANGER, BALLET, BALZER, P. BERT, BOUILLY, BRISSAUD, CHATIN,
CHAUFFARD, DANLOS, DELORME, A. DESPRÈS, DIEULAFOY, DUBAR,
Mathias DUVAL, Alf FOURNIER, Ach. FOVILLE, T. GALLARD, GOSSELIN,
Alph. GUÉRIN, HALLOPEAU, HANOT, HARDY, HERRGOTT,
HEURTAUX, JACCOUD,
JULLIEN, KŒBERLÉ, LABADIE-LAGRAVE, LANNELONGUE, LEDENTU, LETULLE,
LÉPINE, LUTON, MAURIAC,
MOLIÈRE, ORÉ, PANAS, PONCET, POULET, PROUST, Jules ROCHARD, RICHET,
SCHWARTZ, SCHMITT, SIREDEY, STOLTZ, I. STRAUSS, S. TARNIER,
VILLEJEAN, A. VOISIN.

Directeur de la rédaction : le Dr JACCOUD
Professeur de clinique médicale à la Faculté de médecine de Paris, médecin de l'hôpital
de la Pitié, membre de l'Académie de médecine

Son titre suffit à indiquer à la fois son but et son esprit.

Son but. C'est de rendre service à tous les praticiens qui ne peuvent
se livrer à de longues recherches, faute de temps ou faute de livres, et qui
ont besoin de trouver réunis et comme élaborés tous les faits qu'il leur
importe de bien connaître ; c'est de leur offrir une grande quantité de matières sous un petit volume, et non pas seulement des définitions et des
indications précises comme en présente le dictionnaire de Littré, mais une
exposition, une description détaillée et proportionnée à la nature du sujet
et à son rang légitime dans l'ensemble et la subordination des matières.

Son esprit. Le *Nouveau Dictionnaire* n'est pas une compilation des
travaux anciens et modernes ; c'est une analyse des œuvres des maîtres
français et étrangers, empreinte d'un esprit de critique éclairé et élevé ; c'est
souvent un livre neuf par la publication des matériaux inédits qui, mis
en œuvre par des hommes spéciaux, ajoutent une véritable originalité
à la valeur encyclopédique de l'ouvrage : enfin c'est surtout un livre
pratique.

Le *Nouveau Dictionnaire de médecine et de chirurgie pratiques* se
compose de 40 volumes, grand in-8 cavalier, comprenant ensemble 33,000 p.,
avec 4,000 figures.. 400 fr.

Prix de chaque volume de 800 pages.......................... 10 fr.

LES MERVEILLES DE LA NATURE

L'HOMME ET LES ANIMAUX
Par A.-E. BREHM

OUVRAGE COMPLET
*10 volumes grand in-8 de chacun 800 pages
avec environ 6,500 figures intercalées dans le texte et 200 planches
tirées hors texte sur papier teinté.........* 110 fr.

Chaque volume se vend séparément

Broché.. 11 fr.
Relié en demi-chagrin, plats toile, tranches dorées.............. 16 fr.

VIENT DE PARAITRE :
LES RACES HUMAINES

Par R. Verneau, aide-naturaliste au Muséum d'histoire naturelle
Introduction par A. de Quatrefages (de l'Institut)
1891, 1 vol. gr. in-8 de 800 pages, avec 500 figures.............. 11 fr.

LES MAMMIFÈRES

Edition française par Z. Gerbe
2 vol. gr. in-8, avec 770 figures et 40 planches.................. 22 fr.

LES OISEAUX

Edition française par Z. Gerbe
2 vol. gr. in-8, avec 550 figures et 40 planches.................. 22 fr.

LES REPTILES ET LES BATRACIENS

Edition française par E. Sauvage
1 vol. gr. in-8, avec 600 figures et 20 planches.................. 11 fr.

LES POISSONS ET LES CRUSTACÉS

Edition française par E. Sauvage et J. Kunckel d'Herculais
1 vol. gr. in-8 de 50 p., avec 524 figures et 20 planches.......... 11 fr.

LES INSECTES

LES MYRIAPODES, LES ARACHNIDES

Edition française par J. Kunckel d'Herculais
1 vol. gr. in-8, avec 2,000 figures et 36 planches.................. 22 fr.

LES VERS, LES MOLLUSQUES

LES ÉCHINODERMES, LES ZOOPHYTES, LES PROTOZOAIRES
ET LES ANIMAUX DE GRANDE PROFONDEUR

Edition française par A.-T. de Rochebrune
1 vol. gr. in-8, avec 1,200 figures et 20 planches............... 11 fr.

Tours, imp. Deslis Frères, rue Gambetta, 6.

PETER (Michel). **Maladies du cœur**. 1 vol. in-8. 18 fr.
RINDFLEISCH. **Éléments de pathologie**. 1 vol. in-8. 6 fr.
TROUSSEAU et PETER. **Clinique médicale de l'Hôtel-Dieu**. 3 vol. in-8 .... 32 fr.
VALLEIX et LORAIN. **Guide du médecin praticien**. 5 vol. in-8 .... 50 fr.
VINAY. **Asepsie**. 1 vol. in-18 j. cart .... 8 fr.

PATHOLOGIE ET CLINIQUE CHIRURGICALES, MÉDECINE OPÉRATOIRE

BERGERON. **Petite chirurgie et chirurgie d'urgence**. 1 vol. in-18 jésus .... 5 fr.
BERNARD (Cl.) et HUETTE. **Médecine opératoire et anatomie chirurgicale**. 1 vol. in-18 jésus, avec 113 pl., fig. noires, cart. 24 fr. — Figures coloriées, cart. 48 fr.
CHAUVEL. **Opérations de chirurgie**. 1 vol. in-18 jésus, cart .... 9 fr.
CHRÉTIEN (H.). **Médecine opératoire**. 1 vol. in-18 j. 6 fr.
CORNIL. **Syphilis**. 1 vol. in-8 .... 10 fr.
CORRE. **Chirurgie d'urgence**. 1 vol. in-18 .... 2 fr.
DECAYE **Thérapeutique chirurgicale**. 1 v. in-18 6 fr.
DELEFOSSE. **Analyse des urines**. 1 vol. in-18 j., cart. 4 fr.
— **Chirurgie des voies urinaires**. 1 vol. in-18 jés .... 7 fr.
DESPRÈS. **Chirurgie journalière**. 1 vol. in-8 .... 12 fr.
Encyclopédie internationale de chirurgie. 7 vol. gr. in-8, avec 3,200 fig .... 122 fr. 50
Chaque volume se vend séparément .... 17 fr. 50
GALEZOWSKI (X.). **Maladies des yeux**. 1 vol. in-8 20 fr.
— **Ophtalmoscopie**. 1 vol. gr. in-8, 28 pl., cart. 35 fr.
GALEZOWSKI et DAGUENET. **Diagnostic et traitement des affections oculaires**. 1 vol. gr. in-8 .... 10 fr.
GAUJOT et SPILMANN. **Arsenal de la chirurgie contemporaine**. 2 vol. in-8, avec 1,855 figures .. 32 fr.
GELLÉ (E). **Maladies de l'oreille**. 1 vol. in-18 jésus. 9 fr.
GILLETTE (P.). **Chirurgie journalière des hôpitaux de Paris**. 1 vol. in-8, cart .... 12 fr.
— **Clinique chirurgicale**. 1 vol. in-8 .... 8 fr.
GOFFRES. **Bandages, pansements et appareils**. 1 vol. in-18 jésus, avec 81 pl., fig. noires, cart ...... 18 fr.
— *Le même*, figures coloriées, cartonné .... 36 fr.
GROSS, ROHMER et VAUTRIN. **Pathologie et clinique chirurgicales**. 3 vol. in-8 .... 36 fr.
GUÉRIN (Alph.). **Pansements modernes**. 1 vol. in-18 jésus .... 3 fr. 50
GUYON (Félix). **Chirurgie clinique**. 1 vol. in-8 ... 12 fr.
— **Maladies des voies urinaires**. 1 vol. gr. in-8. 16 fr.
— **Affections chirurgicales de la vessie et de la prostate**. 1 vol. gr. in-8 .... 16 fr.

HAMILTON. **Fractures et luxations.** 1 vol. gr. in-8. 24 fr.
HARRIS et ANDRIEU. **L'Art du dentiste.** 1 vol. in-8. 20 fr.
JULLIEN (Louis). **Maladies vénériennes.** 1 vol. in-8. 20 fr.
LEBEC. **Médecine opératoire.** 1 vol. in-18 jésus.. 6 fr.
LEGOUEST. **Chirurgie d'armée.** 1 vol. in-8...... 14 fr.
MASSELON. **Ophtalmologie chirurgicale.** 1 vol. in-18 jésus.. 6 fr.
MAURIAC. **Maladies vénériennes.** 2 vol. in-8. 38 fr.
SAINT-GERMAIN (L.-A. de). **Chirurgie orthopédique.** 1 vol. in-8... 9 fr.
THOMPSON (H.). **Maladies des voies urinaires.** 2 vol. in-8, cart... 32 fr.
TRÉLAT (U.). **Clinique chirurgicale.** 2 vol. gr. in-8 30 fr.
VIDAL (de Cassis). **Pathologie externe et médecine opératoire.** 5 vol. in-8.......................... 40 fr.

ACCOUCHEMENTS, CLINIQUE OBSTÉTRICALE, MALADIES DES FEMMES
ET DES ENFANTS

BOUCHUT. **Maladies des nouveau-nés, des enfants** à la mamelle et de la seconde enfance. 1 vol. in-8. 18 fr.
— **Hygiène de l'enfance.** 1 vol. in-18 jésus. 3 fr. 50
— **Clinique de l'Hôpital des Enfants.** 1 vol. in-8 10 fr.
CHAILLY. **L'Art des accouchements.** 1 vol. in-8 10 fr.
CHARPENTIER. **Accouchements.** 2 vol. gr. in-8... 30 fr.
CHURCHILL et LEBLOND. **Maladies des femmes.** 1 vol. gr. in-8.. 18 fr.
DESPINE et PICOT. **Maladies de l'enfance.** 1 vol. in-18 jésus.. 9 fr.
DONNE. **Conseils sur la manière d'élever les enfants nouveau-nés.** 1 vol. in-18, cartonné..... 4 fr.
EMMET. **Maladies des femmes.** 1 vol. gr. in-8.. 15 fr.
EUSTACHE. **Maladies des femmes.** 1 vol. in-18 jésus 8 fr.
GALLARD. **La menstruation.** 1 vol. in-8........ 6 fr.
— **Maladies des ovaires.** 1 vol. in-8........... 8 fr.
GALLOIS (E.). **Manuel de la sage-femme.** 1 vol. in-18... 6 fr.
JOUSSET. **Maladies de l'enfance.** 1 vol. in-16. 3 fr. 50
HOLMES. **Maladies chirurgicales des enfants.** 1 vol. in-8.. 15 fr.
NÆGELE et GRENSER. **L'Art des accouchements.** 1 vol. gr. in-8.. 12 fr.
OLIVIER **Hygiène de la grossesse.** 1 vol. in-18. 3 fr. 50
PENARD et ABELIN. **Guide de l'accoucheur.** 1 vol. in-18, cartonné.. 6 fr.
SIMPSON. **Clinique obstétricale.** 1 vol. in-8.... 12 fr.

MATIÈRE MÉDICALE, PHARMACIE ET THÉRAPEUTIQUE

ANDOUARD. **Pharmacie.** 1 vol. in-8, cart........ 20 fr.
BOCQUILLON-LIMOUSIN. **Formulaire des médicaments nouveaux** 1 vol. in-18, cart............. 3 fr.

DUVAL (Emile). **Hydrothérapie**. 1 vol. in-16, cart.   5 fr.

FERRAND (E.). **Aide-mémoire de pharmacie**. 1 vol. in-18 jésus, cart.. 8 fr.

FONSSAGRIVES. **Principes de Thérapeutique générale**. 1 vol. in-8............................... 9 fr.

GALLOIS. **Formulaire de l'Union médicale**. 1 vol. in-32, cartonné........................... 3 fr. 50

GUBLER. **Thérapeutique**. 1 vol. in-8.............. 9 fr.

— **Commentaires thérapeutiques du Codex**. 1 vol. in-8.. 16 fr.

JEANNEL. **Formulaire officinal et magistral international**. 1 vol. in-18, cart................... 6 fr. 50

MANQUAT (A.). **Thérapeutique**, matière médicale et pharmacologie. 2 vol. in-8....................... 18 fr.

MURELL. **La pratique du massage**. 1 vol. in-16. 2 fr

NOTHNAGEL (H.) et ROSSBACH (M.-J.). **Matière médicale et thérapeutique**. 1 vol. gr. in-8.............. 16 fr.

HYGIÈNE ET MÉDECINE LÉGALE

ANGERSTEIN et ECKLER. **La Gymnastique à la maison**. 1 vol in-16.............................. 2 fr.

ARNOULD. **Hygiène**. 1 volume in-8, cart........... 20 fr.

BEDOIN. **Hygiène publique**, 1 vol. in-18 jésus. cart. 5 fr.

BONNET (V.). **Analyse microscopique des denrées alimentaires**. 1 vol. in-18 jésus, cart............ 6 fr.

BROUARDEL (P.). **Le secret médical**. 1 vol. in-16 3 fr. 50

BROUARDEL (P.). et OGIER. **Le laboratoire de toxicologie**. 1 vol. gr. in-8......................... 8 fr.

CHAPUIS. **Toxicologie**. 1 vol. in-18 jésus, cart..... 8 fr.

COLIN (Léon). **Maladies épidémiques**. 1 vol. in-8. 16 fr.

DUBRAC. **Jurisprudence médicale et pharmaceutique**. 1 vol. in-8........................... 12 fr.

FONSSAGRIVES. **Hygiène et assainissement des villes**. 1 vol in-8............................. 8 fr.

— **Hygiène alimentaire**. 1 vol. in-8.......... 9 fr.

— **Hygiène navale**. 1 vol. in-8................ 15 fr.

GAUTIER (A.). **Cuivre et Plomb**. 1 vol. in-18 jés. 3 fr. 50

— **Analyse et Sophistication des vins**. 1 vol. in-18 jésus, cart............................... 6 fr.

LEBLOND et BOUVIER. **La gymnastique et les exercices physiques**. 1 vol. in-18 jésus, cart........ 4 fr.

LEVY (Michel). **Hygiène**. 2 vol. gr. in-8......... 20 fr.

MACE. **Les substances alimentaires étudiées au microscope**. 1 vol. in-8......................... 14 fr.

MORACHE. **Hygiène militaire**. 1 vol. in-8....... 15 fr.

SOUBEIRAN. **Falsifications et altérations**. 1 vol. in-8..................................... 14 fr.

TARDIEU. **Médecine légale**. 9 vol. in-8........ 54 fr.

VIBERT. **Médecine légale**. 1 vol. in-18 jésus, cart. 8 fr.

www.ingramcontent.com/pod-product-compliance
Lightning Source LLC
LaVergne TN
LVHW050132060726
842524LV00001B/180